Nutrición al Día

Nutrición al Día

Neyda Carballo-Ricardo, N.D.

NHC GROUP MEDIA PRESS
2014

First Printing: 2014

ISBN 978-0-578-14404-7

NHC Group Media Press, Burbank, CA USA

(818) 841-8825

Special discounts are available on quantity purchases by corporations, associations, educators, and others. For details, contact the publisher at the above listed address.

For information on Neyda Carballo-Ricardo's radio programs, products, and events, please visit:

www.lafarmacianatural.com and www.happy-and-relaxed.com

Contenido

Introducción 1

1. Agua 3

2. Proteínas 7

3. Hidratos de Carbono 9

4. Grasas 25

5. Enzimas: Clave Esencial del Metabolismo 35

6. Las Vitaminas 39

   Vitamina A 51

   El Complejo Vitamínico B 56

   Vitamina B-1 (Tiamina) 56

   Vitamina B2 (Riboflavina) 60

   Vitamina B-3 (Niacina, Niacinamida, Ácido Nicotínico) 63

   Vitamina B-5 (Ácido Pantoténico) 66

   Vitamina B6 (Piridoxina) 70

   Vitamina B-12 (Cianocobalamina) 73

   Ácido Fólico (Folato, Folacín) 77

   PABA (Ácido para-aminobenzoico) 80

   Colina 82

   Inositol 84

   Biotina 85

   Vitamina C (Acido Ascórbico) 88

   Vitamina D 93

   Vitamina E 97

   Vitamina K 107

   Flavonoides o Bioflavonoides 109

7. Los Minerales 113

   Boro 114

   Calcio 115

   Cobre 119

   Cromo 122

   Fósforo 125

   Hierro 126

   Magnesio 129

Manganeso 132
Molibdeno 134
Potasio 135
Selenio 137
Sodio (Sal) 140
Vanadio 142
Yodo 142
Zinc 145

8. Aminoácidos **151**
Aminoácidos Esenciales *155*
    L-Fenilalanina 155
    D-Fenilalanina 157
    DL-Fenilalanina 157
    L-Isoleucina 160
    L-Leucina 161
    L-Lisina 164
    L-Metionina 167
    L-Treonina 169
    L-Triptófano – L-5HTP 170
    L-Valina 173
Aminoácidos No Esenciales o Semiesenciales *176*
    L-Arginina 176
    L-Histidina 180
Aminoácidos no Esenciales *184*
    L-Alanina 184
    L-Asparagina 185
    Ácido Aspártico 187
    L-Cisteína 189
    L-Cistina 191
    N-Acetil Cisteína (NAC) 194
    L-Glicina 199
    Homocisteína 201
    Hiperhomocisteinemia 202
    Hidroxilisina 202
    Hidroxiprolina 202
    L-Prolina 203
    L-Serina 204
    L-Tirosina 207
Otros Aminoácidos Importantes *210*
    L-Carnitina 210
    L-Citrulina 212

Ácido Gamma-Amino Butírico (GABA) 214
L-Glutatión 217
L-Ornitina 220
L-Taurina 221
Melatonina 224
Progesterona natural (Proyam) 229
DHEA 233
Coenzima Q 10 238
Calostro 241
Causas de Desnutricion, Deficiencia o de Mayores
Requerimientos de Nutrientes 245
Calidad de los Alimentos *247*

9. Desintoxicación **249**

Indice **259**

Introducción

La nutrición básica comienza con siete nutrientes principales: agua, proteínas, grasas, hidratos de carbono, enzimas, vitaminas y minerales. Además de este conocimiento básico de la nutrición, es necesario estar consciente del aire que se respira, del equilibrio de enzimas en el cuerpo, así como de la función beneficiosa de los antioxidantes para combatir enfermedades y retrasar el proceso degenerativo. El cuerpo humano necesita estos nutrientes diariamente. La cantidad que se precisa depende de su estado de salud así como de sus demandas energéticas.

La desintoxicación es otro de los factores que debemos tener en cuenta para darle un descanso al organismo. Es bien sabido que el exceso de toxinas causa enfermedades, y la desintoxicación debe ser hecha al menos cada seis meses para mantener nuestro organismo más ligero y propiciar la asimilación de los nutrientes que consumimos.

Necesitamos los alimentos para que nos provean de energía, pero la mayoría de las veces comemos mucho, otras poco, y a menudo lo que no debemos, y en las cantidades incorrectas. Todo el mundo sabe cuál es el mejor tipo de combustible que debemos poner en el tanque del automóvil, e incluso la mejor comida para el perro o el gato. Puede ser que conozcamos mucho de carburadores y de animales domésticos, pero no nos conocemos a nosotros mismos. La información abunda en torno a la buena nutrición. Sin embargo, mucha gente no está interesada en averiguar y aprender. Otros no saben dónde buscar ni en qué creer, y otros no quieren hacer cambios en sus rutinas de comidas y estilo de vida.

Yo compruebo cada día a través de las llamadas de mis radio escuchas, algunos de los cuales dicen escucharme por más de 20 años, que la mayoría de las ellos aún no asocian lo que comen con las enfermedades. Sin embargo, si saben que deben desintoxicar su organismo porque vienen de culturas donde el purgante o laxante era obligatorio cada seis meses o un año. Al menos esta es una ventaja, ya que al desintoxicar el organismo de exceso de toxinas se pueden prevenir muchas enfermedades.

1. Agua

El agua es la bebida perfecta e indispensable para todos los seres humanos. El agua representa un 75% del peso corporal al nacer y un 60% en la edad adulta. Nuestro plasma sanguíneo es 92% agua, el cerebro 75%, los músculos 75% y los huesos 22%.

El agua el principal componente de todos los fluidos de nuestro cuerpo: sangre, sistema linfático, sudor, orina, lágrimas y jugos gástricos. Está involucrada en todas las funciones de nuestro organismo: circulación, digestión, absorción y eliminación de las toxinas por los sistemas de eliminación. El agua ayuda a mantener la temperatura constante del cuerpo, a hidratar y formar los tejidos, la respiración, el transporte y absorción de los nutrientes, a eliminar la grasa y desechos del organismo, previene el estreñimiento y el mal olor de la orina y del cuerpo.

El agua contiene las sales minerales, potasio, sodio, flúor, magnesio, cloruro y calcio; elementos que el cuerpo necesita para excretar los desechos en forma más concentrada.

El cuerpo pierde alrededor de dos litros de líquido al día a través de la piel, los pulmones, la orina y las heces. Por eso es tan importante reemplazar al menos esa cantidad de agua que perdemos naturalmente. Esto significa que si perdemos más líquido por actividades vigorosas, a través de la orina por el uso de diuréticos, u otra razón, debemos consumir agua de acuerdo a la cantidad que perdemos.

Es importante tener en cuenta el tipo de agua que consumimos. Hoy en día hay muchas alternativas sobre el tipo de agua "segura" que podemos tomar. El agua de las ciudades depende no solo de la fuente de procedimiento, sino de las tuberías que la llevan hasta nuestro hogar. El agua de las ciudades viene de las montañas, los lagos o los ríos, pero también de acuíferos en la tierra. Esta agua pasa a través de plantas de tratamiento, donde es filtrada y limpiada con químicos para el consumo del ser humano. Muchos de los químicos o minerales que se le añaden a las aguas incluyen: cloro, aluminato de sodio, fosfato, hidróxido de calcio, carbón activado y cenizas en el intento de purificarla. Sin embargo, todos estos tratamientos no pueden impedir la contaminación por desperdicios animales, parásitos, químicos y metales tóxicos a que están expuestas las aguas. El resultado de todos estos sistemas de filtración, purificación y destilación a través de más químicos es que algunas aguas tienen exceso de sodio, el que ha sustituido al calcio y al magnesio, tan importantes para la salud del sistema cardiovascular. Otras tienen exceso de cloro, lo que puede causar deficiencia de yodo en nuestro organismo, causando hipotiroidismo. Otras aguas de las ciudades contienen flúor y otros minerales para hacerlas menos ácidas y evitar la corrosión de las tuberías.

Muchas tuberías de cobre o plomo están liberando estos metales tóxicos al agua, lo cual puede causar varios problemas de salud, como toxicidad al hígado, a la tiroides y al sistema neurológico. En otras palabras, el agua de las ciudades contiene tantos químicos para el tiempo que llega a nuestras casas, que es peligroso tomarla. Por eso el agua embotellada ha venido a reemplazar el agua de la tubería para el consumo humano. Pero, en realidad hay otras alternativas.

Agua de pozo: contiene todos los minerales de la tierra, pero puede contener bacteria y otros contaminantes, incluso heces fecales que se filtran a través de la tierra.

Agua de manantial: contiene también buena cantidad de minerales y es embotellada por compañías dedicadas a este negocio. Por supuesto la cantidad y la calidad de los minerales dependen de la zona donde se encuentre el manantial. El agua es más pura cuando el embotellado se hace en el lugar donde se encuentra el manantial, que cuando es transportada a otro lugar para su embotellada.

Agua mineral: contiene minerales disueltos, en forma natural o agregados.

Agua mineral carbonatada: es un tipo de agua natural que se encuentra bajo la tierra y tiene burbujas debido al alto contenido de minerales y el dióxido de carbono que contiene. Sin embargo, cuando se envasa se le inyecta más dióxido de carbono porque las burbujas se pierden en el embotellado. En esta categoría se encuentran; aunque no es realmente agua mineral, ya que pueden ser agua potable filtrada; las gaseosas como el agua de seltz y el club soda. La primera es agua filtrada carbonatada con dióxido de carbono y la segunda es prácticamente lo mismo, pero con más minerales añadidos. Algunas aguas gaseosas como el agua club soda y muchas marcas conocidas de esta categoría, contienen mucho sodio, por lo que no se sugiere su consumo a personas con hipertensión arterial.

Agua destilada: es la más pura de todas las aguas, porque se le ha extraído todos los minerales, ya sea por destilación o por osmosis. Esta agua es más disolvente que las otras aguas, por lo que no se debe consumir por largo tiempo si no se añaden minerales. También puede adquirir el sabor del plástico que la contiene. Por esa razón, si se compra el agua destilada embotellada en plástico se debe sacar de la botella y agitarla, o batirla para oxigenarla y eliminar los gases disueltos de la botella de plástico. Después de este procedimiento se debe envasar en frascos de cristal. No se debe consumir agua destilada por más de dos meses seguidos a no ser que se le añada minerales traza.

Agua potable es el agua filtrada que se vende en botellas plásticas o de vidrio.

Muchas investigaciones llevadas a cabo en diferentes universidades como la Universidad de Loma Linda en California, demostraron que tomar un mínimo de 5 vasos de agua diarios redujo el índice de trastornos cardiovasculares en comparación con los que tomaban menos agua.

La Universidad de Búfalo en Nueva York, hizo investigaciones que demostraron que la ingesta de agua hidrata las mucosas que recubren la boca, garganta, nariz, bronquios y pulmones disminuyendo las infecciones causadas por virus y bacterias que provocan la gripe, influenza y asma.

Tomar dos vasos de agua en ayunas ha probado bajar la presión arterial, evitar el mal aliento, la gastritis, eliminar el estreñimiento y mejorar las hemorroides, prevenir las infecciones y cálculos renales, aliviar los dolores producidos por la artritis y otros procesos inflamatorios, contrarrestar la sequedad de las mucosas y la piel y mejorar los procesos mentales en las personas mayores.

2. Proteínas

Las proteínas son los bloques que construyen nuestro cuerpo y son parte esencial de la nutrición de todos los seres vivos. Las proteínas son macromoléculas compuestas principalmente por carbono, hidrógeno, oxígeno y nitrógeno. En muchas de ellas hay además; azufre, hierro, fósforo y zinc.

Cada proteína está construida como resultado de la combinación de 22 aminoácidos. Los aminoácidos son los componentes fundamentales de las proteínas. Algunos aminoácidos los produce de forma natural nuestro organismo y se denominan aminoácidos esenciales. El resto de aminoácidos, pueden obtenerse de las proteínas de los alimentos y se denominan no esenciales. En las proteínas se codifica el material genético de cada organismo y en él se especifica su secuencia de aminoácidos. Hay ciertos elementos químicos que todas ellas poseen, pero los diversos tipos de proteínas los contienen en diferentes cantidades.

Los animales herbívoros reciben sus proteínas de las plantas; el hombre puede obtenerlas de las plantas o de los animales, pero las proteínas de origen animal son de mayor valor nutritivo que las vegetales. Esto se debe a que, de los 22 aminoácidos que se conocen, hay diez que son imprescindibles para la vida, y es en las proteínas animales donde éstas se encuentran en mayor cantidad.

En todos los alimentos hay aminoácidos, pero lógicamente la proteína animal es más completa. Sin embargo, es a la vez más tóxica que la proteína vegetal. Esto se debe a que al comer la proteína animal también estamos ingiriendo las toxinas que tiene el animal, lo cual no sucede con las proteínas vegetales. Entonces, debemos considerar que para obtener todos los aminoácidos esenciales que nuestro organismo necesita debemos aprender a combinar las proteínas vegetales para obtener las proteínas completas, o suplementar los aminoácidos que estas contienen.

La proteína constituye 20 por ciento de nuestro peso corporal y representa la materia prima para la formación de los músculos, órganos internos, cabello, uñas, ojos, corazón y cerebro.

Las funciones principales de las proteínas son: en forma de enzimas servir como catalizadores biológicos acelerando la velocidad de las reacciones químicas del metabolismo; en forma de hemoglobina actuar como transporte de oxígeno y dióxido de carbono en la sangre; en forma de anticuerpos actuar como defensa contra infecciones o agentes extraños, en forma de proteínas contráctiles musculares permitir el movimiento celular a través de la miosina y la lactina y en forma de colágeno proveer la resistencia de los tejidos conectivos o de sostén. Energéticamente, las proteínas aportan cuatro calorías de energía por cada gramo ingerido.

Las proteínas se encuentran presentes en alimentos de origen animal en forma de carnes, huevos, leche y nueces o frutos secos, semillas y en menor proporción en legumbres como la soja, en vegetales y cereales.

3. Hidratos de Carbono

Los hidratos de carbono han vuelto a tener una mala reputación. Los hidratos de carbono, muy azucarados y refinados como los dulces, caramelos, refrescos de soda, repostería, cereales azucarados como también los panes refinados y las pastas, se incluyen junto a los hidratos de carbono complejos como son las frutas, los vegetales con alto contenido en fécula y almidón, cereales integrales y tubérculos. Cuando se piensa en carbohidratos, la tendencia es a pensar en exceso de calorías y alimentos causantes de la obesidad.

La realidad es que existe una gran diferencia entre los dos tipos de hidratos de carbono: unos son los almidones y azúcares refinados, responsables de la mala reputación como dieta a causa de exceso de grasa. Los otros son los carbohidratos complejos cuyos beneficios debemos apreciar ya que representan una parte vital de toda dieta sensata.

¿Por qué necesitamos Hidratos de Carbono?

Los hidratos de carbono pueden encontrarse en todas partes. De hecho son uno de los más abundantes compuestos que hay en los organismos vivos. Este grupo de nutrientes incluye la celulosa no-asimilable - el material fibroso que ayuda a las plantas a mantener su forma, así como los almidones y azúcares, dos de los combustibles que se pueden acumular y que abastecen a los organismos de energía inmediata. Cada gramo de carbohidratos suministra cuatro calorías de energía al consumirse en las células de nuestro cuerpo. En los Estados Unidos, la mitad de las calorías que precisamos, o sea la mitad de nuestra energía, proviene de estos hidratos de carbono. Muchos alimentos con un elevado contenido en hidratos de carbono también contienen cantidades sustanciales de aminoácidos que son la base principal de la proteína.

Necesitamos los hidratos de carbono porque son la fuente más importante de energía que el cuerpo requiere para todas sus actividades. Los alimentos en donde los encontramos son: frutas, cereales, semillas, nueces, vegetales y tubérculos, todos ellos también importantes fuentes de vitaminas, minerales y otros nutrientes necesarios para la salud.

Hidratos de Carbono Complejos y Refinados

Los hidratos de carbono existen en dos formas: complejos y refinados.

Los *hidratos de carbono complejos*, son los almidones y fibras que se encuentran en los cereales, legumbres, semillas, nueces, vegetales y tubérculos, y existen en estos alimentos tal como son; en su estado natural, sin someterlos a procesamiento. Por otra parte, los *hidratos de carbono refinados,* han sido sustancialmente adulterados. "Refinados" es una palabra un poco maquillada para describirlos. Al procesarlos con maquinaria industrial, quedan únicamente esqueletos de los carbohidratos complejos tal como se encuentran en su estado natural.

Al mismo tiempo que los almidones y los azúcares de todos los hidratos de carbono proveen energía, también contribuyen con la fibra necesaria para un buen funcionamiento digestivo; suplen al cuerpo de vitaminas B, complejo C y otras clases de vitaminas, y también de proteínas, que son el principal componente para la construcción del cuerpo. Además, nuestro cuerpo asimila y tolera los hidratos de carbono perfectamente.

El proceso de refinamiento es, por otra parte, una innovación en nuestra larga carrera evolutiva, consumista y de esparcimiento.

Cuando los hidratos de carbono se refinan, quedan despojados tanto de la cubierta exterior - o sea la capa de salvado o cascarilla que contiene la mayor parte de la fibra - como de su aceite natural y germen ricos en vitaminas B (que se encuentra en el núcleo). Los hidratos de carbono refinados también pueden haber sido blanqueados, molidos, cocidos (pan), inflados (algunos cereales), o si no, elaborados (azúcar).

Desafortunadamente, estos hidratos de carbono predominan en nuestra dieta. Los cereales para el desayuno, por lo general son hechos de trigo, maíz, avena, o arroz. Pero, con la excepción de la verdadera avena y unos cuantos cereales de trigo integral sin cocinar, muy raramente se sirven en sus formas naturales. En cambio los secan, refinan, blanquean, hierven, hinchan, laminan, o edulcoran; y de vez en cuando se les añade una porción de ciertas vitaminas y minerales (a menudo sintéticos) según lo recomiendan las tablas de racionamiento. A éstos cereales, entonces, se les puede denominar "enriquecidos". Pero la mayor parte de los nutrientes obtenibles de éstos cereales proviene de la leche que la persona les añade, más que del cereal en sí. Nuestros panes (incluso "centeno" y "trigo integral") están elaborados con harina refinada y con frecuencia cargada de aditivos químicos. El arroz blanco que acompaña nuestros platos puede que luzca bien, pero carece de fibra, vitaminas y minerales que sí contiene el arroz integral oscuro. Inclusive las crujientes papitas fritas que comemos son muy diferentes en contenido nutricional a las papas llenas de vitamina y fibra de donde se obtienen. Los hidratos de carbono refinados pueden ser muy perjudiciales. Al no contener casi o ninguna fibra y al depender de éstos como fuente de energía, conducen a una pobre salud intestinal y numerosos trastornos digestivos. Así mismo, el consumo excesivo de azúcares refinados provoca obesidad, hipoglucemia, diabetes y otras enfermedades relacionadas con altos niveles de azúcar en la sangre.

Los hidratos de carbono refinados están sumamente elaborados y sus nutrientes y fibras están completamente agotados por lo que sólo les queda el almidón o azúcar, lo cual no ayuda en lo absoluto a proveer ni energía, ni salud.

**Los hidratos de carbono complejos se acercan más a lo natural.
Cuidado con los dulces que amargan**

Necesitamos los hidratos de carbono para obtener energía, especialmente en el cerebro. Pero lo que no necesitamos es azúcar refinada. Demasiada glucosa en el sistema circulatorio; lo que sucede cuando tomamos el típico descanso con café dulce y además un dulce horneado, puede causar más cansancio y sobrecarga en los órganos vitales que la energía que puede proveernos. Si se mantiene una dieta balanceada, puede contar con que el hígado enviará nueva energía de sus reservas a sus músculos en movimiento, y no tendrá que depender de una barra de golosinas o una rosca (donut), o pan dulce. El azúcar también está asociado con problemas cardiovasculares y diabetes.

Sabemos que una persona que sufre de hipertensión (alta presión arterial) debe de evitar consumir sal, especialmente la sal de mesa refinada, y aunque puede consumir sal de mar, debe ser en forma limitada. Además, debería evitar consumir azúcar refinada. Estudios llevados a cabo con animales de laboratorio indican que la presión arterial elevada puede conducir a problemas relacionados con azúcar en la sangre.

Otro beneficio derivado de evitar el azúcar refinado es un aumento en la resistencia a las infecciones. Las funciones protectoras de las células se pierden con el azúcar, y en especial con la sacarosa. Además, el azúcar parece provocar y empeorar afecciones en la piel, tales como el acné. Al retirar el azúcar de la dieta se obtiene una notable mejoría. Si eliminamos de las comidas el azúcar refinada mantendremos los ácidos y jugos gástricos del estómago en su nivel normal.

El cerebro necesita un constante suministro de glucosa - el azúcar en la sangre - para que sus "circuitos" puedan comunicarse y funcionar adecuadamente. La hipoglucemia, o sea, un bajo nivel de azúcar en la sangre, a veces causado por el consumo excesivo de azúcares y harinas refinadas, puede distorsionar la percepción y alterar el comportamiento.

Si usted sospecha que sufre de hipoglucemia, no considere su problema de azúcar en la sangre como algo pasajero. Consulte con su médico acerca de las pruebas de laboratorio necesarias. La hipoglucemia no sólo le conduce a estar comiendo y dormitando siempre de-debido a la fatiga y el hambre que causa, sino que puede llevarlo a la obesidad y a la diabetes. Recuerde que mantener una dieta deficiente y alta en hidratos de carbono refinados - en especial azúcares - está invitando a los efectos dañinos que la hipoglucemia produce tanto en el cerebro como en el sistema nervioso. Pero, a la vez, usted necesitará un suministro constante de glucosa en el sistema sanguíneo que solamente le proporcionará una dieta sensata.

El consumo excesivo de azúcar refinado es uno de los factores que contribuyen a la hiperactividad o incapacidad de aprendizaje en muchos niños. Así mismo, ésta puede ser la causa, o el factor contribuyente de incapacidad de adaptación y delincuencia en los adultos jóvenes. Algunos estudios sugieren que el exceso de azúcar es el factor causante del comportamiento criminal y antisocial de muchos adultos.

También los azúcares naturales pueden causar problemas. Por ejemplo, las enfermedades gastrointestinales causadas por la susceptibilidad a la lactosa; el azúcar contenida en los productos lácteos. Los productos lácteos de cultivo, inclusive el yogur, son más fáciles de asimilar y representan un buen substituto, ya que suministran la proteína, vitaminas y minerales que se obtendrían de la leche.

La fructosa - la forma de azúcar que predomina en las frutas y en la miel - ha sido elogiada por algunos profesionales de la salud como superior a la sacarosa (caña de azúcar) y la alta fructosa (azúcar del maíz, a veces también llamada glucosa). Esto no es cierto. Puede que sea más dulce, y por tanto se use menos - pero un azúcar simple sigue siendo azúcar para el cuerpo. ¡Así que cuidado con esos azúcares simples o concentrados!

¿Cuántos Hidratos de Carbono necesitamos?

La mitad de las calorías que consume un norteamericano promedio, proviene de los hidratos de carbono. Desafortunadamente, la mayor parte de estos hidratos de carbono son refinados. El pan que consume la mayoría de la gente contiene un 55 por ciento de hidratos de carbono, ya que la harina refinada que se utiliza para elaborarlo tiene un 75 ciento de hidratos de carbono refinados. La mayor parte de la harina de cereales contiene un 80 por ciento de hidratos de carbono refinados: los espaguetis y otras pastas contienen un 75 por ciento de hidratos de carbono refinados. Las gelatinas, dulces y otras reposterías pueden llegar a contener hasta un 90 por ciento en hidratos de carbono refinados.

En comparación, la fruta fresca contiene solamente un 15 por ciento en hidratos de carbono; las legumbres secas, aún antes de aumentar su tamaño al añadir agua al cocinarlas, contienen un 60 por ciento de hidratos de carbono y los granos integrales sin cocinar contienen un 70 por ciento en hidratos de carbono. Los vegetales con hojas verdes tienen un promedio del 8 por ciento o menos en hidratos de carbono y los vegetales con almidón como las papas y el maíz contienen un 20 por ciento o menos. La realidad es que al consumir vegetales, granos integrales, legumbres, semillas y otras frutas con un contenido moderado de hidratos de carbono, reducimos las calorías y azúcares en nuestra dieta.

Una dieta ideal obtiene la mayor parte (85-90%) de las calorías y proteínas de los hidratos de carbono complejos, y entre un 10 a un 15 por ciento de las grasas provenientes de nueces, semillas y otros aceites. Esta relación permite que sean los hidratos de carbono complejos, el principal elemento en su dieta sin tantas calorías procedentes de grasas y proteínas completas. Pero en la mayoría de los casos no sucede esto.

Nuestros cuerpos son fábricas - procesan los alimentos, elaboran químicos, almacenan materiales y producen energía. Al igual que las plantas, el cuerpo humano acumula una gran parte de su energía en forma de azúcares y almidones simples. Nuestras reservas de energía se almacenan en forma de grasa. La reserva de energía que puede utilizarse más rápidamente y convertirse en acción inmediata, es la que proviene de los carbohidratos: Esos azúcares que se absorben de los alimentos, se convierten en energía; almidón o grasa en el organismo. En cualquier momento, podemos disponer de un suministro aproximado de 13 horas de glucógeno (almidón) y glucosa (azúcar simple). Presumimos que el nivel de glucosa en la sangre, se mantiene constante; alrededor de 15 gramos circulando en todo momento. Cada gramo de glucógeno o glucosa, al ser oxidado en las células, proporciona al cuerpo cuatro calorías de energía.

A pesar de lo que dicten nuestras experiencias, nuestro paladar o nuestras emociones, el propósito de todo alimento es el de proporcionar energía. Los hidratos de carbono facilitan esa energía inmediata. Si son demasiado abundantes, el cuerpo refuerza los músculos y las reservas de glucógeno en el hígado o convierte ese exceso en grasas. Las dietas con alto contenido de proteínas, por otra parte, pueden resultar peligrosas. La proteína es el material que el cuerpo necesita para construir tejidos; no es fuente de energía primaria. Se puede utilizar como combustible, pero ésta es una forma poco eficaz de alimentar el sistema, ya que requiere energía adicional y deja como residuo la urea que tiene que pasar por los riñones. Con el tiempo, ese consumo excesivo de proteínas como alimento y como energía, sobrecarga y debilita los riñones.

Sugerencia: Para lograr y mantener un cuerpo balanceado con suficiente cantidad de hidratos de carbono complejos, trate de consumir cuatro a cinco porciones de vegetales y al menos tres frutas cada día, además de tres porciones de granos integrales o tubérculos.

Fuentes de Hidratos de Carbono

Los hidratos de carbono complejos no son difíciles de conseguir. Pero hay que saber dónde buscarlos. Los granos integrales, por ejemplo, incluyen el trigo integral (al cual mucha gente es alérgica debido al consumo excesivo de harina de trigo refinada que se usa en el pan, repostería, pastas, cereales y otros alimentos refinados y envasados), centeno, titricale (una mezcla de centeno y trigo que es más tolerable por las personas alérgicas al trigo integral), maíz, cebada, arroz integral, avena, mijo y trigo sarraceno.

El gluten es una proteína amorfa que representa un 80% de las proteínas del trigo y está compuesta de gliadina y glutenina. Se encuentra en la semilla de muchos granos integrales y representan a algunos de los mencionados anteriormente: trigo, centeno, espelta, kamut, cebada, triticale, y posiblemente la avena. Muchos alimentos que comemos diariamente contienen obviamente gluten, como el pan y las pastas, y aunque no afecta a todo el mundo, hay cada vez mayor cantidad de personas con alergia a él.

El gluten le da elasticidad a la masa de la harina, y confiere la consistencia elástica y esponjosa que tienen los panes y las masas horneadas. Es, además, uno de los espesantes, aglutinantes y homogeneizantes más utilizados en la industria alimentaria y son particularmente estos últimos tres. Por eso llevar una dieta libre de gluten es tan complicado, porque se encuentra en muchos alimentos como los horneados: galletas, bizcochos, pasteles y todos los alimentos de repostería, todas las pastas, almidones, féculas, sémolas, higos secos, bebidas destiladas y fermentadas como la cerveza, y hasta en las obleas de comunión.

Las legumbres; excelente fuente de hidratos de carbono complejos, son más variadas de lo que la gente piensa. Entre las especies más conocidas encontramos frijoles de soyay derivados de soja, como son el tofu, tempeh y miso, frijoles mungo, o chinos, frijoles aduki o frijoles japoneses, lentejas, alubias, habas, judías, guisantes, gandules, garbanzos, frijoles negros, blancos, rojos, rosados, pintos y el cacahuete o maní.

Las semillas de girasol, calabaza, chía y ajonjolí son ricas en proteínas y carbohidratos; la alfalfa, chía y lino - cultivados para alimento orgánicamente y no para la fabricación de tejidos rociados con pesticidas - contienen un elevado nivel nutritivo cuando germinan. La mayoría de las nueces son ricas en grasas, pero las almendras, anacardos, pistachos y piñones contienen muchos hidratos de carbono.

Toda la familia de vegetales suministra una excelente fuente de hidratos de carbono complejos. Los más bajos en contenido de calorías como el apio, brócoli y champiñones, contienen mucha agua y fibra; los más feculentos como las zanahorias, remolachas, papas, ñame, malanga y boniato, o camote, son más ricos en almidones, fibra y azúcares no refinados.

Las frutas son unas fuentes excelentes de hidratos de carbono complejos, azúcares naturales, minerales y fibra. Escoja entre manzanas, peras, duraznos, albaricoques o chabacanos, ciruelas, uvas o frutas cítricas. Aunque el contenido de azúcar de éstas frutas es un poco elevado, está disuelto en agua y se libera en el sistema digestivo relativamente despacio al masticar y digerir la pulpa envuelta en celulosa; por lo tanto el cuerpo no recibe la misma sacudida espontánea que se da cuando ingerimos azúcar refinada.

Las bananas y otras frutas tropicales se deben consumir en moderación cuando se es susceptible al azúcar, ya que su contenido es más elevado. De igual modo las frutas secas como los higos, ciruelas pasas, dátiles, albaricoques, pera, manzanas y pasas, contienen tres veces la dosis de azúcar que tiene la fruta fresca; y al igual que el azúcar refinado, también poseen altas concentraciones de hidratos de carbono y, por ello, su consumo debe ser moderado. *Las personas hipoglucémicas y diabéticas deben tener precaución especial.*

Al consumir demasiadas frutas, se acumulan calorías adicionales pero, con tal de no comer comidas grasas, la fruta sola no engorda. Una manzana quizá equivalga a tres cucharaditas de azúcar con todas sus calorías. Pero es más difícil devorar tres manzanas que ingerir nueve cucharaditas de azúcar. Algunas personas consumen esa cantidad de azúcar en una taza de café, un tazón de chocolate, o una rosca o "donut"- sin beneficiarse de las vitaminas, fibra y enzimas de la manzana.

Cómo preparar comidas con Hidratos de Carbono Complejos

Los granos integrales en general deben lavarse antes de ingerirlos, y las legumbres más grandes como los frijoles se deben poner en remojo durante la noche antes de cocinarlas. El tiempo de cocción puede reducirse si se cocinan en olla de presión.

Las personas que comen carnes pero desean cambiar a una dieta vegetariana más orientada hacia los carbohidratos complejos, se preguntan a menudo si el comer se convierte en una actividad aburrida y sin sentido, limitada en sabores y variedad. Existen recetas vegetarianas y menús para satisfacer todo tipo de sabores y paladares.

Para aquellos que tengan que restringir el consumo de sal, hay disponible una selección de hierbas y especias de mucha más intensidad. Podemos incluir ajos, cebollas, ajos puerros, eneldo, orégano, comino, curry y pimientos de guindilla, o chile de árbol. Los vegetales se pueden combinar con hortalizas en guisados, cacerolas y sopas; los cereales sazonados como el mijo - combinado con gránulos de soyao lentejas para aumentar la proteína, si así lo desea - son deliciosos para rellenar pimientos, tomates y calabacines.

La fácil digestión de los Hidratos de Carbono Complejos

Los almidones cocidos son más fáciles de digerir que los crudos, ya que el calor rompe las paredes de las células de las plantas, y permite que ciertas químicas, llamadas enzimas, conviertan esos almidones en azúcares en la boca y sistema digestivo. Esos azúcares son los que usa el cuerpo para obtener su energía.

Normalmente, los hidratos de carbono se digieren con rapidez. Los hidratos de carbono en un jugo de fruta, se pueden asimilar en poco más de 40 minutos, mientras los alimentos con fécula como frijoles o granos, pueden tomar hasta una hora y media. El tiempo necesario para la digestión de una comida preparada a base de hidratos de carbono puede ser de sólo 80 a 90 minutos. Cuanta más fibra se consuma con las comidas, más rápido será el proceso de digestión, ya que la fibra absorbe agua y estimula la acción del aparato digestivo.

Las proteínas animales y las grasas necesitan mucho más tiempo para su digestión; además, si se ingieren alimentos dulces o con mucho almidón al mismo tiempo que se ingiere la carne o el pescado, éstas pueden detenerse en el estómago hasta cuando la proteína animal se digiera, alrededor de seis horas. Esto puede causar gases e inindigestión, ya que el azúcar que despiden los hidratos de carbono comienza a fermentarse en el medio ambiente ácido del aparato digestivo. Es por ésta razón por la que si usted come carne, pescado o pollo, acompáñelos solamente con ensalada y vegetales, dejando los carbohidratos primarios para otras comidas. Cabe indicar que, a medida que una persona envejece, va perdiendo capacidades digestivas, aumentando así el tiempo que requiere para la digestión. Estos datos pueden variar de acuerdo con la porción de proteína animal, el tiempo de cocción, el tiempo de masticación, e incluso la edad y condiciones físicas y mentales de cada individuo.

Si usted comienza la comida con un refresco, es probable que se diluyan los ácidos del estómago y se retarde la digestión. Los refrescos fríos también pueden paralizar momentáneamente la digestión, ya que los ácidos y enzimas digestivas normalmente funcionan a la temperatura del cuerpo humano.

Algunas personas se lamentan de tener dificultad para digerir frijoles o habichuelas, ya que les produce flatulencias. Esto sucede porque estos productos al fermentarse en el intestino grueso, producen gases. Los frijoles deben ponerse a remojo por lo menos 15 horas antes de cocinarlos. Debe tirarse el agua del primer hervor, (excepto en los frijoles negros) y poner agua fresca. Se deben cocinar lentamente para evitar que se altere su proteína y por tiempo suficiente para ablandar completamente la fibra. La digestión entonces será más fácil.

Los germinados de frijoles se pueden digerir más fácilmente que los frijoles secos cocinados. Al germinar los frijoles, habas, granos o semillas, se aumenta su contenido nutricional y se facilita su digestión. La alfalfa y los frijoles mungo son los más populares. Los germinados de alfalfa son una fábrica de nutrición que contiene cinco veces más cantidad de vitamina C que las semillas de alfalfa. Dos onzas de germinados diarios aportan las vitaminas necesarias y las enzimas vivas que son difíciles de obtener en una dieta regular, así como también clorofila, que se considera un limpiador del sistema intestinal y circulatorio. Siempre es conveniente hervir brevemente los germinados de frijol de soyaantes de servirlos, ya que los frijoles crudos contienen un inhibidor digestivo llamado tripsina y otras toxinas naturales que sólo se neutralizan al calentarse.

Una típica cena americana que consista de carne, papas, vegetales y quizás una ensalada, con el postre más tarde, mezcla los cuatro procesos digestivos a la vez, debilitando cada uno de ellos. El ácido que contiene la proteína de la carne neutraliza las enzimas presentes en la boca, que convierten los almidones en azúcares, limitando y alargando la digestión. Cuando se añade un postre dulce, los azúcares simples comienzan a fermentarse causando una acidez estomacal excesiva. Si entonces usted toma un antiácido, el proceso digestivo irá completamente a la ruina. A veces, éste hábito crea indigestiones crónicas y demasiado desgaste del aparato digestivo.

Hubiera sido mejor comer hidratos de carbono complejos en una comida, proteína en otra y frutas entre comidas. Las comidas a base de proteínas requieren mucho tiempo para digerirse y dejan a la persona con menos energía por varias horas después de consumirlas, ya que, irónicamente, se necesita precisamente mucha energía para digerir la proteína y desviar la sangre de otras partes del cuerpo hacia los órganos digestivos para ayudar con el proceso de digestión.

Si se come fruta 10 a 15 minutos antes de esa comida, se bloquea el descenso de los niveles de glucosa en la sangre durante el proceso digestivo. La glucosa en la sangre también se desvía para ayudar a la digestión. Por lo que una persona que consuma proteínas completas en cada comida, puede pasarse el día entero gastando parte de su energía haciendo la digestión. Si por el contrario, ésta persona consume tres o cuatro comidas que incluyan hidratos de carbono complejos, su nivel energético será más elevado y más constante durante la jornada. Además, el intestino evitaría las prolongadas digestiones, tan agotadoras para el organismo.

Hay personas alérgicas a algunos cereales, legumbres, semillas o frutos secos; sin embargo mucha gente a la que anteriormente se le había diagnosticado con "intolerancia a los carbohidratos", se puede beneficiar de los hidratos de carbono complejos en vez de los refinados, que pueden ser los que provocan las alergias.

La Fibra

La fibra, se compone de hidratos de carbono que el cuerpo humano no puede digerir. Pero, el hecho de que no sea asimilable, no quiere decir que no sirva un propósito provechoso. La celulosa es la sustancia fibrosa que se encuentra en las paredes de las células de las plantas y que las ayuda a crear una fuerte estructura para poder crecer. Es así como la fibra también nos ayuda a nosotros.

A finales de los años 80, la fibra fue reencontrada tanto por los doctores como por los nutricionistas. Cada día más investigadores del Instituto Nacional del Cáncer y la Sociedad Americana del Cáncer, están considerando más a fondo el tema de la fibra y sus aportes a la buena salud. Ya se ha determinado lo valiosa que es la fibra en las comidas para activar un sistema limpiador natural en los intestinos que los mantiene libres de sustancias peligrosas, e incluso de algunas sustancias químicas causantes de cáncer, que invaden nuestro cuerpo.

La fibra no se encuentra en las carnes, quesos, hidratos de carbono refinados ni comidas elaboradas y procesadas, o sea, en la dieta típica americana que ya está recargada de grasas, harinas blanqueados y postres dulces.

Las comidas fibrosas estimulan y ejercitan la boca y las encías así como también las membranas y músculos faciales. La fibra restriega las paredes del colon e intestinos limpiando y acelerando el paso del alimento por el aparato digestivo, reduciendo así la posibilidad de albergar cualquier toxina más tiempo de lo debido. Además, la fibra satisface considerablemente, evitando la necesidad de comer frecuentemente.

Cuando se carece de una cantidad sustancial de fibra en la dieta, viene el estreñimiento, y aumenta el riesgo de diverticulosis, pólipos, hemorroides y cáncer colorectal; dolencias comunes que afectan el aparato digestivo. Los riesgos aumentan cuando la dieta es pobre en comidas frescas, nutritivas e integrales y abundan las grasas y los azúcares.

En contraste, una dieta con énfasis en cantidades moderadas de proteína y un elevado consumo de fibra natural y pocas grasas, resulta en una mejoría de la salud intestinal y corporal, proveyendo protección ante ciertos tipos de cáncer. La fibra, en la mayoría de las veces, ni siquiera contiene calorías.

La fibra debe consumirse en su forma natural. Nuestros cuerpos han evolucionado de acuerdo a los alimentos que consumían nuestros antepasados, y están adaptados para sacar provecho de los alimentos: proteínas, grasas, hidratos de carbono, agua, vitaminas, minerales, oligoelementos, o trazas de minerales y enzimas, así como lograr el volumen necesario para el buen funcionamiento intestinal. El procesamiento de la mayoría de los cereales comerciales que se venden en los supermercados, se basaba originalmente en varios factores que no eran precisamente muy saludables. Uno de estos factores era sacar provecho lucrativo, que todavía juega un papel importante. Otro factor era la equívoca noción de que la fibra no servía para nada. Ahora, cuando comprendemos mejor las cosas, las creencias y los métodos de elaboración y procesamiento de la industria alimenticia, están cambiando. Por ejemplo, ya se pueden encontrar cereales integrales en la mayoría de los supermercados. Es importante leer cuidadosamente las etiquetas de los cereales "naturales" para evitar el azúcar. Algunos son productos integrales genuinos, otros contienen enormes cantidades de azúcar en varias formas, o tal vez estén empacados con preservantes.

Si una persona se encuentra en relativa buena salud, alrededor de 20 a 30 gramos, o una onza de fibra, obtenida de productos naturales por día, es suficiente. Si de vez en cuando se sufre de problemas de estreñimiento, unas cuantas cucharadas de germen de avena sin cocinar ni alterar, o tal vez salvado de trigo, arroz, o maíz, o si prefiere mayor variedad, agregadas al desayuno predilecto o a la ensalada a la hora de la cena, proveerán notables beneficios. El psyllium husk, o plantago ovata, es una fibra excelente, sin ningún valor calórico y de sabor agradable, que puede añadirse a cualquier plato, tales como sopas, ensaladas, salsas, jugos, yogur, leches, compotas o simplemente al agua.

Si se prefiere usar frutas y ensaladas para obtener la fibra necesaria, entonces una ensalada cruda en el almuerzo y una ensalada de grano integral ligeramente cocinada, como es el tabuli, o trigo bulgur, a la hora de la cena, con un puré de frutas frescas de temporada, sería perfecto. Las investigaciones muestran que estos productos absorben una gran cantidad de agua en el intestino. La fibra de avena puede absorber hasta seis veces su peso en agua, y los vegetales por lo general absorben casi la mitad.

No todos los vegetales son iguales en cuestión de fibra. Las raíces, como la zanahoria, encabezan la lista: esa crujiente y dura textura indica un alto contenido de fibra. Al comerlos, también nos beneficiamos al ejercitar la mandíbula y los dientes. Es preferible comprar los vegetales de la temporada y consumirlos crudos, si es posible. Los vegetales se pueden rayar para hacer ensaladas crudas. No debemos olvidar los tubérculos comunes: ñame, batata, colirábano, nabo chiviría y hasta la berenjena que se puede comer en su totalidad. No es necesario pelar los vegetales, a menos que sea esencial en la receta, ya que es en la corteza superior donde se encuentran la mayor cantidad de fibras ásperas y nutrientes.

El grupo completo de leguminosas merece especial atención. La mejor manera de comerlas y beneficiarse más de sus cáscaras, es germinar los guisantes, garbanzos, frijoles mungo y lentejas, en vez de cocinarlos. De éste modo obtendremos la energía y el valor nutricional total del alimento vivo, incluyendo minerales y aminoácidos de los hidratos de carbono. Es preciso recordar hervir los germinados brevemente antes de servirlos.

Un poco de avena todos los días, mejora la salud y la regularidad intestinal, pero no substituye una dieta balanceada. Hay que recordar que todas las fibras no son iguales. La fibra de la fruta y la fibra de los vegetales son diferentes de las de los cereales integrales. Inclúyalas todas en su dieta.

Tomemos como ejemplo la fibra de los frutos cítricos. Si usted ha comido una toronja o una naranja en el desayuno, ya ha conseguido el factor alimenticio beneficioso de dos hidratos de carbono – protopectina. La pulpa de todas las frutas cítricas contiene esta combinación de celulosa además de pectina.

La celulosa en la fruta cítrica absorbe los líquidos de los intestinos. A medida que aumenta su tamaño, empuja rápidamente el contenido en el aparato digestivo. Mientras tanto, la pectina se transforma en una sustancia gelatinosa que, en contraste con la celulosa, lubrica y asegura la rápida evacuación del bolo intestinal.

Además, la protopectina ayuda a obtener el máximo rendimiento de los otros alimentos que se consumen, realzando el uso de grasas orgánicas. A la vez, también suministra cierta protección contra los peligros cardiovasculares causados por altos niveles de colesterol.

4. Grasas

Las grasas son muy importantes en la nutrición humana. Se encuentran principalmente en las carnes y en los lácteos, pero también en alimentos vegetales como las nueces y semillas, el coco, los frijoles de soja, las aceitunas y el aguacate.

Las grasas son esenciales para el crecimiento y desarrollo de nuestro organismo. Las grasas son importante para las siguientes funciones en el organismo: proteger nuestro cuerpo del frío y de trauma, proteger nuestros órganos, servir como fuente de energía, formar la membrana celular, regular la formación y transporte de las hormonas sexuales y suprarrenales, absorber las vitaminas liposolubles A, D, E y K y dar sabor a los alimentos.

Sin embargo, el origen y la composición de las grasas que ingerimos es crucial para lograr un aporte equilibrado de los ácidos grasos; saturados e insaturados, y obtener el efecto más beneficioso para nuestro organismo. Por eso debemos saber escoger qué tipo de grasas consumimos. Hay grasas que matan, que deberíamos evitar. Y hay grasas que sanan, que debemos ingerir o suplementar.

Las grasas están formadas por eslabones llamados ácidos grasos, que son moléculas compuestas por una cadena de átomos de carbono, hidrógeno y oxígeno. Estas estructuras presentan un extremo ácido (de allí su nombre) y se diferencian entre sí por el grado de saturación del hidrógeno. Aunque existen varios tipos de ácidos grasos, en realidad se dividen en dos grupos; los saturados y los insaturados, términos que representan la estructura química de los ácidos grasos.

El término saturado significa que está saturado de hidrógeno. Este es el ácido graso que se encuentra en las grasas animales y tiene la característica de convertirse en sólido a la temperatura ambiente. No es esencial para el organismo y su exceso puede resultar dañino para la salud. Causa estragos en el sistema cardiovascular provocando arteriosclerosis y daño a todo el sistema circulatorio del cuerpo, altos niveles de colesterol y triglicéridos en la sangre, hipertensión, grasa en el hígado, obesidad y muchos otros trastornos de salud.

El exceso de consumo de grasas saturadas lleva a la arteriosclerosis, una enfermedad causada por el consumo regular de alimentos ricos en grasas saturadas y por el estilo de vida. Las autopsias practicadas a los jóvenes soldados americanos (entre 18 y 19 años), muertos durante la guerra de Vietnam revelaron que la mayoría de ellos tenía depósitos de colesterol en las arterias, mientras que los soldados vietnamitas de la misma edad, cuya dieta era más vegetariana, mostraban sus arterias limpias.

Las grasas de origen animal son la principal fuente de grasa saturada y el consumo de alimentos fritos en nuestra dieta y son los responsables de la alta incidencia de alto colesterol y triglicéridos en la sangre causantes de la arteriosclerosis. Como la arteriosclerosis produce bloqueos por placa en el sistema circulatorio y cardiovascular, la ciencia médica trata de reducir esos bloqueos con medicamentos llamados estatinas. Las estatinas bajan las grasas de la sangre bloqueando ciertas funciones y enzimas necesarias para el buen funcionamiento del sistema glandular, y su uso por largos periodos de tiempo pueden causar depresión, fatiga crónica, problemas con la vista, el hígado, el sistema glandular y debilidad muscular, incluyendo debilidad en el músculo cardiaco. Una de esas estatinas, llamada Cerivastatina, o Bycol causó la muerte a más de 100 personas por lo que se retiró del mercado en agosto del 2013. Todas las estatinas pueden causar graves problemas, desde aumento en las enzimas del hígado hasta problemas del corazón, debido tal vez, a que agotan las reservas de CoQ10 en el cuerpo; un nutriente crucial para la salud, y sobre todo para el corazón.

Además del alto consumo de grasas de origen animal, tenemos otro tipo de grasas industriales e innaturales que resultan ser aún más graves. Estas son las grasas hidrogenadas, que desafortunadamente, se encuentran en la mayoría de los productos elaborados industrialmente.

Las grasas hidrogenadas tienen una estructura molecular que pasa de una configuración natural en forma de curva (llamada cis) a una innatural de forma escalonada (llamada trans). Mientras que el organismo necesita ácidos grasos cis para construir las membranas celulares y las hormonas, los ácidos trans no existen en la naturaleza.

Los ácidos grasos *trans* se forman por un proceso físico-químico de hidrogenación parcial con el objetivo de conferirles un estado semisólido. Este proceso favorece la frescura, la textura y evita el enranciamiento. Gracias a esto, los trans se utilizan como ingrediente para dar más estabilidad y consistencia a multitud de productos de gran consumo. Entre ellos se encuentran algunas margarinas, galletas y productos de bollería, palomitas de microondas, pastelería industrial, caramelos, snacks salados y dulces, helados, precocinados, salsas y la mayoría de los productos llamados fast-food.

Entre las grasas trans más populares se encuentra la margarina. La margarina se obtiene a partir de un aceite líquido poliinsaturado, la mayoría de las veces de soja, el cual se lleva a temperaturas de entre 210 y 270°C, y se le infunde gas de hidrógeno. Con la ayuda de un catalizador que puede ser níquel o cobre (ambas tóxicos), se satura el aceite hasta conseguir la solidificación. El resultado es un polímero con estructura similar al plástico. Ese plástico es lo que estamos consumiendo al consumir todos los alimentos antes descritos. Incluso la margarina llamada natural que en la etiqueta promociona "aceites vegetales sin colesterol", no nos dice lo más importante: qué sucede con la estructura molecular de estos ácidos grasos industrializados.

Estos ácidos grasos trans pueden ser particularmente peligrosos para el corazón y se asocian con el mayor riesgo de desarrollo de algunos cánceres. Los estudios más recientes demuestran que las concentraciones más altas de ácidos grasos trans pueden incrementar el riesgo de diabetes de tipo II.

De acuerdo con un amplio estudio publicado en la revista The New England Journal of Medicine, el consumo continuado de grasas trans se traduce en un aumento del nivel de colesterol malo (LDL) y la disminución del bueno (HDL). Estudios recientes sobre los ácidos grasos trans indican que producen: infiltración de grasa en el hígado, esclerosis de la aorta, mayor riesgo de infarto, candidiasis, arteriosclerosis y trastornos en la estructura celular, predisponiendo el organismo a la enfermedad, al envejecimiento acelerado y a la muerte prematura.

Desafortunadamente hoy en día, desde las panaderías más pequeñas y las industrias lácteas hasta las industrias millonarias multinacionales alimenticias, todas utilizan el sistema de hidrogenación de las grasas para sus productos alimenticios. En el 1999 el FDA (agencia reguladora de drogas y alimentos de los Estados Unidos), había recomendado que se incluyera en las etiquetas de alimentos el contenido de grasas trans y colesterol. Los consumidores no tenían conocimiento en esa época, de lo peligrosas que podían resultar las grasas trans hasta que se reportaron 500.000 fallecimientos anuales a causa de enfermedades causadas por el consumo de ellas.

A partir del 1 de enero del 2006 el FDA reguló la inclusión de las grasas saturadas en la tabla de información nutricional de la etiqueta. Ahora el consumidor puede saber qué tanto de estos tres elementos - grasas saturadas, ácidos grasos trans y colesterol- contienen los alimentos que consume. Esto lo ayudará a tomar decisiones inteligentes para la reducción del riesgo de enfermedades cardiovasculares (CHD) y otras condiciones relacionadas con las grasas saturadas.

El término insaturado significa que existen dos carbonos que se entrelazan entre sí sin la presencia de hidrógeno. Este se conoce como ácido graso monoinsaturado.

Los ácidos grasos esenciales ejercen una función muy importante para la vida, ya que no pueden ser sintetizados por el cuerpo humano y se deben suplementar a través de la alimentación. Se llaman esenciales porque el cuerpo no puede producirlos y deben suplirse en la dieta.

Los ácidos grasos esenciales (AGE), incluyen al ácido linoléico, ácido alfa-linolénico y el ácido araquidónico, los cuales se conocen como vitamina F. Los tres representan a los ácidos grasos poliinsaturados que no pueden ser sintetizados en el organismo, aunque, si existe suficiente cantidad de ácido linoleico, u omega-6, en el cuerpo, se puede formar el ácido araquidónico.

Los ácidos grasos omega-3, omega-6 y omega-9 cumplen distintas funciones en el cuerpo y es necesario incorporar proporciones equilibradas de los ácidos grasos esenciales y no esenciales para mantener una buena salud cardíaca y bienestar general. Según la American Dietetic Association, los adultos deben incorporar en la dieta 20-35% de calorías en forma de grasas, evitando las grasas saturadas y trans y aumentando la ingesta de omega-3. La FDA de Estados Unidos afirma que el 95% de la población presenta carencias de omega-3.

Los más importantes ácidos grasos esenciales son el aceite graso esencial omega-3 y el omega-6, pero también el omega-9 es importante. La familia de los omega-3 incluye los ácidos alfa-linolénico (AAL), ácido eicosapentaenoico (AEP), y el ácido docosahexaenoico (ADH). Los ácidos grasos omega-3 se encuentran en algunas plantas en forma de ácido alfa-linolénico. Este ácido graso se convierte en el cuerpo en AEP, y éste se transforma en ADH. Los ácidos AAL se encuentran en: canola, soja, nueces y semillas de lino. Idealmente necesitamos ácido alfa-linolénico en una proporción de 2:1 con el linoléico. Estos aceites son muy importantes especialmente para el crecimiento normal de los nervios y los vasos sanguíneos, y para mantener lubricados la piel, cabello y uñas saludables. También humedecen la piel y evitan la resequedad de las mucosas y otros tejidos.

Los omega-3 que se encuentran, en el pescado grasoso como el salmón, y especialmente, en el pescado azul, cumplen misiones estructurales y actúan como antioxidantes, pero no son esenciales para realizar procesos vitales, porque se pueden sintetizar en el organismo a partir de otros predecesores los cuales sirven como base para que el organismo sintetice prostaglandinas, prostaciclinas y tromboxano a partir de ellos. Estas sustancias son imprescindibles para mantener una buena coagulación, agregación de las plaquetas y capacidad de los vasos sanguíneos para dilatarse o contraerse, y para regular el flujo de la sangre que llega a una zona determinada del organismo. Son, además, componentes de algunas membranas celulares.

Los términos omega 3 y omega 6, solo se usan a nivel bioquímico; los nombres más comunes para estos ácidos grasos son: alfa-linolénico y linoleico respectivamente. También reciben comúnmente el apelativo de EFA'S (iniciales de Essential Fatty Acids o ácidos grasos esenciales). Los ácidos alfa-linolénico y linoleico son los llamados cabeza de fila de las familias omega 3 y omega 6. A partir de su presencia en el alimento, nuestro organismo (y en particular el hígado) es capaz de producir sus derivados, cuyas funciones son variadas y fundamentales en el equilibrio corpóreo.

Una dieta rica en ácido alfa-linolénico, (AAL) contribuye a prevenir enfermedades coronarias y accidentes cerebrovasculares, reduce los niveles de colesterol y triglicéridos, mejora la elasticidad de los vasos sanguíneos e impide la acumulación de depósitos grasos dañinos en las paredes arteriales. El Instituto Nacional de la Salud (NIH) ha informado que la dieta americana no provee la cantidad de omega-3 que el cuerpo necesita para una buena salud.

Los ácidos AEP y ADH se encuentran en: los pescados aceitosos; por ejemplo, arenque, caballa, salmón y sardina. También se obtienen mediante la fermentación de algas marinas. Una dieta rica en AEP y ADH contribuye al desarrollo cerebral y ocular, y previene las enfermedades cardiovasculares y la enfermedad de Alzheimer.

Una dieta rica en ADH protege contra los procesos degenerativos de la retina y el aumento de la capacidad para resolver problemas en infantes. Hoy en día, todas las fórmulas infantiles contienen ADH. Los aceites de ciertos pescados contienen AEP y ADH preformados, los cuales son los más activos y deseados de todas las formas de ácidos grasos de la familia omega-3. Por último, los ADH se convierten en un grupo de prostaglandinas antinflamatorias; sustancias parecidas a hormonas que se utilizan a través de todo el organismo; esta conversión final a prostaglandinas es la responsable de los efectos terapéuticos de los omega-3.

El ácido linoleico se encuentra en las carnes rojas y de aves, los huevos, los frutos secos, productos lácteos, la semilla de algodón, la fibra de arroz, y en los aceites vegetales de: soja, maíz, cártamo, girasol y maní.

En los Estados Unidos se utiliza tan alta cantidad de ciertos aceites vegetales, que en lugar de ayudar a prevenir la inflamación, la estimulan, porque proporcionan un exceso de ácido linoleico (AL), que el cuerpo metaboliza en sustancias pro-inflamatorias. Por eso se sugiere el uso de ciertos aceites específicos como por ejemplo; el aceite de oliva que es un ácido graso omega-9 para contrarrestar los efectos de ácido linoleico; un omega-6.

En una dieta equilibrada en omega-3 y omega-6 y omega-9, todas trabajan en conjunto para beneficio de la salud. La proporción ideal de los ácidos omega-6 (linoleico) debería ser aproximadamente de 5:1 mayor que la de omega-3 (alfa-linolénico), sin embargo, debido al alto consumo de omega-6 en la dieta se debe cambiar la proporción. En la dieta norteamericana la proporción de ácidos grasos omega-6 alcanza entre 11 a 30 veces mayor que la de omega-3, lo que puede causar procesos inflamatorios. Por eso, y de acuerdo a la dieta que se consuma, esa proporción puede oscilar entre 2:1 y 5:1 máximo. Según la American Dietetic Association, los adultos deben incorporar en la dieta 20-35% de calorías en forma de grasas, evitando las grasas saturadas y trans y aumentando la ingesta de omega-3. Nosotros sugerimos entre un 10 y el 20 por ciento del ingreso calórico total.

Los ácidos grasos esenciales tienen efectos benéficos para muchos problemas de salud pues mejoran el cabello y la piel, bajan la presión arterial, ayudan a prevenir la artritis y reducir la inflamación, los niveles de colesterol y triglicéridos, así como también el riesgo de desarrollar coágulos sanguíneos. Son de provecho en la candidiasis, las enfermedades cardiovasculares, el eczemas y la psoriasis. Cuando se encuentran en grandes cantidades en el cerebro, ayudan a la transmisión de los impulsos nerviosos. Así mismo, los ácidos grasos esenciales son necesarios para el normal desarrollo y funcionamiento del cerebro y la deficiencia de ácidos grasos esenciales puede conducir a problemas de aprendizaje y de memoria. Todas las células vivas del organismo necesitan ácidos grasos esenciales. Estos ácidos son fundamentales para la reconstrucción celular y para la producción de prostaglandinas que actúan además como mensajeros químicos y reguladores de diversos procesos corporales.

Pese a que hay excepciones a la regla, podemos identificar visualmente a las grasas saturadas, como sólidas a temperatura ambiente, y prevalentemente de origen animal y a los aceites insaturados como líquidos, y generalmente de origen vegetal.

El procesamiento de las grasas es otro de los problemas que nos ha traído la vida moderna. Las semillas de girasol, maíz, lino, maní, uva liberan el aceite a través de un proceso de compresión mecánica. Cuando este proceso se realiza en frio, que es lo ideal, se puede extraer entre un 10 y un 19% del aceite de las semillas. Pero cuando el proceso se hace industrialmente, se calientan las semillas hasta temperaturas entre 176 y 212 grados °F. El proceso total sigue con un segundo para extraer el máximo de las semillas, para lo que se le añade un solvente llamado hexano, derivado del petróleo. El aceite obtenido se calienta a 302 °F para evaporar el solvente, lo cual deja residuos tóxicos. En el proceso se utiliza soda caustica o ácido sulfúrico para neutralizar la acidez que se produce. Todavía hay otros dos procesos, el de blanqueado con decolorantes como el aluminio, y por ultimo la desodorización que requiere temperaturas tan altas como 320 °F. Debemos saber que a partir de los 230 °F los ácidos grasos comienzan a alterarse químicamente y por encima de los 302 °F las grasas insaturadas se vuelven mutagénicas, o peligrosas para nuestros genes, y cancerígenas. Por sobre los 320 °F se forman los ácidos grasos trans.

Con todo ese procesamiento al final estamos consumiendo un aceite, que en realidad es una grasa saturada, no solo sin los beneficios del aceite, sino con los peligros de las grasas trans. Además, totalmente desnutrido de fosfolípidos como la lecitina, sin los minerales hierro, cobre, calcio y magnesio que contiene la semilla antes del procesamiento, pero con todos los químicos tóxicos que se le agregaron durante los cinco procesos de refinación. Ese aceite que compramos para protegernos por los beneficios de los ácidos grasos esenciales y sus antioxidantes, ni siquiera lo podemos llamar aceite con ácidos grasos esenciales porque ni contiene uno ni el otro. En nuestro cuerpo actúa como una grasa saturada y tóxica que produce radicales libres mutagénicos y cancerígenos. Por supuesto que las industrias encargadas del procesamiento de los aceites no nos informan de todo este procesamiento y mucho menos de los peligros del aceite. Esa es la razón que debemos consumir solamente los aceites llamados "cold pressed", o prensado en frio, ya que es el único proceso que mantiene todos los beneficios de los ácidos grasos esenciales. Muchos investigadores dedicados a la investigación científica de los alimentos sospechan que esta es una de las muchas razones por la que existen tantas nuevas enfermedades y por la que han aumentado el cáncer y las enfermedades cardiovasculares.

Personalmente me gusta usar el aceite de oliva virgen prensado al frio (cold pressed). El aceite de oliva contiene 80% del ácido oleico monoinsaturado, que aunque no esencial para el organismo, posee un 6-8% de ácido linoleico u omega 6 y una pequeña cantidad de 1% de omega-3 en forma de ácido alfa-linolénico. Aunque no cumple con nuestro requerimiento de aceites, su alto contenido en monoinsaturados lo hace más adecuado para la cocción que los frágiles aceites de lino y girasol.

Esta preferencia se debe a que hay otras muchas virtudes únicas en el aceite de oliva. Entre ellas su sabor, que tiene mayor afinidad con las grasas de nuestro organismo y por su fácil digestibilidad. Es emoliente, por lo que es excelente para la piel y ayuda a lustrar el cabello, para las membranas mucosas, sobre todo la mucosa estomacal y para la expulsión de parásitos intestinales por su efecto laxante y lubricante, es colagogo y desintoxicante del hígado, por lo que facilita la eliminación de cálculos biliares. Es reductor del colesterol LDL y aumenta las lipoproteínas de alta densidad HDL por lo que ayuda a prevenir la arteriosclerosis.

El aceite de oliva tiene poder antiviral, y sus lipoproteínas aumentan 400 veces nuestras defensas antivirales, facilita la absorción intestinal del calcio. En Grecia se suelen agregar unas gotas de aceite de oliva en la mamadera de los bebes.

Todo esto, por supuesto, si dispongamos de un extra virgen de origen confiable. Su alto precio hace que, por un lado se lo mezcle con aceites de menor calidad y por otro lado se someta al remanente de la primera prensada a otros procesos extractivos en base a temperatura y solventes, con los mecanismos descriptos antes para los demás aceites comerciales. Esto da lugar a calidades inferiores que van del virgen, al puro, pasando por el fino, el refinado, el corriente y el de orujo.

El consumidor no puede detectar los residuos de los eventuales procesos de refinación y reconstrucción química de ciertos parámetros del aceite (color, olor, sabor) a través de aditivos. Solo puede hacerse una comprobación parcial de la presencia de mezclas con aceites de inferior calidad, mediante la exposición al frío en el refrigerador. Esto se verifica a través de los distintos puntos de cristalización, pues el aceite extra virgen de oliva solidifica antes. Para su buena conservación, valen los mismos consejos que para el aceite de lino: protección de fuentes de luz y calor.

5.
Enzimas:
Clave Esencial del
Metabolismo

Los alimentos en su estado natural contienen "enzimas", las cuales ayudan en la digestión de los alimentos. Estas enzimas son las encargadas de la transformación de las sustancias en todas las células vegetales y animales. Tanto los procesos de descomposición, como los procesos de síntesis de las células en el metabolismo, son encauzados por las enzimas. Gracias a las enzimas que el cuerpo sano produce en cantidades suficientes, puede el organismo desdoblar las sustancias alimenticias ingeridas y posteriormente asimilarlas. Las enzimas cumplen su cometido con la ayuda de las vitaminas. También los oligoelementos desempeñan un rol importante en éste proceso. La enzima unida a una vitamina afín, desempeña su papel de aprovechamiento de determinado alimento. Por ejemplo, las enzimas que se desdoblan en almidón se llaman **amilasas,** las que descomponen las moléculas de proteínas, **proteasas**; las que procesan las grasas o sustancias semejantes: **lipasas**; las que ayudan a procesar las fibras, o celulosa, **celulasas,** y las que fijan el oxígeno de los alimentos, **oxidasas.**

Cuando no ingerimos suficientes vitaminas en los alimentos el metabolismo queda incompleto, y no pueden formarse las enzimas necesarias para su función. Por otro lado, si nuestro organismo no está en condiciones de formar las enzimas precisas, lo que no puede conseguirse sin las valiosas moléculas de proteína, las vitaminas no surtisurtirán efecto. Sólo la proteína sin desnaturalizar es eficaz para la formación de enzimas.

Una insuficiencia de enzimas en el organismo puede ser superada por la riqueza de la alimentación en enzimas propias, ya que el alimento crudo y natural está provisto por la naturaleza de enzimas propias. Las enzimas de los alimentos vegetales consumidos en crudo, compensan los ácidos y enzimas del aparato digestivo e influyen de modo decisivo en la digestión. La actividad natural de las enzimas se destruye al cocinarse o procesarse el alimento. Una temperatura por sobre los 110 grados Fahrenheit destruye todas las enzimas de los alimentos. Una vez que las enzimas de los alimentos se han destruido, el cuerpo es forzado a utilizar las enzimas metabólicas que transmutan para poder digerir los alimentos. Además, la digestión es incompleta, por lo que menos nutrientes estarían disponibles para su uso en el organismo. Este proceso agota al cuerpo y lo deja sin reparadores celulares y orgánicos y es así como comienza el deterioro del organismo y el envejecimiento prematuro de órganos y sistemas que se puede ver en la piel, el cabello y en todo el cuerpo.

El predominio de alimentos cárnicos y cocidos, conduce a un metabolismo incompleto y finalmente a desarreglos en éste y en la formación de enzimas. Las deficiencias nutricionales y un sistema digestivo sobrecargado, por culpa de una dieta vacía en enzimas, roba la energía del cuerpo causando todo tipo de patologías.

Los productos de la digestión son las fuentes de nutrición, energía y bienestar. Para asegurarse una digestión completa, el cuerpo roba a veces enzimas de otras áreas del cuerpo para aumentar las secreciones enzimáticas del tracto digestivo. La naturaleza no hizo al cuerpo con la intención de que produjera todas las enzimas requeridas en la digestión. Desafortunadamente una dieta típica no deja al cuerpo otra alternativa que robar las enzimas necesarias para la nutrición de otras enzimas metabólicas, las que son las encargadas de la reparación de los órganos y tejidos del organismo.

La mayoría de los alimentos que consumimos son cocinados y calentados y están completamente vacíos de enzimas. Las enzimas de nuestro organismo tienen un tiempo límite de vida, y cuando no consumimos productos crudos que provean las enzimas necesarias para su digestión, como son las frutas y los vegetales, nuestras enzimas metabólicas se agotan y cuando se agota la producción de enzimas, nuestros órganos cesan de funcionar y mueren. He aquí la importancia de comer alimentos crudos para ayudar a nuestra digestión cuando ingerimos alimentos cocinados. Nuestro organismo necesita todos los componentes naturales precisos para la continua renovación de enzimas tanto digestivas como metabólicas.

Con la deficiencia de una sola enzima, se interrumpe el proceso específico de ésta y de una complicada cadena metabólica que queda incompleta.

La tripsina y la quimotripsina son dos enzimas digestivas secretadas por el páncreas durante la digestión normal y se conocen como enzimas proteolíticas. Ambas enzimas ayudan a degradar las partículas grandes de las proteínas que consumimos para obtener los aminoácidos esenciales que requerimos para la formación y reparación de los tejidos en el cuerpo. Estas dos enzimas ayudan a digerir las proteínas, por lo que se conocen como proteasas. Aunque el cuerpo produce esas enzimas en el páncreas, ciertos alimentos también contienen enzimas proteolíticas. La papaya contiene papaína y la piña contiene la bromelaína. Estas son las frutas más ricas en enzimas proteolíticas.

El principal uso de las enzimas proteolíticas es para ayudar a digerir los alimentos a las personas que tienen problemas para digerir, sobre todo las proteínas. Los síntomas incluyen molestia abdominal, gases, indigestión, mala absorción de nutrientes y liberar alimento sin digerir en las heces. Cuando hay deficiencias de enzimas proteolíticas, normalmente se debe a enfermedades del páncreas como la insuficiencia pancreática.

Las enzimas proteolíticas también reducen el dolor y la inflamación y ayudan a la función de los riñones y el hígado.

Las enzimas proteolíticas también se usan para detectar trastornos de salud. Cuando el páncreas no produce las enzimas tripsina y quimotripsina en cantidad suficiente, se pueden observar cantidades menores a lo normal en una muestra de materia fecal. Esto indica que hay algún trastorno con el páncreas. Regularmente una pancreatitis crónica.

Cuando se sospecha que un niño puede estar sufriendo de fibrosis quística, el examen de heces puede ayudar a identificar, a través de estas enzimas si existe la enfermedad.

6. Las Vitaminas

Las vitaminas son unos poderosos compuestos orgánicos necesarios para la vida. Solo necesitamos cantidades microscópicas en nuestra dieta para estar saludables, pero si no consumimos esas pequeñísimas cantidades nuestro cuerpo pierde su balance metabólico creando todo tipo de trastornos de salud.

Las vitaminas se descubrieron por primera vez mientras que los científicos estaban examinando ciertas enfermedades de deficiencias, enfermedades que ocurren cuando la dieta no provee una vitamina determinada. Primero descubrieron que había alimentos que podían curar esas enfermedades, y después separaron los componentes químicos de esos alimentos.

Los componentes químicos que descubrieron funcionan en nuestro cuerpo como coenzimas. Esto significa que se combinan con las enzimas del cuerpo para promover los procesos íntimos que se producen en cada una de las células. Actúan como catalíticos y ayudan a que ciertas reacciones vitales tomen lugar, las que no podrían ocurrir sin su apoyo.

Todas las vitaminas son orgánicas en su estado natural. Las producen las plantas o los animales y llegan a nuestro cuerpo por medio de los alimentos que consumimos. Pero algunas plantas y algunos animales pueden producir las vitaminas. Sin embargo, el cuerpo humano no puede sintetizarlas, a excepción de la vitamina D, K, B1, B12 Y ácido Fólico; la primera la produce la piel con la exposición al sol, y las demás se forman en pequeñas cantidades en la flora intestinal. Si no absorbemos las vitaminas de los alimentos que consumimos, o de suplementos de vitaminas, no tendremos las vitaminas necesarias para nuestra supervivencia.

Nuestros alimentos son continuamente procesados para su transporte y conservación. Los suelos están siendo fertilizados y rociados con químicos, lo que va en detrimento del valor nutritivo de nuestras fuentes de vitaminas y minerales.

Todas estas manipulaciones industriales pueden alterar notablemente la integridad de nuestras fuentes nutricionales, por lo que no es suficiente el mantener una dieta balanceada para obtener todos los nutrientes requeridos por el organismo.

El valor nutricional que se le asigna a los alimentos en las tablas no corresponde a la que aporta el alimento presente en nuestra mesa. Por ejemplo; una lechuga aporta 14 mg. de vitamina C por cada 100 g. Sin embargo, esta cantidad de vitamina C se reduce a la mitad después de veinticuatro horas de almacenamiento y a una cuarta parte en tres días.

Las vitaminas no contienen valor calórico, pero son una parte importante de las enzimas que ayudan a nuestro cuerpo a utilizar los alimentos que suministran energía. También ayudan a regular el metabolismo, asisten en la formación de los huesos y tejidos y en la construcción de las principales estructuras orgánicas.

Existen dos categorías de vitaminas, las que son solubles en grasa (*liposolubles*) y las solubles en agua (*hidrosolubles*). Las vitaminas solubles en grasa (A, D, E y K) necesitan grasas para ser absorbidas y ser almacenadas en el organismo. La acumulación de demasiadas vitaminas liposolubles en los tejidos puede ser peligrosa. Los nuevos descubrimientos de que la mayoría de las personas están deficientes de vitamina D ha cambiado la teoría de que no debemos consumir demasiadas vitaminas liposolubles. La suplementación excesiva de vitamina D puede causar trastornos en el futuro. La vitamina D eleva el nivel de calcio en sangre lo que puede provocar hipercalcemia o niveles anormalmente altos de calcio en sangre.

Las vitaminas solubles en agua (complejo B, C y las vitaminas P o bioflavonoides) no se almacenan en el organismo y necesitan reponerse diariamente.

Vitaminas y Suplementos

Las mejores fuentes de vitaminas y minerales son los alimentos naturales completos y sin procesar. Sin embargo, muchos de los alimentos que ingerimos están vacíos y desprovistos de sus vitaminas y minerales debido al agotamiento de nutrientes en la tierra, el proceso y el almacenamiento. Si pusiéramos de ejemplo a la naranja, veríamos que la cáscara de la naranja actúa como el preservativo natural de la vitamina C contenida en ésta. Tan pronto como usted pela una naranja, la vitamina C comienza a desaparecer.

Si usted hace jugo de naranja, es porque espera obtener toda la vitamina C que se encuentra en ella, pero no es así. Alrededor del 30% de vitamina C se pierde en las membranas de las lonjas de la naranja.

Aun cuando usted ingiera los residuos, se perderá parte de la vitamina C, debido a que el acto de hacer el jugo de naranja reduce el contenido de vitamina C porque ésta es muy sensible al oxígeno. Cuando se pela la naranja y se separa en lonjas, algún jugo se derrama y cuando esto sucede se destruye la vitamina C. Cuando se prepara el jugo de naranja (o cualquier otro jugo de frutas ricas en vitamina C) en la licuadora, cada vuelta que dan las cuchillas de la licuadora destruye algo de la vitamina C. La vitamina C es tan sensible a la manipulación que tan pronto como cualquier fruta o vegetal, rico en vitamina C, se corta con cuchillo, la herida del metal le produce una pérdida de la vitamina. Por tanto, mientras más pequeño se corte un vegetal o fruta rica en vitamina C, menor será su contenido de ella, y mientras más tiempo la conserve antes de ingerirla, mayor será la pérdida. Por lo general, las frutas y vegetales que se procesan en casa y se guardan por más de uno o dos días antes de consumirse, han perdido entre un 30 y un 70% de su vitamina C.

Otros alimentos ricos en vitamina C, como por ejemplo la papa, pierden aún mucho más de su contenido vitamínico en el proceso de cocción, pero imagínese que quedará de nutrición en una papa deshidratada, como la que venden procesada para hacer puré de papas, o en las famosas "potato chips", después del proceso de corte tan fino y el freírlas en aceite extremadamente caliente, o por el proceso de reensamblaje de papas deshidratadas y luego fritas. No sólo éstas papas están privadas de su contenido de vitamina C, sino que de alimento saludable y de bajo valor calórico se han convertido en un alimento rico en calorías y peligrosamente alto en radicales libres por lo rancio de las grasas con que se fríen y la sal que se les añade, altos en colesterol, y con ningún valor nutritivo.

Además de todo el deterioro de las vitaminas en los alimentos por todas las razones antes expuestas, la contaminación ambiental y el estrés aumentan nuestras necesidades de varias vitaminas y minerales. Esto sin contar los medicamentos que tomamos, y que desafortunadamente, son cada vez más. Entonces, con toda esta evidencia irrefutable, es aconsejable que todo el mundo tome suplementos de vitaminas y minerales para mantener su cuerpo saludable.

La Confusión Sobre Las Vitaminas

No es extraño que nos sintamos confusos sobre las vitaminas, ya que no hay dos expertos que estén de acuerdo sobre las vitaminas a tomar y sus combinaciones, qué cantidad, o aún, cuándo tomarlas. Algunas personas se aburren y las toman de vez en cuando. Otras, esperando prevenir todo tipo de problemas de salud, usan megadosis de todas las vitaminas y minerales.

Como respuesta a esta confusión, las investigaciones llevadas a cabo con cientos de entrevistas a nutricionistas, científicos, ecólogos clínicos, expertos en medicina preventiva y autores de numerosos y extensos trabajos y pruebas de laboratorio, han demostrado los resultados que se exponen a continuación.

Las Multivitaminas Comunes

Las multivitaminas comunes pueden exponer su "alta potencia", igual que su "100 % natural", "completamente natural", u "orgánica". Sin embargo, unas multivitaminas de alta potencia no pueden en modo alguno ser totalmente naturales porque, por lo general, la única forma de obtener grandes cantidades de ingredientes activos y ponerlos en una pastilla tan pequeña es sintetizándolos químicamente. Sólo puede obtenerse un multivitamínico de alta potencia natural en una tableta relativamente grande.

No es honesto asegurar que un producto es "completamente natural" cuando no lo es. Y mucho menos honesto es cobrar por un producto como si fuera completamente natural, cuando no puede serlo.

Las pastillas de vitaminas pueden estar hechas de la materia prima, rellenos, aglutinantes (sustancias que adhieren los componentes), lubricantes y excipientes (sustancias que ayudan a diluir la pastilla) más baratos, pero aun así, usted puede estar pagando un precio muy alto. Además, los rellenos, que representan una gran parte del volumen y el peso de las vitaminas, pueden producir una reacción negativa en la salud de muchas personas. Con las nuevas leyes de etiquetado de suplementos vitamínicos los fabricantes tienen que incluir los rellenos que usan. De esta forma las personas alérgicas están protegidas de posibles alérgenos en los rellenos, como son la zeína de maíz y la lactosa o azúcar de leche, que pueden causar sensibilidad o alergias en personas con alergias al maíz o a la leche.

Otros culpables ocultos; el germen de trigo usado en la vitamina E, o los colorantes empleados en algunos suplementos, que casi nunca se mencionan, pueden causar otras reacciones adversas en individuos susceptibles. Si usted es vegetariano, podría sorprenderse al saber que muchas de sus vitaminas son derivados de fuentes animales. El azúcar: un ingrediente común en muchas de las llamadas vitaminas saludables, puede causar reacciones de hiperactividad en algunos niños, (sin mencionar las calorías vacías adicionales que les suministra, particularmente si toman cantidad de vitaminas masticables).

El descubrimiento de todas estas anomalías en la producción de suplementos nutricionales fue lo que obligó a las agencias reguladoras como el FDA a cambiar las leyes sobre el etiquetado de las vitaminas y suplementos nutricionales en el año 2010. Con estas leyes deben exponerse todos los ingredientes en cada suplemento y estas deben ser verificadas por el FDA. Muchos fabricantes ponen ingredientes en sus vitaminas que rivalizan con otros ingredientes con el propósito de aparentar tener muchos componentes y cobrar más. Por ejemplo algunos minerales y hierbas no combinan bien, y a veces son "antagónicos" entre sí, pero algunas compañías los combinan y usted está pagando por ellos. Estas combinaciones no suplen las cantidades suficientes de ninguno de los nutrientes para aportar beneficio, pero como están de moda, los combinan para llamar la atención y vender, más que para proveer alivio.

Vitaminas Anabólicas y Catabólicas

Durante cada período de 24 horas nuestro cuerpo desarrolla muchas y diferentes actividades. Estas actividades pueden agruparse en dos categorías:

Anabólicas y Catabólicas. La actividad anabólica es la que construye los constituyentes de nuestro cuerpo, incluyendo células, tejidos y enzimas. La actividad anabólica repara y restaura nuestro cuerpo cada día. La actividad catabólica es el proceso de degradación de los constituyentes de nuestro cuerpo. Este proceso de degradación es lo que produce la energía. Una vida saludable requiere de un equilibrio armonioso entre estos dos procesos, con actividades anabólicas en el día y actividades catabólicas dominantes durante la noche. Es casi imposible separar las vitaminas en orden anabólico y catabólico porque la mayoría de las fórmulas multivitamínicas vienen en presentaciones de una sola tableta. Pero si fuera posible tomar diferentes vitaminas y minerales para los procesos opuestos del ritmo anabólico y catabólico, la forma ideal de tomarlas sería la siguiente:

Vitaminas Anabólicas y Catabólicas

Mañana (anabólicas)
B-1
B-2
Vitamina D
Niacinamida (B-3)
Ácido para-amino-benzoico (PABA)
Ácido pantoténico (B-5)
Colina
Ácido fólico (B-9)
Biotina
Vitamina C
Vitamina E
Potasio
Manganeso
Zinc
Yodo
Cromo

Tarde (catabólicas)
Vitamina A
Niacin (B3)
B-6
B-12
Inositol
Vitamina C
Calcio
Magnesio
Molibdeno
Selenio
Hierro

Su edad, su salud en general y la condición de su aparato digestivo pueden determinar qué cantidad de vitaminas y minerales en pastillas son realmente absorbidos en la sangre. Debe tomar las cantidades adecuadas para compensar la variación en la absorción.

Además, la forma de una sustancia puede determinar la facilidad con que es absorbida. Por ejemplo, algunas formas de minerales, no se absorben.

Para asegurar la máxima absorción, deben usarse las formas queladas de los minerales. La quelación ata los minerales a los aminoácidos, los cuales son fáciles de absorber y son los que arrastran, con ello, los minerales al sistema circulatorio. Muchos suplementos de vitaminas y minerales contienen también cobre y fósforo. Todo esto suena bien, pero las investigaciones han demostrado que éstos dos minerales usados en exceso pueden ser dañinos.

Lo Que No Queremos en las Vitaminas

Muchas personas son sensibles o alérgicas a ciertos alimentos. Aunque usted los evite en su alimentación, todavía puede encontrarlos en sus pastillas de vitaminas. Por lo tanto, debe evitar vitaminas que contengan cualquiera de los siguientes alimentos, si es sensible a ellos: azúcar, almidones, levadura, sal, miel, cítricos, maíz, lactosa y sucrosa, entre otras. Gracias a las nuevas leyes de etiquetado está muy claro el contenido de los suplementos nutricionales.

Qué Buscar en una Vitamina

Las vitaminas y minerales que usted consume deben ser:

- Fabricadas con materia prima libres de alimentos genéticamente modificados (GMO).
- Balanceadas para que tengan el efecto apropiado.
- Diseñadas para obtener óptima salud y equilibrio de la química del cuerpo.

- Preparadas con la potencia adecuada y basadas en investigación científica.
- Diseñadas para proveer la forma de absorción más fácil.
- En cápsulas de gelatina vegetal para más fácil absorción (aunque son menos estables).
- Los rellenos de las tabletas y cápsulas deben ser naturales.

Dosis
Las dosis no deben ser recomendadas para todos por igual, ya que las necesidades varían de acuerdo con cada persona y si tiene alguna condición de salud.

Las personas que han sufrido cirugías quirúrgicas necesitan más cantidad de vitamina C; aquellas que padecen ciertas infecciones crónicas, o cáncer requieren más ácido fólico; los alcohólicos requieren una línea completa de suplementos vitamínicos, debido a que el consumo de alcohol reduce la absorción de todas las vitaminas en los alimentos y las personas que fuman demasiado necesitan más vitamina C para reparar las células que han sido dañadas por las toxinas del humo y el alquitrán del cigarrillo. Las personas que toman estatinas, o drogas para bajar las grasas en la sangre deben tomar suplementos que protejan el hígado y el corazón como el silymarin y la coenzima Q10. Las mujeres que toman estrógenos sintéticos deben aumentar su aporte de vitaminas del grupo B. Muchas drogas médicas pueden agotar ciertas vitaminas y minerales del organismo, por lo que se deben leer los efectos secundarios de todas las drogas médicas para tomar las vitaminas que las compensen.

Algunas vitaminas se venden en "mega" dosis. Las megavitaminas son útiles en condiciones específicas, y deben usarse sólo para esas condiciones.

Las recomendaciones de suplementos nutricionales son establecidas por el Instituto de Medicina de la Academia Nacional de Ciencias son: Consumo Dietético de Referencia, en inglés: Dietary Reference Intakes (DRIs) es el termino general para una serie de valores de referencia usados para el planeamiento y asesoramiento del consumo de nutrientes para personas saludables.

Hay tres tipos importantes de valores de referencia incluidos en el DRIs. Recomendaciones Diarias Permitidas; Recommended Dietary Allowances (RDA), Consumo Adecuado; Adequate Intakes (AI), y Nivel Máximo de Consumo Tolerable; Tolerable Upper Intake Levels (UL). En este libro usaremos solamente (RDA) para las recomendaciones nutricionales establecidas por el las agencias gubernamentales para Consumo Diario Recomendado.

La Controversia de las Megadosis

El Dr. Linus Pauling, ganador de un Premio Nobel de química en 1954, se involucró por varios años antes de morir en una controversia progresiva con los medios informativos, la prensa científica y otros investigadores médicos y bioquímicos, sobre los posibles valores de las megadosis de vitamina C para ayudar a combatir el resfriado común y un sinnúmero de otras situaciones de salud. Aunque conflictivos, estos estudios investigativos apoyan ambas versiones y parece lógico que el Dr. Pauling haya dado con algo importante. Se sabe que la vitamina C aumenta la capacidad del organismo de resguardarse contra las infecciones, y que ayuda a reparar los tejidos dañados y al sistema inmunológico natural del cuerpo a funcionar adecuadamente.

Si la vitamina C es más eficaz en combatir el resfriado común u otros trastornos más serios, puede ser debatible. Pero lo que está claro, es que la vitamina C juega un papel importante en ayudar al organismo a detener enfermedades- resfriados comunes y otras enfermedades.

La vitamina C en grandes dosis parece ser eficaz en tratamientos de cáncer del colon, y aunque no cura la enfermedad, podría retardar su desarrollo. Las investigaciones en esta área son todavía mínimas. Sin embargo, las vitaminas solas no hacen milagros. Las megadosis de vitaminas no pueden reemplazar una dieta balanceada, ni tampoco pueden reemplazar días, semanas, o años de negligencia en obtener importantes vitaminas de los alimentos naturales. Debe recordarse también que las megadosis y suplementos vitamínicos tampoco pueden ni deben reemplazar un régimen regular de ejercicios saludables. Algunos estudios indican que las megadosis de nutrientes o vitaminas específicas pueden ayudar en ciertas condiciones particulares.

Es posible, por ejempo; que la depresión se pueda aliviar tomando triptófano (uno de los diez aminoácidos esenciales) en altas dosis. Sin embargo, no se debe exceder su consumo en más de un gramo. La vitamina B6 puede ser útil en altas dosis para ayudar a evitar la depresión (un posible efecto secundario), en mujeres que toman la pastilla anticonceptiva y a aliviar los efectos del síndrome premenstrual, PMS.

Las megadosis de vitamina A, tanto para el acné como para la sordera, han recibido cierta atención experimental en años recientes. Sin embargo, altas dosis de vitamina A pueden ser tóxicas para el organismo. Además las mujeres que están tratando de tener hijos o aquellas que ya están embarazadas, no deben tomar dosis excesivas de vitamina A, bajo ninguna circunstancia.

Después de todo, no se ha presentado el caso de las megadosis de vitaminas ante la población en general. Por ejemplo, las megadosis de vitamina A o D, pueden ser tóxicas para el organismo en ciertas circunstancias. Pero en el caso de la vitamina C, los investigadores están estudiando todavía los efectos de las megadosis, y el veredicto no ha sido publicado aún, y posiblemente nunca, porque no existe. Mientras tanto, existen indicaciones, de que se pueden obtener tantos efectos saludables que opacaría cualquier efecto secundario leve.

Nutrición al Día

Suplementos Vitamínicos

Los suplementos vitamínicos son necesarios. El mundo ha cambiado desde los tiempos en que nuestros antepasados vivían de dietas simples sin suplementos de vitaminas diarias que contuvieran hierro, mezclas especiales para el estrés, o vitaminas suplementarias para niños grandes o pequeños.

Por muchas razones, las personas pasan por alto los alimentos que contienen vitaminas esenciales o nutrientes. Puede que estén comiendo menos debido al ritmo de vida que llevan, puede ser que no coman ciertos alimentos por razones de salud, o tal vez estén en un régimen dietético. A muchas de estas personas, unas dosis controladas de suplementos vitamínicos, podrían ayudarles.

Otras personas que podrían beneficiarse de los suplementos de vitaminas, son las siguientes:

• Infantes - en particular aquellos que no han sido amamantados y como consecuencia reciben una cantidad indeterminada de vitaminas y minerales.
• Mujeres embarazadas o lactantes - las mujeres embarazadas, a menudo tienen niveles reducidos de muchas vitaminas aun cuando su consumo calórico sea más alto de lo normal y por tanto estén recibiendo más alimentos con mayor contenido de vitaminas. Se recomienda que tomen suplementos vitamínicos prenatales que contengan ácido fólico, hierro y calcio y últimamente los ácidos grasos esenciales DHA, para el desarrollo del sistema nervioso y la vista.
• Mujeres que usan anticonceptivos orales - las investigaciones indican que la pastillas anticonceptivas causan deficiencia de un gran número de vitaminas solubles en agua, incluyendo la tiamina, riboflavina, B6, B-12, ácido fólico y la vitamina C. Los cambios en la dieta pueden ser insuficientes y los suplementos son siempre recomendables.
• Personas mayores - las personas mayores tienden a absorber menos cantidad de vitamina C y las vitaminas del grupo B, que el resto de la población. Además, las personas mayores consumen

alimentos de variedad limitada. Los suplementos multivitamínicos pueden ser muy acertados para ellos.

• Personas con problemas especiales - las que hayan sufrido intervenciones quirúrgicas necesitan más vitamina C. Aquellas con ciertas infecciones crónicas o cánceres necesitan más ácido fólico. Los alcohólicos necesitan la línea completa de todas las vitaminas y suplementos debido a que el alcohol no permite que se absorban las vitaminas de los alimentos. Los fumadores necesitan más cantidad de vitamina C para reparar las células dañadas por las toxinas del humo y la brea del cigarrillo.

Vitamina A

La vitamina A es soluble en grasa. Se conoce como la vitamina anti-oftálmica. Se mide generalmente en Equivalentes de Retinol (ER), o Unidades Internacionales (UI).

La vitamina A es esencial en el mantenimiento del sistema inmunológico que ayuda a combatir infecciones en el organismo. Ayuda a nutrir la piel y el cabello, es necesaria para el crecimiento y reparación de los tejidos del cuerpo. Protege el epitelio, o sea, las membranas mucosas del conducto respiratorio; pulmones, garganta, boca y nariz. Es lo que se llama "acondicionador de las membranas".

Por más de 50 años doctores y científicos han reconocido que la vitamina A juega un importante papel en la salud del tejido epitelial (la piel está compuesta principalmente de células epiteliales; ésta es una de las razones por la que la vitamina A es tan esencial para una piel saludable). Sin suficiente vitamina A los tejidos epiteliales se endurecen y toman formas anormales. No pueden repararse a sí mismos cuando se dañan. Por otro lado abundante cantidad de vitamina A promueve la producción de tejido nuevo y saludable. También ayuda a fortalecer la membrana mucosa dentro del cuello del útero.

Ayuda a mantener los tejidos testiculares en un estado saludable. Promueve la vitalidad y el crecimiento. Al mejorar la estabilidad de los tejidos en las paredes de las células, ayuda a prevenir la vejez prematura y la senilidad; aumenta la vida y extiende la juventud. Previene las enfermedades de los ojos, contrarresta la ceguera nocturna y fortalece la vista. También asiste al cuerpo con la secreción de jugos gástricos necesarios para digerir las proteínas y proteger el interior del tracto digestivo, los riñones y la vesícula. La vitamina A, es esencial en la formación de la sangre, para mantener huesos y dientes fuertes y proteger contra los efectos dañinos de la contaminación del aire. Aumenta la permeabilidad de los capilares contribuyendo así a una mejor oxigenación en los tejidos.

Fuentes Naturales de Vitamina A

Si bien abunda en las zanahorias; en especial en forma de jugo fresco, la vitamina A, se encuentra en mayor concentración aún en los vegetales de hojas verdes como las remolachas o betabel, berzas, diente de león, hojas del nabo, espinacas y brócoli. Los vegetales amarillos y anaranjados como el melón, la calabaza, el camote o boniato y los tomates, son también buenas fuentes.

Los huevos contienen vitamina A, como también la leche y los productos lácteos. La fuente más rica de vitamina A, la encontramos en los aceites de hígado de pescado.

El hígado de animales contiene una gran concentración de vitamina A, pero el hígado es también el órgano que filtra los desechos del organismo, por lo tanto hay que ser cauteloso a la hora de obtener nutrientes de ellos. Cualquier hormona o química a la que se haya sometido el animal, estará concentrada en su hígado. Es por lo tanto un alimento problemático. En mi experiencia el aceite de hígado de tiburón es el más beneficioso, no sólo por la vitamina A, sino por su alto contenido de alkilgliceroles.

Síntomas de Deficiencia de Vitamina A

Uno de los primeros síntomas de deficiencia de vitamina A, es la ceguera nocturna; una anomalía en que la vista no puede ajustarse a la oscuridad, también lo son la visión defectuosa, inflamación en los ojos e infecciones. Otros síntomas incluyen: acné, arrugas prematuras, caída del cabello, (alopecia), caspa y cabello reseco, catarros frecuentes, diarrea, fatiga, insomnio, infertilidad, pérdida de peso, pérdida del olfato (anosmia) y paladar, piel seca, problemas en las encías y dientes, pérdida del apetito, retardo en el crecimiento, retardo mental en los niños, soriasis y eczema, uñas frágiles y resecas, susceptibilidad a todo tipo de infecciones, en especial del sistema respiratorio.

Tenemos la alternativa de utilizar beta caroteno, derivado de fuentes vegetales, en lugar de la vitamina A derivada del aceite de pescado. Un estudio hecho por la Universidad de Harvard, comprobó que la beta caroteno combate el cáncer y se convierte en vitamina A en el organismo según éste la requiera sin los efectos tóxicos de la vitamina A de aceite. Por supuesto que podemos tomar demasiada beta caroteno, pero el único efecto secundario que puede producir es carotenemia; un color amarillento en las palmas de las manos primero, y en la cara después. No obstante, esto sucede en la mayoría de los casos, después de haber consumido mucha zanahoria u otro alimento de color amarillo-naranja por varios días, y aun esto desaparece al dejar de consumir la beta caroteno por unos pocos días.

Recomendaciones Diarias. El consumo diario de vitamina A, recomendado por el Consejo de Investigación Nacional, es de 8,000 UI para personas adultas. No es difícil obtener éste requerimiento en cantidades moderadas de los alimentos mencionados anteriormente. Durante períodos de enfermedad, trauma, embarazo, o lactancia, se aconseja un consumo suplementario, pero debe administrarse bajo la dirección de un médico o nutricionista certificado.

Optima suplementación diaria de vitamina A

Para gozar de una salud general óptima, la cantidad básica de vitamina A diaria es: 5,000-50,000 UI para hombres y mujeres, dependiendo de cada situación individual. Pero para cada condición de salud se puede tomar el mínimo de UI de vitamina A y el máximo de beta-caroteno, con excelentes resultados.

La vitamina A es catabólica, por tanto se asimila mejor después de las 2 de la tarde.

Las dosis terapéuticas pueden oscilar entre 25,000 a 50,000 unidades diarias. Pueden usarse dosis ortomoleculares de hasta 300,000 unidades diarias por un período limitado de tiempo de no más de tres días para cortar una gripe. No deben suplementarse dosis altas por largo tiempo, ya que las megadosis de vitamina A pueden llegar a ser toxicas.

De acuerdo con la evidencia científica, las siguientes dosis son valiosas en estas condiciones:

Condición	Cantidad Sugerida	
	Vitamina A	Beta Caroteno
Acné, eczema, soriasis	10,000-50,000	50,000-200,000
Prevención de Cáncer	10,000-50,000	100,000-200,000
Piel Seca	10,000-25,000	25,000-50,000
Aumento de la inmunidad	10,000-25,000	50,000-100,000
Ulceras gastrointestinales	10,000-25,000	25,000 - 50,000
SIDA/VIH	10,000-50,000	150,000-300,000
Trastornos respiratorios, alergias, asma, bronquitis enfisema, sinusitis	15,000-50,000	25,000 - 50,000

* Pero recuerde que si usted tiene una afección clínica o un trastorno psiquiátrico, debe consultar a su médico antes de tomar suplementos nutricionales.

Toxicidad y efectos secundarios de Vitamina A

Todas las formas activas de vitamina A, tanto solubles en agua como en grasa, se almacenan en el hígado. Por tanto, puede ser tóxica si se suministra en altas cantidades.

En general, un adulto saludable normal puede tomar hasta 100,000 UI de vitamina A diariamente por un período de meses sin presentar ninguna señal de toxicidad. Las primeras señales de toxicidad son fatiga, náuseas, vómito, dolor de cabeza, vértigo, visión borrosa, falta de coordinación muscular y pérdida de vellos en el cuerpo. Aunque estos síntomas son reversibles cuando se deja de suplementar la vitamina A, no se debe tomar esta dosis sin la supervisión de un profesional.

La beta-caroteno, por otro lado, puede ser suplementada por largos períodos de tiempo sin ningún efecto secundario. Como la beta-caroteno es un pigmento natural, el único efecto adverso que puede notarse cuando se toma en exceso y por mucho tiempo es la posibilidad de carotenemia, una condición benigna en la cual la piel se vuelve de un color dorado claro. Esta es una señal de que el cuerpo ha convertido tanta beta-caroteno a vitamina A activa como ha sido posible, dejando el exceso en forma de pigmento anaranjado. Si se desarrolla carotenemia debe cortarse la dosis de beta-caroteno, o dejar de suplementarla por un tiempo. Sin embargo, muchas veces se recomienda a personas con sensibilidad al sol, o cuya piel se quema muy rápidamente, tomar beta-caroteno hasta lograr ese color dorado y proteger la piel contra el sol y sus efectos dañinos. El color dorado que produce la beta-carotenemia es altamente apreciado por las modelos y las personas que están en la TV y el cine, porque aparenta ser un bronceado de sol, y por supuesto, sin los efectos dañinos que éste produce. A la vez, los altos niveles de carotenoides son protectores contra el cáncer.

Aunque es raro ver intoxicaciones de vitamina A; los pocos casos reportados se presentan después de haber consumido vitamina A en megadosis de millones de unidades y por un largo período de tiempo.

Precauciones para la Vitamina A

Recuerde sin embargo, que si usted padece una afección clínica debe consultar a su médico antes de tomar suplementos nutricionales. Las mujeres embarazadas o lactando no deben exceder las 8,000 UI recomendadas por el (RDA) de vitamina A, ya que la vitamina A puede causar defectos de nacimiento, o ser tóxica para el infante.

El Complejo Vitamínico B

Esta familia de vitaminas solubles en agua, funcionan juntas para liberar los nutrientes en las grasas, hidratos de carbono y proteínas, disponiendo de ellos como suministro de energía. Cuando cada uno de los componentes del grupo vitamínico B se encuentra en la proporción adecuada, el complejo vitamínico funciona en armonía con cada una de las células del cuerpo. Las vitaminas B, se encuentran en las levaduras nutricionales, germinados de semillas, hígado, carnes y vegetales. Si aumentamos la actividad muscular, al correr o participar en deportes de resistencia física, la demanda de éstas vitaminas B también aumenta.

Vitamina B-1 (Tiamina)

La vitamina B-1 es esencial para el metabolismo y función nerviosa normal. Convierte los hidratos de carbono en glucosa, que es la principal fuente de energía para el cerebro y el sistema nervioso. La vitamina B-1 ayuda al corazón a mantenerse firme y flexible. Se encuentra en una variedad de alimentos, que incluye granos integrales, legumbres, aves, cerdo, hígado, carne de res y pescado.

La tiamina es una de las vitaminas hidrosolubles, lo que significa que no se almacena en el cuerpo. Se debe proveer tiamina a nuestro organismo diariamente, pues son muchos los factores que la merman. Esta vitamina es también muy sensible al calor, y el exceso de calor o cocinar los alimentos por mucho tiempo, puede reducirla o destruirla.

Una deficiencia de vitamina B1 puede resultar en la degeneración de una capa protectora aislante (mielina) que cubre ciertas fibras en los nervios. El sistema nervioso puede volverse hipersensible, provocando irritación, cansancio, mala memoria, apatía y la inflamación de los nervios que están en el exterior del cerebro (neuritis periférica). Esta enfermedad se asocia con el embarazo o con una enfermedad de deficiencia de vitamina llamada pelagra.

Uno de los síntomas de deficiencia más conocido es el comportamiento neurótico. Si éste deterioro de los tejidos continúa, los nervios de las piernas se debilitan provocando dolores en las piernas y los pies, además de debilidad en los músculos e incluso parálisis. La deficiencia puede también causar estreñimiento, indigestión, anorexia, inflamación y problemas del corazón a causa del aumento en la circulación arterial. El más letal de todos los trastornos producidos por falta de tiamina es el Síndrome Wernicke-Korsakoff, una enfermedad del cerebro causada por una deficiencia severa de tiamina. Sin tiamina el cerebro y el sistema nervioso sufren un colapso. Los brazos y las piernas pierden su coordinación. Los músculos de los ojos se paralizan y la mente se oscurece hasta conducir a la amnesia, el coma y la muerte. El beriberi, una enfermedad epidémica desarrollada en Asia, donde el arroz pulido, despojado de su cubierta -rica en tiamina- era el alimento básico y producía la muerte por parálisis. Murieron millones por fallas del corazón. En la etapa final del beriberi, el corazón se inflama, se dilata, y se detiene.

En los Estados Unidos, el beriberi se presenta casi exclusivamente en los alcohólicos, pero muchos americanos tienen un problema del corazón, el cual podrían resolver si aumentaran el consumo de tiamina. Se cree que entre un 30% a 80% de los alcohólicos tienen deficiencia de tiamina. El suplementar la tiamina disminuye el riesgo de desarrollar el Síndrome Wernicke-Korsakoff y los desagradables síntomas durante la abstinencia de alcohol.

Aun una pequeña deficiencia de tiamina puede dañar el cerebro. La depresión, la irritabilidad, el insomnio, la falta de concentración y la pérdida de la memoria, todos son síntomas de deficiencia de tiamina; síntomas que se confunden a menudo con senilidad. En un estudio hecho por la Universidad Surrey de Inglaterra se analizó un grupo de 17 mujeres con cáncer en los senos, y 23 personas con cáncer en los bronquios, 65% de las mujeres con cáncer en los senos, y 52% de las personas con cáncer bronquial, tenían deficiencia de tiamina. Se ha demostrado en ratas de laboratorio que la tiamina parece tener una "actividad contra los tumores". Los problemas de la visión, también están ligados con deficiencias de tiamina. El glaucoma puede mejorar con un suplemento de tiamina.

El alcohol destruye la tiamina y reduce su absorción en el cuerpo. También la "comida chatarra" y sobre todo las sodas, destruyen la tiamina en el organismo. Los atletas deben aumentar su consumo entre 10 y 20 mg. diarios. Estas cantidades no son fáciles de obtener sólo a través de los alimentos. Un gran número de estudios sugiere que nuestra necesidad de éste como de otros muchos nutrientes, aumenta con los años; esto puede deberse no a una mala absorción, sino a nuestra incapacidad, a medida que envejecemos, de utilizar lo que consumimos, por lo que acrecentamos nuestros requerimientos diarios.

La tiamina también se utiliza para problemas digestivos, incluyendo la falta de apetito, la colitis ulcerosa y la diarrea crónica.

La tiamina se usa también para fortalecer el sistema inmunológico el SIDA, para el dolor diabético, las enfermedades cardíacas, el alcoholismo, el envejecimiento, para un tipo de daño cerebral llamado síndrome cerebeloso, las úlceras bucales, los problemas de la visión como las cataratas y el glaucoma, para los mareos por movimiento y para mejorar el rendimiento deportivo. También se usa para la prevención del cáncer cervical y para evitar la progresión de la enfermedad renal en los pacientes con diabetes de tipo 2.

Las investigaciones muestran que el tomar altas dosis de tiamina (100 mg tres veces al día) durante tres meses disminuye de forma significativa la cantidad de albúmina en la orina en las personas con diabetes de tipo 2. La albúmina en la orina es un indicador del daño renal.

La tiamina, o vitamina B-1 tiene un fuerte olor. Ese olor repele a los mosquitos. Pero debe suplementarse junto con las otras vitaminas del grupo B al menos 30 días antes de estar expuesto. Un complejo B de al menos 100 mg tres veces al día.

Las nueces de areca (betel), producen cambios químicos en la tiamina por lo que esta no funciona tan bien. El mascar nueces de betel en forma regular y a largo plazo puede contribuir a la deficiencia de tiamina.

Existe interacción con la cola de caballo (equiseto). Esta contiene una sustancia química que puede destruir la tiamina en el estómago lo que posiblemente lleve a una deficiencia de tiamina.

Los taninos, las sustancias químicas en el café y el té pueden reaccionar con la tiamina, convirtiéndolo en una forma que es difícil de ser absorbida por el cuerpo. Esto podría llevar a una deficiencia de tiamina. Los investigadores creen, que la interacción entre el café y el té y la tiamina no es importante a menos que la dieta sea baja en tiamina o vitamina C. La vitamina C parece evitar la interacción entre la tiamina y los taninos en el café y el té.

Los peces de agua dulce y los mariscos crudos contienen sustancias químicas que destruyen la tiamina. El comer una gran cantidad de pescado o mariscos crudos puede contribuir a la deficiencia de tiamina. Pero no existe este problema con el pescado y los mariscos cocidos. Estos no tienen ningún efecto sobre la tiamina, ya que la cocción destruye las sustancias químicas que dañan la tiamina.

Las dosis recomendadas diariamente o RDA (Recommended Daily Intake) para los hombres es un mínimo diario de 1.4 mg. de vitamina B-1, y para las mujeres por lo menos 1.0 mg. El Consejo Nacional de Investigaciones recomienda únicamente 0.5 miligramos de tiamina por cada 1000 calorías que consumimos. Si usted consume té o café, suda demasiado, consume azúcar en exceso, sufre de estrés, toma antibióticos, o tiene fiebre, entonces debe aumentar su consumo de vitamina B-1.

Optima suplementación diaria de Vitamina B-1

Para tener una salud general óptima, la cantidad básica de tiamina por día es 25-300 mg para hombres y mujeres.

De acuerdo con la evidencia científica, las siguientes cantidades son valiosas para estas condiciones:

Condición	Cantidad sugerida
Alcoholismo	100-300 mg
Ansiedad, depresión	100-300 mg
Estrés emocional o físico	100-300 mg
Dieta alta en carbohidratos	50-100 mg

* Pero recuerde que si usted tiene una afección clínica o un trastorno psiquiátrico, debe consultar a su médico antes de tomar suplementos nutricionales.

Toxicidad y efectos secundarios de Vitamina B-1

La tiamina no tiene efectos secundarios o tóxicos conocidos. Algunas personas pueden sentirse somnolientas después de tomar 500 miligramos o más de tiamina. Pero esa es una dosis extremadamente alta y poco usual.

Vitamina B2 (Riboflavina)

La vitamina B-2, estimula el crecimiento y restaura los tejidos (piel, uñas, pelo), ayuda a eliminar la caspa, intensifica la habilidad que tienen las células de intercambiar gases como el oxígeno y el dióxido de carbono en la sangre. Ayuda a liberar la energía de los alimentos que se consumen y también es esencial para una buena digestión, estabilidad nerviosa, para una visión normal; para asimilación de hierro y de la vitamina B-6. Es vital para la buena salud del sistema glandular, en particular para las glándulas adrenales, que controlan el estrés.

La deficiencia de vitamina B2 puede notarse fácilmente. Si la lengua aparece de color rojo púrpura, inflamada o brillante, es posible que se necesite suplementar la vitamina B-2. Otros síntomas como grietas en los bordes de los labios; piel grasienta; acné; hipersensibilidad a la luz; picazón; ojos rojos; visión borrosa; dolores de cabeza o migraña; depresión; insomnio; pereza mental; calambres musculares; ardor en los pies; síndrome del túnel carpiano y trastornos de la sangre como la meta-hemoglobinemia congénita, anemia de células falciformes y la aplasia de células rojas de la sangre.

Alivia la fatiga de la vista y es importante en la prevención de las cataratas y el glaucoma. También se utiliza para estimular el sistema inmunológico; frenar el envejecimiento; aumentar el rendimiento deportivo; estimular la función reproductiva; prevenir la pérdida de memoria, incluyendo la enfermedad de Alzheimer; las úlceras; las quemaduras; el alcoholismo; la enfermedad hepática; y para el tratamiento de la acidosis láctica debido al tratamiento con una clase de medicamentos contra el SIDA y para el cáncer cervical.

Cuando se suplementa la B-2 con la vitamina A se mantienen y mejoran las membranas mucosas en el tracto digestivo. Es importante durante el embarazo porque la deficiencia de esta vitamina puede dañar el feto aun cuando la madre no esté al tanto de una deficiencia. Es también necesaria para el metabolismo del triptófano, el cual se convierte en niacina en el organismo. Se ha descubierto que algunos pacientes de anemia de célula falciforme (sickle-cell anemia) tienen deficiencia de vitamina B-2, y necesitan suplementar mayores cantidades de esta vitamina. La deficiencia de vitamina B-2 puede incrementar la propensión que tienen los tejidos del esófago a desarrollar cáncer. Al igual que la vitamina B-1 y otras vitaminas del grupo B, la vitamina B-2 también es deficitaria en pacientes con trastornos psiquiátricos. Otra indicación de que la B-2 es útil para los problemas neurológicos son los efectos benéficos que se observan en el síndrome carpiano. La suplementación de B-2 junto con B-3 y B-6 es muy beneficiosa para las personas que sufren esa terrible condición.

Hay evidencia clínica preliminar que indica que la riboflavina puede ser útil para tratar la acidosis láctica en los pacientes con el síndrome de inmunodeficiencia adquirida (SIDA), causado por medicamentos llamados inhibidores de los nucleósidos de la transcriptasa reversa (INTR), una clase de medicamentos anti-VIH.

Existen pruebas que indican que el aumento de la suplementación de riboflavina de fuentes dietéticas y de suplementos, junto con tiamina, ácido fólico y vitamina B-12, podría disminuir el riesgo de desarrollar manchas precancerosas en el cuello uterino. Además puede ayudar los problemas de acné, calambres musculares, aftas, infecciones, mejorar la salud de la piel y el cabello, retrasar el envejecimiento, la pérdida de memoria por la enfermedad de Alzheimer y a impulsar el sistema inmunológico.

Fuentes de vitamina B-2: frijoles, queso, huevos, pescado, carnes, leche, aves, espinaca y yogur.

El RDA recomienda un mínimo de 1.7 mg. de vitamina B-2 para hombres adultos y 1.2 mg. para mujeres adultas diariamente. Dos porciones de cualquier grano integral proporcionan éstos requerimientos sin dificultad.

Óptima suplementación diaria de Vitamina B2

Para mantener una salud general óptima, la cantidad básica de riboflavina al día es 25-300 mg para hombres y mujeres.

Las siguientes cantidades son valiosas para las siguientes condiciones:

Condición	Cantidad sugerida
Ejercicio vigoroso	50-100 mg
Estrés emocional o físico	25-200 mg
Migrañas	100–400 mg
Prevención de cataratas	100–500 mg
Síndrome carpiano (con igual cantidad de B6)	100-400 mg
Uso de anticonceptivos orales	100-300 mg

* Pero recuerde que si usted tiene una afección clínica o un trastorno psiquiátrico, debe consultar a su médico antes de tomar suplementos nutricionales.

Toxicidad y efectos secundarios de Vitamina B2

La riboflavina no tiene efectos secundarios o tóxicos conocidos. Los factores que aumentan la necesidad de riboflavina incluyen el uso oral de contraceptivos y el ejercicio vigoroso. Esta vitamina se destruye fácilmente si está expuesta a la luz, si se somete a cocción, o si se ingieren antibióticos y alcohol.

Vitamina B-3 (Niacina, Niacinamida, Ácido Nicotínico)

La vitamina B3 es esencial para cada una de las células del cuerpo. Es necesaria para una buena circulación y una piel saludable. La B3 ayuda en el funcionamiento del sistema nervioso, en el metabolismo de los carbohidratos, grasas y proteínas, y en la producción de ácido hidroclórico para el sistema digestivo. Ayuda a transformar los azúcares y grasas en energía.

La niacinamida se puede producir en el cuerpo a partir de la niacina. Cuando se toma en cantidades mayores de las que el cuerpo necesita la niacina se transforma en niacinamida. La niacina y niacinamida son fácilmente solubles en agua y son fácilmente absorbidas cuando se toman por vía oral.

A veces se prefiere a la niacinamida porque no produce "rubor" (enrojecimiento, comezón y hormigueo), uno de los efectos secundarios de la niacina.

Pero hay casos para los que es importante tomar la niacina. Por ejemplo para reducir el colesterol. También es efectiva en el tratamiento de la esquizofrenia y otras enfermedades mentales. Muchas de las funciones vitales del cuerpo se paralizarían si no tuvieran el suministro adecuado de vitamina B3. Un nivel bajo de esta vitamina es causante de enfermedades mentales y de la pelagra; una enfermedad que produce trastornos en la piel y en el conducto intestinal. Varios estudios han demostrado que la niacinamida es efectiva en la prevención de numerosos tipos de cáncer por lo tanto, este nutriente puede ser útil en la prevención del cáncer. La deficiencia severa de niacina es un factor importante en el desarrollo de la pelagra, una enfermedad caracterizada por Las Tres Dés: Dermatitis, Diarrea y Demencia.

Los aportes de niacina deben ser mayores en personas que sufren de cáncer; quienes toman isoniazida para el tratamiento de la tuberculosis; mujeres que toman anticonceptivos y aquellos que tienen deficiencia de proteínas.

Para los problemas circulatorios, reducir el colesterol y los triglicéridos, la enfermedad de Raynaud y la claudicación intermitente, se debe usar la forma de vitamina B3 llamada niacina, no la niacinamida.

La niacinamida se utiliza para el tratamiento de la diabetes y para los trastornos de la piel llamados pénfigo buloso y granuloma anular.

Fuentes de B-3: Se puede obtener una cantidad razonable de vitamina B-3 de los vegetales de hojas verdes, germinados de trigo, levadura de cerveza, harina de maíz cocida, frijoles, garbanzos, brócoli, papas, tomates, zanahorias, higos, ciruelas y uvas pasas. Las vísceras, la carne de res, cerdo, huevos, leche, salmón, y el atún son también fuentes abundantes de vitamina B-3.

Para prevenir los síntomas de deficiencia, el RDA recomienda 30 miligramos de vitamina B3 para mujeres y hombres por igual. Las personas en quienes se observan más deficiencias de B3 son generalmente alcohólicas o con malnutrición severa. La deficiencia de niaci-niacina ocurre en personas que consumen una dieta basada en el maíz, debido a que la niacina contenida en el maíz no es absorbible, excepto cuando el maíz se remoja en agua como se hace en México, porque este proceso libera la niacina.

Optima suplementación diaria de Vitamina B-3

Para mantener una salud general óptima, la cantidad básica de vitamina B-3 al día es 35-300 mg para hombres y mujeres.

De acuerdo a los estudios científicos las siguientes cantidades de B-3 son valiosas para las siguientes condiciones:

Condición	Cantidad sugerida
Ansiedad, depresión	100-400 mg niacina o niacinamida
Estrés emocional o físico	100-400 mg niacina o niacinamida
Problemas circulatorios	50-400 mg niacina
Colesterol o triglicéridos alto	300-500 mg niacina (Hasta 2,000 mg bajo supervisión profesional)

* Pero recuerde que si usted tiene una afección clínica o un trastorno psiquiátrico, debe consultar a su médico antes de tomar suplementos nutricionales.

Toxicidad y efectos secundarios de Vitamina B-3

No existen efectos secundarios o tóxicos conocidos acerca de la vitamina B-3 en dosis hasta de 2 gramos o 2,000 mg. Pero en personas con trastornos del hígado, las altas dosis de niacina deben ser monitoreadas por un profesional de la salud. Consulte también a un profesional, si tiene historia clínica de úlceras gástricas o duodenales, porque las altas dosis pueden causar molestias estomacales.

En personas saludables, el único efecto adverso de la niacina es un enrojecimiento temporal de la piel acompañado a veces de picazón. Este efecto es causado por la dilatación de los vasos capilares que es precisamente lo que ayuda a estimular la circulación y se puede disminuir o evitar, tomando la niacina después de las comidas, o tomando una aspirina una hora antes de tomar la niacina.

Existen formas de niacina llamadas *sustained-time-release* (liberación sostenida lenta), que evitan el enrojecimiento de la piel, pero que pueden causar toxicidad en el hígado, por lo que no sugerimos su uso.

Precauciones: Algunos estudios demuestran que las cantidades excesivas de B-3, pueden provocar que el glucógeno (la glucosa que ha sido almacenada en el hígado y los músculos para ser utilizada cuando el cuerpo necesita energía) se consuma muy rápidamente en los músculos, produciendo fatiga prematura. Mujeres embarazadas y personas que sufren de gota, úlceras pépticas, glaucoma, enfermedades del hígado y diabetes no deben tomar dosis altas de niacina, o deben tomarla con precaución.

Las personas que toman estatinas para bajar el colesterol en la sangre deben separar la vitamina B-3 al menos 4-6 horas de separación.

Vitamina B-5 (Ácido Pantoténico)

La vitamina B-5, o ácido pantoténico fue descubierto en el año 1933 y reconocido como una sustancia que estimula el crecimiento. Ahora sabemos que es necesaria para el buen funcionamiento de todas nuestras células. El cuerpo humano convierte al ácido pantoténico en coenzima A, la cual es usada en una variedad de procesos biológicos que involucran el metabolismo de los hidratos de carbono, grasas y proteínas, y en la síntesis de las hormonas, bilis y hemoglobina. Actúa como agente anti-estrés y produce anticuerpos que combaten germenes en la sangre. Además es necesario para la producción de acetilcolina, una sustancia muy importante para la transmisión nerviosa.

Los síntomas de deficiencia comprenden una alta susceptibilidad a las enfermedades e infecciones; mal funcionamiento intestinal con dolores abdominales y vómitos; trastornos musculares y del sistema nervioso, calambres en las piernas, insomnio y depresión mental; dolores de cabeza, fatiga. Algunos de estos síntomas se deben sin duda al hecho de que el ácido pantoténico se usa en las transmisiones nerviosas y en la producción de hormonas que controlan las reacciones tanto emocionales como físicas al estrés. Esa es la razón por la que se bautizó con el nombre de vitamina "anti-estrés". Algunos estudios han demostrado que el ácido pantoténico ayuda a retrasar la aparición de fatiga cuando se practica alguna actividad física vigorosa, sobre todo si se combina con otros miembros del complejo B. Aunque se desconoce la cantidad necesaria de ácido pantoténico, se sugiere un consumo de 10 mg al día para personas adultas. Se ha comprobado que las heridas que sufren los animales de laboratorio cicatrizan mejor si se les suplementa con ácido pantoténico. En estudios se ha comprobado que los traumas relacionados con los deportes mejoran más rápidamente cuando se suplementa el ácido pantoténico. Mejora la movilidad de las articulaciones y las desinflama.

Se ha descubierto que algunas personas que sufren de artritis reumatoide -un trastorno autoinmune- tienen niveles sumamente bajos de ácido pantoténico. Mientras más bajos los niveles de este nutriente, más severos los síntomas de la artritis. Nuevos estudios han demostrado que cuando se suplementa ácido pantoténico a pacientes que sufren de artritis reumatoide, los síntomas de rigidez y dolor se alivian. Cuando se les suspende la suplementación de ácido pantoténico el dolor y la rigidez regresan. Resultados similares se obtuvieron con osteoartritis y lupus discoide crónico; otro trastorno autoinmune.

Debido a que el ácido pantoténico es efectivo en metabolizar las grasas, se ha usado con mucho éxito para disminuir los niveles de colesterol en la sangre y otros problemas relacionados con la metabolización de las grasas.

El ácido pantoténico tiene una larga lista de usos. Se usa para: acné, alcoholismo, alergias, calvicie, asma, déficit de atención con hiperactividad (ADHD), autismo, síndrome de ardor en los pies, insuficiencia cardíaca, síndrome del túnel carpiano, afecciones respiratorias, enfermedad celíaca, colitis, conjuntivitis, convulsiones y cistitis. También parece aliviar la caspa, eliminar las canas; mejorar la depresión, el dolor de los nervios debido a la diabetes, el rendimiento atlético; las infecciones en la lengua; el insomnio; dolor de cabeza; irritabilidad; calambres musculares en las piernas asociados con el embarazo o el alcoholismo; neuralgia; esclerosis múltiple; distrofia muscular, la obesidad y para bajar los niveles de azúcar en la sangre.

El ácido pantoténico también se utiliza por vía oral para la osteoartritis; la artritis reumatoide; la enfermedad de Parkinson; neuritis (dolor de los nervios); el síndrome premenstrual (PMS); el agrandamiento de la próstata, para la protección contra el estrés mental y físico y la ansiedad, reducir los efectos adversos de la terapia para la tiroides en el hipotiroidismo congénito, reducir las señales de envejecimiento; la susceptibilidad a los resfriados y otras infecciones; el retraso del crecimiento; el herpes zóster; los trastornos de la piel, para estimular las glándulas suprarrenales; el síndrome de fatiga crónica, la neurotoxicidad producida por la estreptomicina, los mareos y la sanación de heridas. Como podemos ver la vitamina B-5 o ácido pantoténico tiene infinidad de usos.

Fuentes de B-5. La vitamina B-5, se encuentra en muchos alimentos. Las mejores fuentes son los huevos, cacahuates, papas, pescado de agua salada, cerdo, carne de res, leche, trigo integral, guisantes, frijoles y vegetales frescos. El ácido pantoténico se pierde cuando los alimentos son congelados, enlatados, cocinados o sometidos a cualquier otro procesamiento. Por ejemplo, el 50 por ciento de ácido pantoténico se pierde en el proceso de moler los cereales integrales.

Optima suplementación diaria de vitamin B-5

El RDA que se recomienda es de 5-10 mg de ácido pantoténico, pero para mantener una salud general óptima, la cantidad básica de vitamina B-5, o ácido pantoténico al día es: 25-500 mg para hombres y mujeres.

De acuerdo a los estudios científicos las siguientes cantidades de B-5 son valiosas para las siguientes condiciones:

Condición	Cantidad sugerida
Ansiedad, depresión	100-500 mg
Artritis reumatoide y osteoartritis	50-2,000 mg
Colesterol o triglicéridos altos	300–500 mg
Estrés emocional o físico	100–500 mg
Inflamación en las articulaciones	100-2,000 mg
Lupus	2,000-6,000 mg
bajar gradualmente	2,000-4,000 mg

* Pero recuerde que si usted tiene una afección clínica o un trastorno psiquiátrico, debe consultar a su médico antes de tomar suplementos nutricionales.

Toxicidad y efectos secundarios de vitamina B-5

Hemofilia: Si tiene hemofilia no tome ácido pantoténico. Podría prolongar el tiempo necesario para detener el sangrado.

No existen otros efectos secundarios o toxicidad relacionados con el ácido pantoténico. Sin embargo, si va a suplementar más de 2,000 mg por día debe consultar con un profesional.

Vitamina B6 (Piridoxina)

La vitamina B-6 es una de las vitaminas esenciales que utiliza el cuerpo con mayor amplitud. La B6, como coenzima, participa en alrededor de sesenta reacciones enzimáticas involucradas en el metabolismo, por lo que es necesaria para el apropiado crecimiento y mantenimiento de casi todas las estructuras, y las funciones del cuerpo.

Uno de los muchos sistemas que dependen de la vitamina B-6 es el sistema nervioso central; imprescindible para la producción de serotonina y otros neurotransmisores en el cerebro, sustancias que cuando están deficientes pueden contribuir a la depresión. Por esta razón su deficiencia se asocia con enfermedades emocionales que incluyen la depresión y la esquizofrenia.

Las investigaciones demuestran que personas que sufren del síndrome carpiano, --una condición neurológica que causa debilidad y dolor en la muñeca y la mano- responden muy positivamente al suplemento de B-6, en especial si éste se combina con la vitamina B-2 y el magnesio. Además, los infantes que han sido alimentados con fórmulas de leche bajas en B-6 han tenido más incidencia de convulsiones similares a la epilepsia, bajo peso, irritabilidad nerviosa y trastornos del estómago. Niños que han sufrido de las condiciones anteriores y otros tipos de epilepsia infantil, han respondido beneficiosamente a la suplementación de vitamina B-6. Los niños autistas también demuestran mejoría cuando se les suplementa vitamina B-6 con magnesio.

La B6 ayuda a controlar los niveles de sodio y potasio en la sangre y asiste en la producción de glóbulos rojos y de hemoglobina. Ayuda a proteger contra las infecciones y asiste en la fabricación de los ácidos nucleicos, desoxirribonucleico y ribonucleico ADN y ARN, los que contienen el código genético para la regeneración celular.

El síndrome premenstrual (SPM) que sufre la mayoría de las mujeres, mejora notablemente con la suplementación de B-6. Este síndrome incluye dolores de cabeza, depresión, inflamación de vientre, irritabilidad, retención de líquido, dolor de espalda, inflamación en las piernas, pies y dedos, fatiga, dolores e inflamación de los senos y depresión, entre otros. Algunos estudios sugieren que se debe suplir la B-6 y la progesterona natural a la vez. La vitamina B-6 es un diurético natural, por lo que ayuda a eliminar más orina y líquido de los tejidos y por ello contribuye a aliviar el SPM o como se conoce en inglés PMS.

Un gran número de estudios ha demostrado que las mujeres que toman anticonceptivos orales tienden a tener bajos niveles de B-6. Esta deficiencia puede causar letargos, fatiga y depresión mental entre muchos otros síntomas.

Las mujeres embarazadas y que amamantan, necesitan mayor cantidad de vitamina B-6. La B-6 es una vitamina muy valiosa para los deportistas de alta competencia.

Los síntomas de deficiencia se asemejan a los de la vitamina B-2: irritabilidad, nerviosismo, debilidad, insomnio, dermatitis y otros problemas en la piel.

Entre las personas con mayor requerimiento de B-6, están aquellas expuestas a radiaciones, humo de cigarrillo, contaminantes, y el uso de ciertos medicamentos para personas con falla cardíaca y que están expuestas a mucho estrés. Las mejores fuentes de vitamina B6 son los huevos y pescados como el salmón y el arenque, las carnes de res, pollo y las espinacas, zanahorias, guisantes, germen de trigo, nueces y semillas de girasol y la levadura de cerveza. La vitamina B-6 se encuentra en cantidades moderadas en el arroz integral, los plátanos, el melón cantaloupe, la col y las peras, el aguacate y los frijoles. Aunque estos alimentos son buenas fuentes de B-6, recientemente se ha comprobado que no se halla biodisponible en los alimentos después de la digestión. Por esta razón es más seguro suplementarla en forma de tabletas.

La recomendación diaria y oficial (RDA) para personas adultas es de 1.50 mg. de vitamina B-6 por cada 100 gramos de proteína consumida y 2.0 mg para las mujeres embarazadas. Se ha descubierto que ciertos miembros de la población tales como: mujeres, personas sometidas a dietas, adolescentes, alcohólicos y los ancianos no reciben ni siquiera la cantidad mínima de B-6 recomendada por el RDA. Un estudio llevado a cabo con setenta y cuatro estudiantes universitarias determinó que sólo una de ellas estaba recibiendo la cantidad de B-6 recomendada por el RDA. Además, debe tenerse en cuenta, que los requerimientos de B-6 para la mayoría de las personas son superiores a las recomendadas por el RDA.

Optima suplementación diaria de vitamina B-6

Si se desea mantener una salud general óptima, la cantidad básica de vitamina B-6, o piridoxina que se debe suplementar al día es 25-300 mg para hombres y mujeres

De acuerdo a los estudios científicos las siguientes cantidades de B-6 son valiosas en las siguientes condiciones:

Condición	Cantidad sugerida
Ansiedad, depresión	100-500 mg
Asma	50-300 mg
Síndrome carpiano	50-500 mg
Estrés emocional o físico	100-500 mg
Cálculos renales de oxalato	100–300 mg
Uso de anticonceptivos	50-300 mg
Síndrome premenstrual (PMS)	50–300 mg
Retención de líquido	100-300 mg

* Pero recuerde que si usted tiene una afección clínica o un trastorno psiquiátrico, debe consultar a su médico antes de tomar suplementos nutricionales.

No se deben usar dosis altas de B6 en personas que tomen levodopa; una droga utilizada para el tratamiento de la enfermedad de Parkinson.

Toxicidad y efectos secundarios de vitamina B-6

La vitamina B-6 no es tóxica, pero puede causar problemas con el sistema nervioso si se suplen más de 2,000 mg al día. Los efectos secundarios que pudiera provocar ingerir una megadosis, desaparecen cuando se deja de aportar.

Vitamina B-12 (Cianocobalamina)

La vitamina B-12 es la más compleja de las vitaminas del grupo B. En 1926 unos científicos determinaron que cierta forma de anemia podía revertirse al comer media libra de hígado crudo o casi crudo todos los días. Para 1948, la B-12 había sido bautizada como la vitamina que eliminaba la anemia. Hoy en día sabemos que la vitamina B-12, o cobalamina, es una coenzima necesaria para la salud de los glóbulos rojos y otra serie de funciones en el cuerpo humano.

Cada una de las células del cuerpo depende de la B-12 para su debido funcionamiento. Es vital especialmente en las células que forman parte de la médula de los huesos, tracto intestinal y sistema nervioso. Ayuda a prevenir la acumulación de ácidos grasos en el hígado y ayuda a mantener el peso normal. Toda la vitamina B-12 en estado natural, se produce por medio de microorganismos, por lo tanto no es normal encontrarla en las frutas o vegetales.

Estudios recientes han descubierto una asociación entre la enfermedad de Alzheimer y demencia con bajos niveles de vitamina B-12 en la sangre. Aunque no se sabe con seguridad si es una causa directa entre la deficiencia y la demencia, es posible que los bajos niveles en la sangre de vitamina B-12 por un tiempo prolongado puedan causar daños irreversibles en los nervios.

La vitamina B-12 juega un papel muy importante en la prevención del cáncer. Cuando se ha combinado con vitamina C, ha demostrado inhibir la formación de cáncer en animales de laboratorio. Además, en un estudio que se llevó a cabo con un grupo de fumadores, se encontraron bajos niveles de B-12 y ácido fólico, especialmente en aquellos que tenían cambios precancerosos. La suplementación de B-12 disminuyó las células anormales.

La clásica deficiencia de vitamina B-12 es la anemia perniciosa, cuyos síntomas pueden incluir pérdida de peso, debilidad, palidez en la piel y trastornos sicológicos. Este tipo de anemia es bastante común y aparece más frecuentemente en alcohólicos, ancianos, y veganos, o vegetarianos estrictos que no consumen lácteos ni huevos. Es muy importante obtener una diagnosis certera que distinga la anemia por deficiencia de B-12 de la causada por ácido fólico, porque si se suplementa ácido fólico a una persona con bajos niveles de B-12 puede crearse una deficiencia severa de B-12, ya que el cuerpo necesita esta vitamina para utilizar el ácido fólico. De igual manera si se suplementa B-12 a una persona que ya tiene deficiencia de ácido fólico ésta desarrollará una deficiencia severa de ácido fólico.

Ciertas condiciones pueden causar deficiencia de B-12, aun cuando la suplementación sea adecuada. Existen defectos congénitos que previenen que el cuerpo fabrique cantidades suficientes de una sustancia llamada factor intrínseco, que impide la absorción de B-12. Los estudios muestran que a los 50 años el estómago libera solamente un 15 por ciento de la cantidad de ácidos que liberaba a los 25 años. Y a los 65, 35 por ciento de la población ha perdido la habilidad de segregar ácido clorhídrico. Esto obviamente lleva a menos absorción, a agotamiento de las reservas y eventualmente deficiencia de B-12. Las drogas para combatir las úlceras y el reflujo gastroesofágico inhiben la secreción de ácido clorhídrico en el estómago, lo que a su vez impide la absorción de vitamina B-12, sobre todo en los ancianos, los que muchas veces ya tienen deficiencias, a veces graves, de B-12.

El uso prolongado de antiácidos neutralizan los ácidos estomacales necesarios para la digestión y la absorción de la vitamina B-12.

Desde que la venta antiácidos se han convertido en los productos de mayor venta sin receta en los E.U los problemas asociados a la deficiencia de B-12 han aumentado de forma alarmante.

Un estudio con 40 pacientes de Alzheimer encontró una relación directa entre los niveles de B-12 y el grado de deterioro del paciente. Numerosos estudios han demostrado que los pacientes de Alzheimer tienen más bajos niveles de B-12 que otros pacientes con diferentes tipos de demencia. Muchos problemas mentales, especialmente en los ancianos, están directamente relacionados con deficiencias de B-12. Los estimados estiman que al menos 50 por ciento de los cambios de personalidad en la mediana edad, tales como esquizofrenia, depresión y tristeza son el resultado de la deficiencia de B-12. Cientos de pacientes internados en instituciones mentales con todo tipo de proble-problemas siquiátricos han vuelto a la normalidad al suplementarles la B-12.

Los síntomas más comunes de una deficiencia de vitamina B-12, son los trastornos mentales y las anormalidades motoras, los latidos rápidos y los dolores cardíacos, inflamación de la cara; ictericia, debilidad y fatiga, pérdida del cabello, neuritis periférica, falta de coordinación en los dedos o las piernas, pérdida de peso, cambios de ánimo, depresión, mala memoria y sicosis.

Aunque el ser humano tiene la habilidad de producir B-12 en los intestinos, no se sabe con exactitud qué cantidad es absorbida en el cuerpo.

Los adultos necesitan un mínimo de 30 microgramos de vitamina B-12 diariamente. Las personas vegetarianas deben incluir un suplemento vitamínico con vitamina B-12 en su dieta.

Fuentes de B-12: todas las carnes de animales: riñones de carnero y de res e hígado de cerdo son las fuentes más altas de B-12. Otras buenas fuentes de B-12 incluyen carne de res, arenque, macarela, salmón, sardinas, almejas, cangrejo, ostras, yema de huevo, leche, queso, productos de soyafermentados, el pollo y todas las carnes animales contienen vitamina B-12.

La vitamina B-12 no es estable en la presencia de calor, ácido y luz, y es susceptible a la oxidación por lo que se requiere cuidado al cocinar y almacenar los alimentos que la contienen.

La cianocobalamina es la forma de B-12 más usada en forma de suplemento oral, mientras que la hidroxicobalamina es la forma de B-12 inyectable, la cual se utiliza en casos de malabsorción de B-12. Las formas más asimilables de B-12 son la inyectable o la sublingual.

Optima suplementación diaria de vitamina B-12

La RDA o recomendaciones diarias de B-12 son de 2,000 mcg. pero para mantener una salud general óptima, la cantidad básica de vitamina B-12 diaria es 4,000 mcg para hombres y mujeres con 400 mcg de ácido fólico.

De acuerdo a los estudios científicos las siguientes cantidades de B-12 son valiosas para las siguientes condiciones:

Condición	Cantidad sugerida
Ansiedad, depresión	100-2,000 mcg
Anemia de B-12	250-2,000 mcg
Estrés emocional o físico	100-1,500 mcg

* Pero recuerde que si usted tiene una afección clínica o un trastorno psiquiátrico, debe consultar a su médico antes de tomar suplementos nutricionales.

Toxicidad y efectos secundarios de vitamina B-12

La vitamina B-12 no produce toxicidad ni efectos secundarios conocidos, pero se debe suplementar siempre junto con ácido fólico y preferiblemente el resto de las vitaminas del grupo B.

Ácido Fólico (Folato, Folacín)

El ácido fólico fue identificado y nombrado en el año 1940. Funciona principalmente en el cerebro y en el sistema nervioso. Es un componente vital del fluido espinal y extracelular y es imprescindible en la elaboración de DNA y RNA porque ayuda a proteger los aminoácidos. Uno de sus roles más importantes es trabajar estrechamente con la vitamina B-12 en el metabolismo de los aminoácidos y en la síntesis de las proteínas.

El ácido fólico es indispensable para las mujeres embarazadas porque durante el embarazo hay una rápida multiplicación de las células y el almacenamiento de este nutriente se agota en la madre. Esto puede causar anemia en la madre y defectos congénitos en el bebé tales como espina bífida; un defecto en la estructura del tubo neural; la estructura que forma el cerebro, el cordón espinal, y otras partes del sistema nervioso central. Como el uso de anticonceptivos puede agotar los niveles de ácido fólico en la sangre, cuando una mujer descontinúa las pastillas anticonceptivas para embarazarse debe tomar cantidades adecuadas de ácido fólico antes de concebir. Un estudio reciente demostró que la suplementación de ácido fólico en conjunto con B-12 tiene mejores resultados en la prevención de defectos neurales que la suplementación de ácido fólico solo.

El ácido fólico es vital para la división y replicación de las células, y para el crecimiento de los tejidos. Los derivados de ácido fólico son coenzimas para los neurotransmisores, los químicos que permiten el envío de señales de una fibra nerviosa a otra, y debido a esta función tan importante, la deficiencia puede causar ciertos trastornos relacionados con el sistema nervioso. Algunos estudios sugieren que la deficiencia de ácido fólico puede producir problemas mentales menores como cambios de humor, o más graves, tales como depresión, esquizofrenia y demencia. La deficiencia de este nutriente, además, se ha asociado con la displasia, un crecimiento anormal de tejido sobre todo en la cérvix; conocida como displasia cervical. Existe evidencia de que muchas mujeres que usan anticonceptivos orales sufren de deficiencia de ácido fólico en las células de la cérvix, haciéndolas más susceptibles al cáncer producido por el virus del papiloma humano o por químicos. La displasia se considera una lesión precancerosa, y cuando la condición es severa se recomienda la cirugía para remover las células sospechosas. Afortunadamente, el ácido fólico ha ayudado a arrestar y revertir la displasia cervical en un gran número de mujeres que toman anticonceptivos.

El ácido fólico tiene la habilidad de reconocer microbios invasores, y el número y fortaleza de los glóbulos blancos en el cuerpo. Por tanto, cuando está deficiente disminuye la resistencia del cuerpo contra los invasores y contra las enfermedades.

El ácido fólico es imprescindible para la formación de los glóbulos rojos, y si hay deficiencia de éste, se produce un tipo de anemia caracterizado por glóbulos rojos deformes y más grandes de lo normal. Los síntomas de anemia por deficiencia de ácido fólico incluyen irritabilidad, debilidad, problemas para dormir y palidez de la piel. Este tipo de anemia es más común en alcohólicos, y personas con malabsorción intestinal muchas veces debido al envejecimiento, cirugía gastrointestinal, u otras enfermedades del sistema digestivo.

Los estudios demuestran que la aspirina, los anticonvulsivos, la sulfasalazina, usada para enfermedades inflamatorias del intestino y el methotrexate, una droga anticancerígena que ahora se está usando mucho para la artritis reumatoide, interfieren con la absorción y utilización del ácido fólico. El ácido fólico no interfiere con la eficacia de la droga methotrexate utilizada contra el cáncer y la artritis reumatoide por lo que se debe suplementar a pacientes que usan esta droga quimioterapéutica. La confusión existe porque hay un derivado de ácido fólico llamado ácido folínico que sí interfiere con la eficacia del methotrexate y es un derivado sintético.

El aporte de ácido fólico debe incrementarse en casos de cirugía, estrés emocional y físico.

Fuentes de ácido fólico: Las mejores fuentes son: hígado de res, carnero, cerdo y pollo, los vegetales de hojas verdes y oscuras, tales como: espinaca, berzas, acelgas, hojas de remolacha, espárragos, bró- coli, trigo integral, germen de trigo, las ostras, el salmón y el pollo, contienen ácido fólico. Sin embargo, se estima que alrededor del 50 por ciento de ácido fólico no es biodisponible y que se pierde hasta un 68 por ciento con la cocción y otros procesamientos de estos alimen- tos.

El cuerpo necesita cantidades relativamente minúsculas de ácido fólico. Para prevenir deficiencias la RDA recomienda 400 mcg diarias para adultos y 800 mcg. para mujeres embarazadas o lactando. Tam- bién se debe aumentar la dosis a 800 mcg en los siguientes casos: personas mayores, sometidas a cirugías, displasia cervical, consumo de anticonceptivos, alcohólicos y las que sufren de trastornos gastro- intestinales.

Optima suplementación diaria de ácido fólico

Para mantener una salud general óptima, la cantidad básica de ácido fólico diaria es 400-1,200 mcg para hombres y mujeres, depen- diendo del consumo de otras fuentes de vitaminas del complejo B, sobre todo B-12.

De acuerdo a los estudios científicos las siguientes cantidades de ácido fólico son valiosas para las siguientes condiciones:

Condición	Cantidad sugerida
Anemia de ácido fólico	100-2,000 mcg
Ansiedad, depresión	400-800 mcg
Displasia cervical	800-3,000 mcg
Estrés emocional o físico	400-800 mcg

* Pero recuerde que si usted tiene una afección clínica o un tras- torno psiquiátrico, debe consultar a su médico antes de tomar suplementos nutricionales.

Toxicidad y efectos secundarios de ácido fólico

No se conoce toxicidad ni efectos secundarios conocidos causados por el ácido fólico. No obstante, es mejor suplementar el ácido fólico junto con la vitamina B-12. Las mujeres que toman o han tomado anticonceptivos deben suplementar zinc cuando suplementen el ácido fólico para prevenir una deficiencia de zinc.

PABA (Ácido para-aminobenzoico)

El ácido para-amino benzoico es un componente del ácido fólico, y funciona como una coenzima en el proceso metabólico de las proteínas. Ayuda en la elaboración de glóbulos rojos saludables y ayuda a curar trastornos de la piel. Además, protege la piel de los rayos del sol, al absorber la parte de los rayos ultravioleta que causa quemaduras e incluso cáncer de la piel. Por este efecto protector de la piel, se utiliza en muchos bloqueadores solarse para prevenir los efectos de deterioro de los rayos solares.

La PABA ha demostrado oscurecer el pelo en animales, por lo que muchas personas lo suplementan con ese fin, no obstante, no existen estudios que prueben esta teoría en todas las personas. A pesar de eso, como la PABA aumenta la pigmentación de la piel muchas personas la suplementan para aumentar la reactivación de los melanocitos – células pigmentantes de la piel y el cabello-. Puede ayudar sobre todo en condiciones tales como el vitiligo, una despigmentación de la piel que produce manchas blancas en el cuerpo y el cabello.

Una receta que ha ayudado a muchas personas a pigmentar las manchas de vitiligo, es triturar 20 tabletas de PABA de 100 mg y mezclarla con 4 onzas de aceite de oliva super refinado llamado Squalene, para ese propósito. Aplicar el aceite en la piel y exponerse al sol por 20-30 minutos. Repetir las aplicaciones diariamente hasta que las manchas se oscurezcan.

Fuentes de PABA: hígado, hongos y setas, espinacas, huevos, levadura de cerveza, melaza, germinado de trigo y los granos integrales son buenas fuentes de PABA. Señales de deficiencia incluyen problemas digestivos, tensión nerviosa, inestabilidad emocional y manchas en la piel.

No se han establecido requerimientos diarios oficiales RDA, para los suplementos de PABA.

Optima suplementación diaria de PABA

Para mantener una salud general óptima, la cantidad básica de PABA diaria es 25-300 mg para hombres y mujeres.

De acuerdo a los estudios científicos las siguientes cantidades de PABA son valiosas para las siguientes condiciones:

Condición	Cantidad sugerida
Vitiligo	100-300 mg
Manchas en la piel	50-300 mg
Cabello canoso	100-300 mg

* Pero recuerde que si usted tiene una afección clínica o un trastorno psiquiátrico, debe consultar a su médico antes de tomar suplementos nutricionales.

Toxicidad y efectos secundarios de PABA

No se conoce toxicidad ni efectos secundarios conocidos causados por la PABA. No obstante, no se deben –ni es necesario- tomar cantidades superiores a 300 mg por día.

Colina

La colina se encuentra en todas las membranas celulares y actúa en el metabolismo y eliminación de las grasas. También ayuda a regular los niveles de colesterol y es de vital importancia para el funcionamiento hepático, sobre todo para evitar la acumulación anormal de grasas en el hígado. La colina se usa en el transporte de las grasas. Asiste en la formación y mantenimiento de un sistema nervioso saludable.

La colina es usada por el organismo para producir acetilcolina, un neurotransmisor que permite enviar los mensajes de una fibra nerviosa a otra. Por tanto, una cantidad adecuada de colina es crítica para una óptima función nerviosa. Por esa razón, una deficiencia de este nutriente puede causar ciertos trastornos neurológicos, tales como la enfermedad Corea de Huntington, la enfermedad de Parkinson y la enfermedad de Alzheimer. Otras enfermedades que pueden prevenirse y mejorar con la suplementación de colina son la cirrosis hepática, el hígado graso, los problemas circulatorios causados por exceso de grasa en las venas y arterias y la arterioesclerosis. La colina se ha usado para tratar, con mucho éxito, algunos casos de disquinesia tardía; un efecto secundario grave que ocurre cuando se toman medicamentos llamados neurolépticos. Se presenta con mayor frecuencia cuando se toman los medicamentos durante muchos meses o años, pero, en algunos casos, puede ocurrir después de tomarlos tan sólo por 6 semanas. Esta condición, que produce tics en la cara, es un efecto secundario común de abuso de tranquilizantes tales como el Thorazine. Se ha comprobado que dosis de 1,000 a 3,000 mg por día de colina, ha resultado en una mejoría significativa en niños cuyo retraso en su desarrollo era severo.

Si falta la colina en el organismo, el hígado es incapaz de procesar cualquier tipo de grasa. Los depósitos grasos en el hígado interfieren con su función de filtración normal. La deficiencia de colina puede llevar a debilidad muscular y exceso de cicatrices musculares.

La colina se considera como un componente de las vitaminas del grupo B. Conjuntamente con el inositol forma la lecitina, que tiene muchas funciones importantes en el sistema de eliminación y procesamiento de las grasas. Se sintetiza en el intestino delgado por medio de la interacción de la vitamina B12 y el ácido fólico con el aminoácido metionina. Lógicamente, una deficiencia de cualquiera de estos elementos puede provocar su carencia. El consumo excesivo de alcohol y la insuficiencia de fosfolípidos puede causar deficiencia de colina en el organismo.

Fuentes de colina son: yema de huevo, leche, legumbres, sobre todo la soja, carnes y órganos, granos integrales, nueces y almendras.

Optima suplementación diaria de colina

La RDA para adultos es de 425 mg por día. Para personas mayores de 70 años el RDA es de 1,800 mg al día con un máximo de 3,500 mg por día, pero para mantener una salud general óptima, la cantidad básica de colina diaria es de 3,000 a 6,000 mg para adultos.

De acuerdo a los estudios científicos las siguientes cantidades de colina son valiosas para las siguientes condiciones:

Condición	Cantidad sugerida
Ateroesclerosis	3,000-6000 mg
Colesterol y triglicéridos altos	1,000-6,000 mg
Hígado graso	1,000-4,000 mg
Mala Circulación	1,000-3,000 mg
Mala memoria	1,000-3,000 mg
Várices, hemorroides	1,000-3,000 mg

* Pero recuerde que si usted tiene una afección clínica o un trastorno psiquiátrico, debe consultar a su médico antes de tomar suplementos nutricionales.

Toxicidad y efectos secundarios de la colina

No se conoce toxicidad ni efectos secundarios conocidos causados por la colina. No obstante, si suplementa colina por un período largo de tiempo, se debe suplementar la vitamina B6. Siempre que se suplemente uno de componentes del complejo B deben suplementarse los demás, aunque sea en muy bajas cantidades para evitar el desequilibrio de las vitaminas del grupo B.

Inositol

El inositol tiene la responsabilidad de procesar las grasas, por lo tanto juega un papel importante en la prevención y aumento del colesterol y en normalizar el metabolismo de las grasas. La digestión y absorción de las grasas se facilitan con inositol. Algunos estudios indican que el inositol tiene el efecto de reducir la ansiedad de modo similar a algunos tranquilizantes.

Fuentes de inositol: germen de trigo, levadura de cerveza, granos integrales, naranjas, nueces, leche, frutas, carnes y melaza. La mejor manera de asegurarse de un suficiente inositol, es mantener el aparato intestinal saludable. Las presencias de bacteria y flora intestinal, son indispensables para la fabricación de inositol en el organismo. Una deficiencia de inositol puede ser la causa de insomnio, pérdida del cabello, alto nivel de colesterol, o cirrosis hepática.

Optima suplementación diaria de inositol

Aún no han sido establecidos los requerimientos diarios RDA de inositol, pero la dosis se encuentra entre 50 y 500 mg por día. Aún así, para mantener una salud general óptima, la cantidad básica de inositol diaria es 100-1,000 mg para hombres y mujeres.

De acuerdo a los estudios científicos las siguientes cantidades de inositol son valiosas para las siguientes condiciones:

Condición	Cantidad sugerida
Mala memoria	500-1,000 mg
Várices, hemorroides	500-1,000 mg
Colesterol y triglicéridos altos	300-1,000 mg
Ateroesclerosis	500-1,000 mg

 * Pero recuerde que si usted tiene una afección clínica o un trastorno psiquiátrico, debe consultar a su médico antes de tomar suplementos nutricionales.

Toxicidad y efectos secundarios de la inositol

No se conoce toxicidad ni efectos secundarios conocidos causados por la inositol. No obstante, si suplementa inositol por un período largo de tiempo, se debe suplementar la vitamina B6. Siempre que se suplemente uno de componentes del complejo B deben suplementarse los demás, aunque sea en muy bajas cantidades para evitar el desequilibrio las vitaminas del grupo B.

Biotina

La biotina es una coenzima que se involucra en innumerables procesos en el cuerpo humano. No se considera verdaderamente una vitamina porque se produce en nuestro cuerpo a través de bacteria intestinal.

La biotina al igual que las otras vitaminas del grupo B, es necesaria para metabolizar los carbohidratos, las grasas y las proteínas. Contribuye a producir ácidos grasos, carbohidratos y aminoácidos que luego transforma en energía. Es vital en la producción del glucógeno.

Una de sus principales funciones, y por la que es más conocida, es por su rol en la salud del cabello. Cuando hay deficiencia de biotina aparecen problemas en la piel y del cabello, tales como la dermatitis seborreica, que aparece muchas veces en los infantes, y la caída del cabello. Cuando estos problemas se deben a una deficiencia, desaparecen con la suplementación. La candidiasis y hongos en general mejoran notablemente cuando se suplementa la biotina. Las perso-personas más beneficiadas por la suplementación de biotina son los diabéticos, aun cuando aparentemente no aparenten tener deficiencia de ésta.

Aunque la biotina tiene fama de restaurar la calvicie, en realidad esto sucede solamente si la calvicie es causada por una deficiencia de biotina. Al igual como la deficiencia de biotina puede causar caída del cabello, también puede causar pérdida de apetito, náuseas, adormecimiento, depresión y altos niveles de colesterol en la sangre.

Algunos pacientes que se han sometido por mucho tiempo a hemodiálisis pueden beneficiarse con la suplementación de biotina. Estos pacientes a veces sufren síntomas muy parecidos a los que produce la enfermedad de Alzheimer tales como desorientación, dificultad para hablar, pérdida de memoria, piernas inquietas, (restless legs) temblores y dificultad para caminar.

La clara del huevo cruda contiene una sustancia llamada ovidina que inhibe la absorción de biotina, razón por la que no se recomienda comer huevos crudos. El merengue de clara de huevo, tan comúnmente preparado como merienda en el Caribe, también causa deficiencia de biotina porque se elabora con claras de huevo crudas. Los fisicoculturistas que ingieren grandes cantidades de huevos crudos, las personas que se someten por largo tiempo a terapia de sulfadiazina o de antibióticos, e infantes que nacen con un defecto genético que les impide producir la biotina en el organismo; todos pueden sufrir de deficiencia de biotina y deben aportarla con un suplemento diario.

Fuentes de Biotina: huevos cocinados, pollo, cerdo, carnero, carne de res, hígado de bovino y ovino, levadura de cerveza, pescado de agua salada, harinas integrales, leche, salvado de arroz, quesos, nueces y avellanas.

Las deficiencias de biotina son escasas. Sin embargo cuando aparecen, además de los problemas del cabello y la piel, puede producir fatiga, depresión, lenta cicatrización, dolores musculares, sensibilidad a temperaturas frías y alto nivel de colesterol.

Optima suplementación diaria de la biotina

La RDA para la biotina ha sido establecida a 300 mcg por día. Pero para mantener una salud general óptima, la cantidad básica de biotina diaria es 300-1,000 mcg para hombres y mujeres. Para enfermedades relacionadas con deficiencia puede llegar hasta 3,000 mg al día.

De acuerdo a los estudios científicos las siguientes cantidades de biotina son valiosas para las siguientes condiciones:

Condición	Cantidad sugerida
Candidiasis, hongos	300 – 3,000 mcg
Caída y problemas del cabello	300 – 3,000 mcg
Diabetes, mala cicatrización	300 – 1,000 mcg

* Pero recuerde que si usted tiene una afección clínica o un trastorno psiquiátrico, debe consultar a su médico antes de tomar suplementos nutricionales.

Toxicidad y efectos secundarios de la biotina

No se conoce toxicidad ni efectos secundarios conocidos causados por la biotina. Pero se sugiere tomarla en conjunto con las vitaminas del grupo B.

Vitamina C (Acido Ascórbico)

La vitamina C – o ácido ascórbico- es la vitamina más conocida, sobre todo después de que Linus Pauling, el científico que más investigó la vitamina C, declaró que ella tiene la propiedad de ayudar al cuerpo a combatir el resfriado común y otros trastornos de la salud. La vitamina C es conocida por su poder como antioxidante, pero representa un sin fin de funciones en el cuerpo humano que la hacen indispensable. De acuerdo con los estudios, la vitamina C refuerza el sistema inmunológico, mantiene el colesterol bajo, combate el estrés, estimula la fertilidad, protege contra enfermedades cardiovasculares y varias formas de cáncer, mantiene la mente alerta y, por último, puede prolongar la vida.

Como antioxidante, la vitamina C previene el daño causado por los radicales libres que contribuyen al envejecimiento y deterioro de las células, incluyendo el cáncer y las enfermedades cardiovasculares. Además de protegerse a sí misma, la vitamina C protege a otros antioxidantes contra el deterioro producido por la oxidación, entre las que se encuentran la vitamina A y la E.

Su presencia es necesaria para fabricar colágeno: el "cemento" que mantiene los tejidos conectivos a través del cuerpo. Los atletas, por ejemplo, necesitan más vitamina C para sintetizar el colágeno y reparar los tejidos. La vitamina C combate las sustancias tóxicas de las comidas, del aire y del agua y es un laxante natural.

Quizás el rol más importante de la vitamina C, es el que juega en la función del sistema inmunológico. De acuerdo con la evidencia científica, esta vitamina ayuda a aumentar la resistencia contra una serie de enfermedades que van desde las infecciones hasta el cáncer. Según los estudios, se ha demostrado que la ingesta de vitamina C en altas dosis estimula la producción de linfocitos, un importante componente del sistema inmunológico. Aparentemente la vitamina C incrementa la movilidad de los fagocitos, un tipo de células que consume la bacteria, los virus, y las células cancerosas, al igual que otros tipos de invasores extraños para el organismo.

Los niveles de vitamina C en la sangre y en los tejidos disminuyen con la edad, por cuanto la suministración de ésta puede aumentar el sistema de inmunidad notoriamente. Aunque la vitamina C no evita los resfriados ni disminuye la frecuencia con la que éstos aparecen, sí se ha comprobado que disminuye el tiempo y la intensidad una vez contraído. Además, ayuda a combatir los síntomas de asma y alergias, sobre todo en caso de alergias estacionales.

La vitamina C juega un papel muy importante en las destrezas que posee el organismo para combatir todo tipo de estrés físico y mental. Es imprescindible para que las glándulas puedan sintetizar las hormonas, y se ha notado que en períodos de intenso estrés para el cuerpo -como son una cirugía o alguna enfermedad infecciosa, partos, traumas físicos o emocionales- los niveles de vitamina C bajan de manera asombrosa.

En el año 1976 los doctores Linus Pauling y Edwin Cameron estudiaron un grupo de pacientes desahuciados de cáncer, y concluyeron que los que habían recibido vitamina C adicional, vivieron un promedio de 4.2 veces más que los que no la recibieron. Según el estudio, algunos pacientes llegaron a vivir incluso 20 veces más tiempo. En el año 1990, los doctores Linus Pauling y Abram Hoffer hicieron un seguimiento con pacientes de cáncer cuya enfermedad estaba progresando a pesar de los tratamientos que recibían de cirugía, quimioterapia y radiación. A un grupo se le administró diariamente 12 gramos de vitamina C, vitaminas del grupo B, betacaroteno y selenio. En el estudio había 40 pacientes con cáncer de mama, ovarios, útero o cuello del útero, y, de ellas, 61 tenían otros tipos de cáncer; todas recibieron el mismo programa nutricional. Un grupo de control de 31 pacientes de cáncer no recibió el programa nutricional. Para quienes no se beneficiaron con el programa, el tiempo de sobrevivencia fue de 5.7 meses. De los que recibieron el programa nutricional, 80 por ciento respondieron bien, con un promedio de vida de 122 meses en las pacientes de cáncer de mama, ovarios, útero y cérvix; y 72 meses en las pacientes con otros tipos de cáncer, y aun a quienes se consideró que tendrían una mala respuesta, vivieron dos veces más tiempo que los pacientes que no recibieron el programa nutricional.

Algunas investigaciones de laboratorio han demostrado que la vitamina C puede inhibir el crecimiento de células de leucemia e incrementar la habilidad de varias drogas y hormonas de destruirlas. Aparentemente la vitamina C fortalece el sistema inmunitario a la vez que incrementa la efectividad de la quimioterapia. Presuntamente, los hospitales deben seguir un protocolo de recomendar 500 mg diarios de vitamina C a los pacientes de cáncer, pero no todos los hospitales lo cumplen. Este cambio de política en cuanto a la vitamina C se debe, quizás, a que El Instituto Nacional del Cáncer y la Sociedad Americana del cáncer, hayan aceptado que la evidencia científica es lo suficientemente fuerte para garantizar que la vitamina C puede usarse como preventiva en casos de cáncer. Los estudios han asociado el alto consumo de vitamina C con la reducción en el riesgo de cáncer de los pulmones, esófago, estómago, colon, vejiga y cérvix uterina. Se sugiere que a las personas expuestas a elementos carcinogénicos y al humo del cigarrillo, se les suministre una mayor cantidad de vitamina C. Los fumadores necesitan entre dos y tres veces más cantidad de vitamina C que quienes no fuman para neutralizar el benzopirene; un potente carcinógeno que se encuentra en los cigarrillos.

La vitamina C ayuda además a prevenir la presión arterial alta y la arterioesclerosis, el endurecimiento de las arterias que puede causar ataques cardiacos y embolias. En un estudio con pacientes con ateroesclerosis, se les administró 1,000 mg de vitamina C diariamente, a los pocos días estos pacientes podían caminar distancias más largas sin experimentar sofocos o falta de aliento. De acuerdo con algunos estudios cuando se suministra la vitamina C, aumenta el colesterol de alta densidad o HDL en la sangre. El HDL es el llamado "colesterol bueno" - que protege contra las enfermedades cardíacas.

Los síntomas de deficiencia de vitamina C incluyen sangrado de las encías con tendencia a magullarse fácilmente, falta de aire, mala digestión, hemorragias nasales, inflamación y dolor en las articulaciones, anemia, fatiga, dolor en los músculos y articulaciones, bajas defensas contra las infecciones y una lenta recuperación de las fracturas y heridas.

La vitamina C ayuda en la absorción y almacenamiento del hierro para la médula ósea, el bazo y el hígado y es eficaz en la disponibilidad del selenio.

Las naranjas y otras frutas cítricas, los ajíes o pimientos, los germinados; fresas, tomates, boniatos o camotes y los vegetales de hojas verdes, son importantes fuentes de vitamina C.

Los estudios llevados a cabo con ciertos animales, demuestran que la cantidad de vitamina C necesaria para primates usada en laboratorio es de 2,000 mg diarios, y cuando están bajo estrés sus necesidades pueden llegar hasta 7,000 mg.

La dosis diaria recomendada (RDA) de vitamina C, es de 75 mg., para las mujeres y de 90 mg. para los hombres. Ésta cantidad es fácil de obtener a través de una dieta, pero es sumamente baja para los requerimientos que tenemos hoy en día debido a la contaminación ambiental y la gran cantidad de conservantes, pesticidas y herbicidas en los alimentos.

Algunos nutricionistas opinan que dosis más elevadas – hasta de 10 gramos diarios- pueden contribuir a sanar enfermedades serias y también a reducir el riesgo de cáncer. (veáse "La Controversia de las Megadosis" más abajo). Por lo que los suplementos pueden ser benéficos si tenemos en cuenta que el cuerpo humano no puede sintetizar la vitamina C, ya que debe ésta debe obtenerse de fuentes externas. Quienes necesitan más de la vitamina C son las personas mayores, las que están a dieta, los fumadores y bebedores y aquellos que usan ciertos tipos de medicamentos que incluyan los anticonceptivos orales; las mujeres embarazadas o que amamantan, y aquellos bajo excesivo estrés.

Optima suplementación diaria de la vitamina C

Para mantener una salud general óptima, la cantidad básica de vitamina C al día es 500–5,000 mg para hombres y mujeres junto a 500-5,000 mg de bioflavonoides.

De acuerdo a los estudios científicos las siguientes cantidades de vitamina C, son valiosas en las siguientes condiciones:

Condición	Cantidad sugerida
Alergias y asma	3,000 - 7,000 mg
Aumento de la inmunidad	1,000 – 5,000 mg
Cirugía, heridas, lastimaduras	5,000 – 10,000 mg
Estrés	1,000 – 5,000 mg
Exposición al humo de cigarrillo y contaminación del aire	1,000 – 5,000 mg
Prevención del cáncer	5,000 - 10,000 mg
Prevención en enfermedades del corazón	500 – 4,000 mg
Sangrado en las encías	1,000 – 3,000 mg

* Pero recuerde que si usted tiene una afección clínica o un trastorno psiquiátrico, debe consultar a su médico antes de tomar suplementos nutricionales.

Las necesidades de vitamina C pueden variar día a día, dependiendo de factores como el nivel de estrés, exposición a contaminantes, etc.

Toxicidad y efectos secundarios de la vitamina C

No se conoce de toxicidad ni de efectos secundarios causados por la vitamina C. Sin embargo, personas con problemas de acidez estomacal, pueden sentir molestias estomacales con dosis superiores a 500 mg de vitamina C.

Vitamina D

La vitamina D no es en realidad una vitamina porque nuestro cuerpo puede fabricarla cuando nos exponemos al sol, y porque en su forma activa se considera una hormona. Tiene efectos similares a las hormonas en cuanto a la absorción de los minerales, en la mineralización de los huesos y en algunas secreciones del cuerpo.

La vitamina D es extremadamente importante para ayudar en la mineralización de los huesos y mantener la densidad ósea. Ayuda al cuerpo a utilizar el calcio y el fósforo para contribuir a formar huesos y dientes fuertes y para una piel sana. Su acción es vital en el sistema nervioso y en los riñones. Cuando la vitamina D se combina con calcio tiene propiedades anticancerígenas. En algunas personas la deficiencia de vitamina D puede elevar la presión arterial. Es, además, muy importante para ayudar en algunas enfermedades o trastornos inmunológicos como son la esclerosis múltiple y la soriasis. Además en algunos estudios se ha comprobado que la suplementación de vitamina D puede mejorar la soriasis y mejorar el estado de ánimo en algunas personas. Los músculos también se fortalecen con el suministro de vitamina D.

Aunque el principal proveedor de vitamina D es el sol, hay veces que es necesario obtener esta vitamina a través de alimentos o suplementos cuando la luz solar es inaccesible, o hay que evitarla debido a otras razones de salud.

También es probable tener exceso de vitamina D en el organismo. Cuando el nivel de vitamina D aumenta en el cuerpo, también aumenta el nivel de calcio en sangre. El resultado obvio de esta condición es la hipercalcemia o la presencia de niveles anormalmente altos de calcio en sangre. La hipercalcemia es responsable de producir la mayoría de los síntomas. Los primeros síntomas incluyen trastornos gastrointestinales como anorexia, diarrea, estreñimiento, náuseas y vómitos. Dolor en los huesos, somnolencia, dolor de cabeza continuo, latidos cardíacos irregulares, pérdida de apetito, dolores musculares y articulares son algunos otros síntomas tempranos que pueden aparecer dentro de pocos días o semanas después de una sobredosis de vitamina D. Los individuos también son propensos a experimentar períodos alternos de estreñimiento y diarrea, debido a la presencia de exceso de vitamina D, frecuente necesidad de orinar, especialmente por la noche, sed excesiva, debilidad, nerviosismo y comezón son otros síntomas comunes de esta condición. Algunas enfermedades renales se asocian con grave toxicidad de vitamina D. Esto puede conducir a niveles altos de proteína elevada en la sangre, formación de cilindros urinarios y piedras en el riñón, y nivel anormal de calcio en la orina. También se ha encontrado que aumenta el riesgo de la enfermedad cardíaca isquémica.

La sobredosis de vitamina D por largo período de tiempo puede conducir al desarrollo de cristales de calcio en los tejidos blandos del cuerpo. La presión arterial alta y la insuficiencia renal son las principales complicaciones asociadas con altos niveles de vitamina D en la sangre.

Los síntomas de deficiencia incluyen huesos frágiles y quebradizos, palidez, varias formas de artritis, insomnio, sensibilidad al dolor, latidos irregulares del corazón, huesos y dientes blandos y cicatrización lenta.

En países subdesarrollados se puede encontrar todavía raquitismo por falta de vitamina D. Esta condición impide que los niños se desarrollen y crezcan adecuadamente, tengan lento desarrollo en el proceso dental, debilidad general, y deformidades óseas.

La Academia Americana de Dermatología recomienda usar fotoprotección y evitar la exposición solar. El uso de cremas con SPF 15 bloquea la producción de vitamina D en un 99%, lo cual podría hacer propenso al paciente a un déficit de vitamina D y requerir suplementación.

Las personas de piel oscura tienen más melanina, lo que bloquea de forma natural la producción de vitamina D. En los adultos, las condiciones más comunes asociadas a la deficiencia de vitamina D son: hipocalcemia o bajos niveles de calcio en el torrente sanguíneo, ansiedad, depresión, cosquilleo en los dedos de las manos y los pies, sequedad o manchas en la piel, eczema, rigidez, dolores y espasmos musculares, osteomalacia; bajos niveles de minerales en los huesos, y osteoporosis; reducción en la densidad de la masa ósea. La osteoporosis, o porosidad de los huesos es la causa principal de fracturas óseas que está asociada con la menopausia en las mujeres cuando bajan sus niveles de hormonas. La porosidad en los huesos de la cadera está asociada además con una deficiencia de vitamina D. La suministración de vitamina D junto al calcio y magnesio así como otros minerales pueden prevenir la fragilidad de los huesos al llegar a la menopausia. La crema de progesterona natural obtenida del ñame mexicano Dioscorea Villosa (Proyam), puede ayudar a retener más calcio en los huesos y a aumentar la densidad ósea previniendo las fracturas asociadas con la menopausia.

El requerimiento (RDA) sobre el consumo de vitamina D actual se restableció en el año 2010. La recomendación diaria (RDA) varía de acuerdo a la edad de la siguiente manera: de 1-70 años de edad, 600 UI al día (15 mcg); para mayores de 71 años, 800 UI (20 mcg); para mujeres embarazadas y amamantando, 600 UI al día (15 mcg). Para infantes de 0-12 meses se recomienda una ingesta adecuada (IA) de 400 UI (10 mcg). Pueden recetarse cantidades más grandes para establecer mayor resistencia contra las enfermedades de los huesos. Sin embargo, no se recomiendan las megadosis de ésta vitamina soluble en grasa. Quince minutos de luz solar directa tres veces a la semana es una de las mejores formas de suplementar la vitamina D. Pero la piel de la cara brazos, piernas y espalda deben estar expuestas al sol.

La Vitamina D de los suplementos nutricionales y alimentos fortificados se encuentran en dos formas diferentes: D_2 (ergocalciferol) y D_3 (colecalciferol).

Debido a que la Vitamina D puede obtenerse del sol, los alimentos y de los suplementos nutricionales, la mejor forma de saber si existe deficiencia de vitamin D, es medir los niveles en la sangre por una forma llamada 25-hidroxivitamina D. Un microgramo de colecalciferol (D-3), es equivalente a 40 UI de vitamin D.

Fuentes alimenticias: Puede ser muy difícil obtener suficiente vitamina D de los alimentos solamente, ya que los alimentos son generalmente pobres en ella. Las mejores fuentes alimentarias son los aceites de hígado de pescados y pescados grasos de agua salada tales como: halibut, pez espada, salmón, atún, arenque, bacalao, róbalo, leche fortificada, mantequilla y la yema de huevo.

Óptima suplementación diaria de la vitamina D

La RDA para la vitamina D es de 800 UI pero para mantener una salud general óptima, la dosis básica de vitamina D oscila entre 800 y 2,000 UI al día, y entre 2,500 a 4,000 UI para niños mayores de 9 años, adultos y mujeres embarazadas o lactando. Estas dosis pueden variar dependiendo de la edad o enfermedades existentes. Las necesidades de vitamina D varían, además, dependiendo de factores como el color de la piel, el estilo de vida, la zona geográfica que afecta la exposición al sol y los meses de invierno en algunas latitudes de la tierra.

Todo suplemento de calcio debe estar acompañado de vitamina D y magnesio para que pueda absorberse. La mayoría de las personas con la enfermedad de Crohn tienen bajos niveles de vitamina D.

De acuerdo a los estudios científicos las siguientes cantidades de vitamina D, son valiosas en las siguientes condiciones:

Condición	Cantidad sugerida
Osteoporosis	800-2000 UI
Presión arterial alta	400- 1000 UI

* Pero recuerde que si usted tiene una afección clínica o un trastorno psiquiátrico, debe consultar a su médico antes de tomar suplementos nutricionales.

Toxicidad y efectos secundarios de la vitamina D

De acuerdo a la evidencia científica, cantidades de hasta 1,000 unidades internacionales de vitamina D son seguras para adultos. Hoy en día debido a que la mayoría de las personas parecen estar deficientes en esta vitamina, se han subido las dosis en personas deficientes. Regularmente la dosis es de 2,000 UI por día. Cuando existe osteoporosis se suministran grandes cantidades, hasta de 50,000 UI por semana por un tiempo limitado.

Los síntomas de tener demasiada vitamina D en los tejidos incluyen náusea, falta de apetito, dolor de cabeza, diarrea, fatiga e intranquilidad. Dosis mayores de 1,000 UI pueden causar hipercalcemia, altos niveles de calcio en la sangre, lo que puede causar depósitos de calcio en los tejidos, en los riñones, corazón y el sistema vascular entre otros. Estos depósitos pueden ser irreversibles.

Vitamina E

La vitamina E o tocoferol, es un antioxidante fundamental para proteger las células del sistema inmunológico de la acción de los radicales libres. Protege a los ácidos grasos contra la destrucción y mantiene la salud e integridad de cada una de sus células. La vitamina E fue descubierta en 1922. Junto con las vitaminas A, D y K, la vitamina E pertenece al grupo de las vitaminas liposolubles y es especialmente importante para estimular la salud de los músculos, tejidos, sangre y piel. Representa la principal defensa ante las infecciones respiratorias y otras enfermedades, es también un excelente tónico en los primeros auxilios contra quemaduras.

Se ha observado un déficit de esta vitamina en los bebes prematuros, cuyo panículo adiposo es prácticamente nulo, y en aquellas personas que no pueden absorber las grasas de la dieta. Tal es el caso de los enfermos que padecen de fibrosis quística del páncreas, una enfermedad que se caracteriza por una alteración congénita de la absorción intestinal. En esos casos hay que suplementar preferiblemente con la vitamina E seca.

Los efectos antioxidantes de esta vitamina ponen a disposición del metabolismo mayor cantidad de grasa y aportan al organismo la energía adicional para contraer los músculos. También son de gran utilidad en las personas que practican ejercicios.

A diario estamos en contacto con la acción perjudicial de radicales libres de oxígeno que se forman debido a la acción de la luz ultravioleta, la contaminación ambiental y el humo del tabaco. Se ha demostrado que la vitamina E mejora las funciones inmunológicas, las cuales están normalmente deprimidas en las personas de edad avanzada. Además de lesionar las delicadas células de nuestro sistema de defensa, los radicales libres de oxígeno también pueden acelerar la formación de cataratas en los pacientes diabéticos, y deteriorar las células nerviosas y musculares. La vitamina E puede prevenir todas estas acciones deletéreas.

Algunos científicos sostienen que los radicales libres cumplen un papel relevante en el desencadenamiento del cáncer. Para ellos, el envejecimiento celular se debe a la degradación en los tejidos del organismo debido al efecto acumulativo de aquellos. Ciertos estudios llevados a cabo entre el Departamento de Agricultura de los E.U. y el Centro de Estudio del Envejecimiento, demostraron que la administración, dos veces al día, de 400 unidades internacionales de vitamina E a personas de edad avanzada, les aumentaría la capacidad para defenderse de bacterias y virus.

Además, se sabe que el tocoferol aumenta la resistencia al cáncer y protege de las lesiones que la inflamación produce en los tejidos afectados por la misma.

En una investigación que tomó 10 años y abarcó el estudio de 21.172 personas del sexo masculino, se encontró que aquellos cuyos niveles orgánicos de vitamina E eran elevados padecían de cáncer con menos frecuencia que los que no la tomaban. Por otra parte, el tocoferol tiene una marcada acción protectora contra el cáncer en personas fumadoras.

Gracias al efecto protector sobre la función neuromuscular, últimamente los especialistas le están dando mucha transcendencia a los efectos beneficiosos de la vitamina E sobre la enfermedad de Parkinson. Los investigadores de la Universidad de Columbia han descubierto que la administración de grandes dosis de vitamina E pueden retardar la aparición de los síntomas que harían necesaria la administración de medicamentos específicos, tales como la levodopa.

También las mujeres que padecen de enfermedad fibroquística de las mamas (conocida con el nombre de displasia mamaria) se benefician con la administración local de una crema que contenga vitaminas A y E.

Un estudio demostró que las pacientes a quienes se les administró vitamina E, mejoraron en un 38% sus molestias. El síndrome premenstrual también se alivia con la suplementación de vitamina E. Las mujeres que sangran profusamente por tener insertado un dispositivo intrauterino, mejoran notablemente al suministrar la vitamina E. Las mujeres en la etapa perimenopáusica que sufren de calores y bochornos (climaterio) demuestran mejoría al tomar 1,600 UI de vitamina E en conjunto con la hierba Saint John's Wort.

La vitamina E también ha demostrado su eficacia en la protección de lesiones producidas por radicales libres cuando se obstaculiza el riego sanguíneo cerebral, o después de una cirugía coronaria.

En la actualidad y con el fin de prevenir la anemia, todos los bebés prematuros reciben vitamina E, la cual aumenta la resistencia de los glóbulos rojos. Antaño, muchos niños prematuros que habían necesitado recibir oxígeno en altas dosis, desarrollaban un proceso que recibió el nombre de "fibroplasia retrolenticular", el cual destruye la retina y lleva implacablemente a la ceguera. Gracias a la vitamina E, hoy es posible prevenir estas temibles consecuencias en los prematuros.

Se comprobó que algunos niños con enfermedad neuromuscular progresiva, tenían deficiencia de vitamina E. Los síntomas incluían dificultad para caminar, caídas frecuentes y reflejos anormales, ojos rojos y dificultad para respirar. Todos ellos mejoraron después de recibir la vitamina E.

Aunque la vitamina E se almacena en la grasa corporal, hasta ahora la administración de altas dosis no parecen ser perjudiciales para el organismo. Sin embargo, en personas que carecen de vitamina K, la administración de megadosis puede producir hemorragias importantes.

Otros estudios indican que la vitamina E puede hacer más lento el proceso de envejecimiento y prevenir la vejez prematura, ya que prolonga la vida de las células y mantiene los órganos saludables. Se ha comprobado que los glóbulos rojos de las personas que la suplementan, envejecen mucho más lentamente que las que no lo hacen. En un estudio llevado a cabo recientemente, las células humanas que crecieron en un medio de cultivo rico en vitamina E, se dividieron y vivieron más tiempo que aquellas que crecieron en un medio de cultivo ordinario.

La vitamina E se utiliza prácticamente por todos los tejidos y células del organismo humano y la mayor parte de ella se almacena en los músculos y en el tejido graso, pero la mayor concentración se aglutina en la glándula pituitaria, las glándulas adrenales y los testículos. Estudios con animales demostraron que la deficiencia de vitamina E se asocia con varias afecciones de salud como cataratas, enfermedades de los músculos y neuromusculares, debilitamiento de los pulmones, el hígado, el corazón y la sangre. Algunos estudios han mostrado que la deficiencia de vitamina E puede causar esterilidad y degeneración de los testículos. Existen evidencias para afirmar que la vitamina E aumenta la resistencia al cáncer y protege de las lesiones que produce la inflamación en los tejidos afectados por el mismo. Parte de esta protección quizá se deba a su habilidad para proteger a las vitaminas A y C de la oxidación, ayudando así a potenciarlas. Esta vitamina incrementa los niveles de una enzima llamada superóxido dismutasa (SOD), que destruye los radicales libres. La vitamina E protege de la rancidez que causa la oxidación de las grasas poliinsaturadas, y previene de esa forma, el daño causado por los radicales libres que pueda resultar después de consumir estas grasas.

Otra de las virtudes de la vitamina E es la de proteger el organismo de los metales tóxicos como el mercurio y el plomo, y de otros radicales libres como son: benzina, ozono, óxido nítrico, carbón tricloro, y otros carcinógenos y toxinas que actúan y causan daño en los tejidos. La vitamina E previene la formación de nitrosaminas de los nitritos y nitratos que se encuentran en las carnes curadas como el jamón, el tocino o bacon, la mortadela, el salami y otros embutidos, así como y el humo del cigarrillo y la contaminación del aire.

En una investigación que se llevó a cabo durante 10 años y que abarcó el estudio de 21,172 personas del sexo masculino, se encontró que aquellos cuyos niveles orgánicos de vitamina E eran elevados, padecían de cáncer con menos frecuencia que los que no la tomaban. Por otra parte, parece que la vitamina E tiene una marcada acción protectora contra el cáncer en personas que fuman. Nuevos estudios demuestran que la vitamina E protege contra el cáncer de pulmones, esófago, colon, y muy probable de la cérvix, mamas y piel. La evidencia científica muestra además, que la vitamina E es útil en el tratamiento de cánceres ya existentes. En estudios con animales de laboratorio se comprobó que la vitamina E enfatiza la habilidad de la terapia de radiación para disminuir el tamaño de tumores cancerosos implantados. En estudios humanos, cuando se les administró vitamina E a pacientes de cáncer, se descubrió que protege las células normales de los efectos dañinos de la quimioterapia pero no protege a las células cancerosas. En otras palabras, redujo los efectos colaterales de las drogas sin restarles la efectividad para destruir las células cancerosas.

La vitamina E mejora la circulación a las extremidades y algunos profesionales de la salud han reportado beneficios en otros problemas circulatorios como son la angina, arterioesclerosis y tromboflebitis. La claudicación intermitente, una condición en que las piernas se debilitan y producen dolor debido a la falta de circulación, que afecta principalmente a los ancianos, se trata con drogas que afinan la sangre, o anticoagulantes, las que a su vez pueden causar hemorragias capilares y muchos otros efectos secundarios. La vitamina E parece aliviar los síntomas de la misma forma sin ninguno de esos efectos colaterales.

La vitamina E tiene la habilidad de incrementar los niveles de lipoproteínas de alta densidad (HDL) en la sangre, una de las sustancias que protege al sistema cardiovascular de enfermedades. Otro beneficio es que ayuda a bajar los niveles de colesterol total en la sangre. En el año 1993 se reportaron los resultados de dos amplios estudios llevados a cabo por la Universidad de Harvard, los cuales mostraron que la vitamina E protege el corazón. Uno de ellos llamado el Estudio de la Salud de las Enfermeras, contó con 87,000 enfermeras a las que se les hizo un seguimiento durante 8 años. Los resultados de los investigadores mostraron que aquellas enfermeras que habían suplementado la vitamina E en altas dosis tuvieron un 36% menor de riesgo de enfermedades coronarias graves que las que no la suplementaron. Las enfermeras que suplementaron la vitamina E durante al menos 2 años fueron las que mostraron mayores beneficios.

Otro estudio diseñado de forma similar llamado Estudio de Salud para Médicos, involucró 22,000 médicos durante 4 años. Los investigadores encontraron que aquellos que suplieron unos 100 UI diariamente durante un mínimo de 2 años, disfrutaron de un 40 % menor de riesgo de padecer enfermedades del corazón. Estos y otros estudios evidencian que la suplementación de vitamina E protege al corazón contra enfermedades cardíacas. Sin embargo, muchos médicos aún no creen en la suplementación de vitamina E para el público en general, aun cuando muchos de ellos la usan para su propia protección.

La vitamina E puede minimizar la agregación plaquetaria en mujeres que están tomando anticonceptivos o usando la terapia de reemplazo de hormonas como Prempro. Wyeth Pharmaceuticals fabrica un medicamento para realizar una terapia de sustitución de hormonas llamada Prempro (comprimidos para el estrógeno/medroxyprogesterona acetato). Este medicamento se creó para tratar los síntomas de la menopausia, incluyendo los sofocos, las sudoraciones nocturnas, la sequedad vaginal y disminuir el riesgo de la osteoporosis y las complicaciones del corazón entre mujeres.

El Instituto Nacional de Salud y Wyeth financiaron el estudio con 16,608 mujeres de 50 a 79 que no se habían sometido a una histerectomía para probar los beneficios de Prempro. Los resultados fueron desastrosos. En julio de 2002, el Instituto Nacional de la Salud suspendió el estudio clínico porque los datos preliminares mostraban que el uso a largo plazo de Prempro aumentó el riesgo de que una mujer desarrollara cáncer del seno, coágulos sanguíneos e infartos. Los hallazgos mostraron que después de solo un año de realizar la terapia de sustitución de hormonas, aumentó un 29% la posibilidad de que una mujer sana sufra un infarto. Lo mismo ocurrió con el cáncer del seno (aumento de 24%), el derrame cerebral (un aumento de 41%) y los coágulos sanguíneos (un aumento de 200%). La suplementación de vitamina E, tal vez hubiera podido prevenir todas esas condiciones si se hubiera administrado de forma constante.

Los estudios han demostrado que la vitamina E, mejora la enfermedad fibroquística de las mamas (conocida con el nombre de displasia mamaria) y se benefician con la administración local de una crema que contenga vitaminas A y E. Un estudio demostró que las pacientes a que se les suplementó con vitamina E mejoraron en un 38% sus molestias. El síndrome premenstrual también se alivia con la suplementación de vitamina E y aquellas mujeres que sangran profusamente porque tienen insertado un dispositivo intrauterino también mejoran notablemente al suplementar la vitamina E. Además las mujeres en edad de la menopausia que sufren de calores y bochornos (climaterio) demuestran mejoría al tomar 1,600 UI de vitamina E.

Otros determinantes de la vitamina E, se encuentran en los beneficios que ésta aporta para resolver problemas de la piel y la reducción de cicatrices en ella; dicha aplicación directa ayuda a evitar que deje cicatrices. Esto se hace perforando una cápsula de vitamina E y aplicándola en las heridas después de que se haya formado la costra.

Otra manera de usarse: para las hemorroides o fisuras anales sangrantes y dolorosas. Perforar una cápsula, lubricar por fuera e introducir la cápsula en el recto al acostarse por la noche, ayuda a cicatrizar y sanar las fisuras o hemorroides sangrantes.

La vitamina E consiste de 8 sustancias de las cuales alfa, beta, delta y gamma-tocoferol son las más activas. Existen formas naturales y sintéticas de todos los tocoferoles. La forma sintética es la "DL", aparece como DL-alfa tocoferol, la cual contiene sólo una pequeña proporción de vitamina E natural. La forma natural parece ser la más absorbible, y la más biodegradable. Un suplemento de vitamina E que contenga DL tocoferol, solo suministra entre una octava parte y la mitad de la vitamina E biodisponible que se encuentra en un suplemento natural. Los suplementos de vitamina E contienen, a menudo, solamente alfa-tocoferoles, porque se ha demostrado que esta es su forma más activa. Sin embargo, algunos nutricionistas recomiendan la forma mezclada porque así aparece en los alimentos. La vitamina E succinate es una forma sintética que se empaca en forma de polvo seco. Como es soluble en agua, se hace más tolerable para personas que tienen problemas de malabsorción de las grasas. Todas las formas de vitamina E se miden en unidades internacionales (UI) o miligramos. Un miligramo, equivale, aproximadamente, a 1.5 unidades internacionales.

Las fuentes más idóneas de vitamina E son el germen de trigo y su aceite, y los aceites de maíz, alazor (safflower), y de algodón. Los alimentos de hojas verdes ingeridos con aceites prensados en frío, granos integrales, semillas, nueces y huevos fertilizados son también buenas fuentes de vitamina E. Algunos alimentos animales como la carne bovina y los productos lácteos, contienen vitamina E pero en cantidades muy pobres. El calor, la luz, los álcalis, el aire y la congelación destruyen la vitamina E. El molido de los granos causa una pérdida de 80% de vitamina E, y el procesamiento comercial para extraerla también la destruye. Por lo tanto, si va a usar aceites vegetales para obtener su vitamina E, debe escoger los aceites sin refinar o prensados en frío llamados "cold-pressed".

Algunos de los síntomas de deficiencia de vitamina E, son: inflamaciones en la cara, tobillos o piernas, mala condición de la piel, calambres musculares, latidos cardíacos anormales, anemia causada por el envejecimiento y la muerte prematura de los glóbulos rojos, fragilidad capilar, y dificultad para caminar y respirar. Algunos de estos síntomas aparecen cuando hay una severa malabsorción de grasas.

En esos casos hay que suplementar con la vitamina E. Desde hace un tiempo se está aconsejando a las personas, sobre todo las que tienen problemas de colesterol alto que no consuman alimentos con grasa saturada como son la mantequilla, margarina, etcétera, algo que nos ha llevado a pensar que no debemos comer grasa en general, y esta es una de las razones por la que hay tantas personas con malabsorción de las vitaminas solubles en grasa incluyendo la vitamina E. El uso indiscriminado de drogas para bajar el colesterol también pueden causar deficiencias, ya que todas las vitaminas solubles en grasa, A, E, D y K, necesitan de un medio graso para que puedan asimilarse o absorberse. De ahí que se deban consumir al menos dos cucharadas diarias de aceites mono o poliinsaturados, y de preferencia el aceite de oliva o como alternativa el de uva, maíz y otros. Debe tenerse en cuenta, sin embargo, que la mayoría de los aceites comerciales poliinsaturados son altamente procesados. Muchos estudios demuestran que las personas que consumen grandes cantidades de aceites vegetales poliinsaturados con cantidades inadecuadas de vitamina E, (perdidas en el procesamiento de éstos), tienen más altos riesgos de sufrir de cáncer en general y de cáncer de mama en particular.

Las recomendaciones diarias o RDA consideran entre 22.4 y 200 UI diarias de vitamina E para personas adultas, a menos que exista alguna condición que precise mayor o menor dosis. En este caso es mejor suplementar que tratar de obtener la misma de los alimentos.

Se sugiere tomar la vitamina E seca a personas que tienen problemas con mala absorción de las grasas. La vitamina E seca posee una mejor asimilación en aquellas personas que no pueden procesar las grasas, como es el caso de los diabéticos y personas con lesiones hepáticas, también ayuda mucho más a las mujeres que sufren síntomas de menopausia, sobre todo cuando padecen de sofocos y calores. Sin embargo, es cara y difícil de obtener.

Óptima suplementación diaria de vitamina E

Para mantener una salud general óptima, la cantidad básica de vitamina E al día es 400-1,200 UI para hombres y mujeres.

De acuerdo a los estudios científicos las siguientes cantidades de vitamina E, son valiosas en las siguientes condiciones:

	Cantidad sugerida
Calores y sofocos de la menopausia	1,200-1,600 UI E-seca
Cicatrización	400-800 UI
Envejecimiento	400-800 UI
Fibrosidad de los senos	400-1,200 UI
Exceso de sangrado por uso de dispositivo intrauterino	400-800 UI
Diabetes	800-1,200 UI
Mala circulación	800-1,200 UI
Menopausia	400-1,200 UI
Prevención de Cáncer	400-800 UI
Prevención de enfermedad cardiovascular	400-800 UI
Síndrome premenstrual	400-1,200 UI

* Pero recuerde que si usted tiene una afección clínica o un trastorno psiquiátrico, debe consultar a su médico antes de tomar suplementos nutricionales.

Toxicidad y efectos secundarios de vitamina E

De acuerdo a la evidencia científica, no existe toxicidad en tomar vitamina E entre 800 y 1,200 UI por día. Dosis superiores a 1,200 UI pueden causar molestias como náuseas, flatulencia, diarrea, dolor de cabeza y palpitaciones en algunas personas. Estas molestias desaparecen al bajar la dosis. Si necesita tomar dosis por sobre 1,200 UI al día, aumente gradualmente para evitar estos efectos adversos.

No tome hierro u hormonas de estrógenos al mismo tiempo que la vitamina E. Las personas que sufren de diabetes, fiebre reumatoide, o hipertiroidismo no deben tomar altas dosis. Personas con alta presión arterial deben comenzar con pequeñas cantidades y aumentar gradualmente a la dosis deseada. Comience con 400 UI y aumente lentamente a 800 UI. Si usted toma anticoagulantes no tome más de 400 UI de vitamina E sin supervisión profesional.

Vitamina K

La vitamina K es una de las cuatro vitaminas liposolubles, o soluble en grasa y su principal función es la de ayudar en la coagulación de la sangre.

Se requiere vitamina K para producir una sustancia llamada protrombina, la cual se convierte luego en trombina. La trombina entonces, convierte el fibrinógeno en fibrina, y ésta a su vez crea el coagulo. Este proceso es el que se inhibe, por cierto, en los venenos para ratas, las cuales al no poder producir la vitamina K se desangran.

La vitamina K también asiste en la formación y desarrollo normal de los huesos y sus funciones por lo que puede prevenir la osteoporosis. Además, la vitamina K convierte la glucosa en glucógeno para su utilización en los músculos y su almacenamiento en el hígado. Se ha demostrado que las drogas anticoagulantes pueden reducir la metástasis en el cáncer, y mejorar de esa forma la supervivencia de los pacientes. Esto no significa que esté contraindicada para pacientes de cáncer; al contrario, la vitamina K tiene propiedades anti-neoplásicas, o sea antitumorales, cuando se usa sola, y cuando se usa junto a la terapia de radiación.

La vitamina K no se considera estrictamente una vitamina porque se produce a través de los microorganismos y bacterias que viven normalmente en el intestino grueso. Por esa razón puede producirse deficiencia en aquellas personas que sufren de alguna afección del intestino grueso, como la colitis ulcerativa, el esprue celiaco, la obstrucción intestinal, enfermedades crónicas del hígado y aquellas enenfermedades que dificulten la absorción de los alimentos. A estas personas se les puede ayudar a que produzcan más microorganismos o bacteria amiga en el intestino ingiriendo yogur y otros productos lácteos fermentados y de soja, o tomando suplementos probióticos.

El uso principal de la vitamina K está en los infantes cuando nacen para prevenir las hemorragias, y antes de una cirugía en personas que tengan problemas de coagulación y de circulación. La tendencia a magullarse con facilidad, es un síntoma de deficiencia de vitamina K, aunque puede ser también la manifestación de otras deficiencias nutricionales. La vitamina K -que se encuentra en los alimentos- se llama vitamina K-1; la que se fabrica en nuestro intestino se llama K-2, y la K-3 es la vitamina K sintética sólo puede obtenerse con receta médica.

Además del yogur u otros productos lácteos fermentados y de soja, otra forma de obtener la vitamina K incluiría la melaza, yema de huevo, queso, hígado, avena, aceite de cártamo, centeno, trigo, col de Bruselas; también las hojas verdes de ciertas plantas como las berzas y espinacas, alfalfa, coliflor, brócoli y repollo.

Poco se sabe acerca de los requerimientos diarios mínimos o RDA. La vitamina K no se pueden obtener en la farmacia sin receta.

Óptima suplementación diaria de vitamina K

La cantidad básica de vitamina K al día es 80 mcg para hombres y mujeres. Pero, recuerde que si usted tiene una afección clínica o un trastorno psiquiátrico, debe consultar a su médico antes de tomar suplementos nutricionales.

Toxicidad y efectos secundarios de vitamina K

Solamente la forma de vitamina K sintética (K-3), tiene efectos tóxicos. El peor síntoma que se puede experimentar es el de anemia hemolítica, en la que los glóbulos rojos mueren con mayor rapidez de la que pueden ser reemplazados.

Cuando la vitamina K sintética se usa en altas dosis durante las últimas semanas del embarazo, puede resultar en una reacción tóxica para el bebé. Las megadosis se acumulan y producen enrojecimiento y sudoración. Los antibióticos interfieren con absorción de vitamina K.

Flavonoides o Bioflavonoides

Los bioflavonoides son un grupo de sustancias cristalinas que se encuentran en las plantas. Aunque el término "flavonoide" es el más científico de los dos, se utiliza"bioflavonoides" para describir los flavonoides biológicamente activos. La forma bioflavonoide es la que se usa en los compuestos o suplementos vitamínicos. Los flavonoides son solubles en agua, aunque no son vitaminas en el sentido estricto de la palabra. Los flavonoides fueron descubiertos en 1936 por el científico Szent-Gyorgy, ganador de un premio Nobel, quien más tarde los identificó como vitamina P. Desde 1936 los científicos han descubierto más de 4,000 flavonoides, y aún quedan miles por identificar.

Los bioflavonoides intensifican la absorción de vitamina C, y deben tomarse juntos. Estos aseguran la fortaleza y el buen funcionamiento de los capilares. Junto a la vitamina C, con la que se encuentra a menudo. Los bioflavonoides ayudan en la elaboración del colágeno. Existen muchos productos y mezclas de diferentes bioflavonoides incluyendo hesperidina, eriodictiol, quercetina y rutina. Existen cientos de estudios que demuestran la gran variedad de beneficios que estos aportan a la salud. Son antivirales, anticarcinógenos, antiinflamatorios, anti-histamínicos, y tienen propiedades antioxidantes, lo cual los hace útiles en una amplia gama de afecciones de la salud.

El cuerpo humano no puede producir bioflavonoides, y éstos deben suplirse en la dieta. Se utilizan extensivamente en el atletismo porque alivian los dolores, golpes y moretones. También reducen dolores que se localizan en las piernas o en la espalda y alivian síntomas relacionados con hemorragias prolongadas y bajos niveles de calcio. Además, protegen las células contra los ataques e invasiones de virus y bacterias, promueven la circulación, estimulan la producción de bilis, bajan los niveles de colesterol, y se usan en la prevención y tratamiento de las cataratas. Cuando se toman con vitamina C, reducen los síntomas del herpes oral.

Las mejores fuentes de bioflavonoides son las uvas, escaramujos (rosehips), ciruelas, naranjas, jugo de limón, cerezas, grosellas, ciruelas pasas, perejil, repollo, albaricoque, pimientos, papaya, melón amarillo, tomates, brócoli y zarzamoras. La pulpa blanca del interior de las frutas cítricas es también una rica fuente de bioflavonoides.

Los flavonoides más populares son la quercetina, la hesperidina, las proantocianidinas y la rutina. La quercetina se encuentra en la cebolla, manzanas, cítricos, trigo sarraceno y en las algas verde-azules y se vende como suplemento nutricional. Es muy efectivo en la prevención y tratamiento del asma. La quercetina y la bromelaina son sinérgicos, por lo que se intensifica su absorción cuando se toman juntos. Se sugiere tomar entre 1,000 y 2,000 mg. de quercetina diarios, divididos en dos o tres dosis para asma o alergias.

Las proantocianidinas, extraídas de las semillas de las uvas o de la corteza del pino marítimo francés, han merecido particular atención y se ha demostrado que estas substancias actúan como antioxidantes y alivian muchos trastornos circulatorios y alérgicos. Los estudios llevados a cabo con seres humanos muestran que las proantocianidinas pueden prevenir de hemorragias periféricas e inflamación de las piernas por retención de líquido, retinopatía diabética y alta presión arterial. También se informa de beneficios en el tratamiento de venas varicosas, calambres en las piernas y otros trastornos relacionados con insuficiencia venosa o periférica.

Existe una considerable cantidad de estudios que demuestran la actividad antiviral de los flavonoides, incluso en casos tan graves como influenza, hepatitis A y B, herpes simple, VIH positivo, y el virus que causa la leucemia llamado virus linfotrópico de células T humano, Tipo 1 (HTLV1).

Algunos flavonoides actúan como fitoestrógenos, pero no aumentan los niveles de estrógenos como se puede inferir. La acción de los fitoestrógenos es de equilibrar los niveles de estrógenos "buenos" y "malos" mientras asisten al organismo en la eliminación de los estrógenos malos del cuerpo. Entre los estrógenos malos se encuentran el estradiol, el cual se asocia con cáncer de seno, de próstata y causa síntomas de menopausia, síndrome premenstrual, endometriosis, enfermedad fibroquística de los senos y otros desbalances relacionados con las hormonas. Los beneficios se obtienen porque los flavonoides ayudan al cuerpo a convertir el estradiol a estriol: la forma más protectora y benéfica de los estrógenos. En Europa se utiliza el estriol para las molestias que causan los desequilibrios hormonales. Los fitoestrógenos se encuentran en la soya y sus derivados. Una de las razones por la que se cree que las mujeres asiáticas no sufren de síntomas de menopausia, cáncer de seno, ni síndrome premenstrual, se debe a su alto consumo de productos de soya. Esta es la información que teníamos cuando comencé a escribir este libro y no existían los alimentos transgénicos aún. Hoy en día las cosas han cambiado, ya que el 94% de la soya cultivada en los Estados Unidos es genéticamente modificada, lo que literalmente garantiza que usted está consumiendo soya transgénica al comprar productos de soya. Los alimentos transgénicos presentan sus propios riesgos de salud, incluyendo trastornos hormonales y problemas de fertilidad. Además, la soya es uno de los alimentos más contaminado por pesticidas.

Los síntomas de deficiencia en bioflavonoides incluyen el sangramiento de las encías, la nariz, y un fácil amoratamiento de la piel. No existen requerimientos diarios mínimos establecidos para la ingestión de bioflavonoides.

Óptima suplementación diaria de los flavonoides

Para mantener una salud general óptima, los flavonoides deben tomarse con un equivalente de vitamina C de 300 – 1,000 mg para hombres y mujeres.

De acuerdo a los estudios científicos las siguientes cantidades de flavonoides son beneficiosas en las siguientes condiciones:

Condición	Flavonoide	Cantidad sugerida
Alergias, artritis, asma,	Quercetina	500 –1,500 mg
Infecciones virales, VIH, Artritis, inflamación	Quercetina	500 –1,500 mg
Moretones, fragilidad capilar	Complejo de Bioflanoides	1,000 -3,000 mg
Prevención de cáncer de seno y próstata,	Genisteína	4,000 – 6,000 mg
Venas varicosas, flebitis, moretones	OPC - proantocianidinas	50 – 100 mg

* Pero recuerde que si usted tiene una afección clínica o un trastorno psiquiátrico, debe consultar a su médico antes de tomar suplementos nutricionales.

Toxicidad y efectos secundarios de los flavonoides

De acuerdo a la evidencia científica, no existe toxicidad o efectos secundarios cuando se suplementan los flavonoides. Dosis extremadamente altas podrían causar diarreas.

7. Los Minerales

Los minerales sirven como material de construcción para los huesos, dientes, tejidos, músculos y células del sistema circulatorio y sistema nervioso. Ayudan a estimular muchas reacciones biológicas en el cuerpo y a mantener el frágil equilibrio de líquidos. Se necesitan cantidades ínfimas de minerales. Estos minerales constituyen solamente el 4% al 5% del peso total del cuerpo. Aunque aquí examinaremos cada uno de los minerales individualmente, debemos comprender que la acción de estos dentro del cuerpo, se interrelaciona. Ningún mineral puede funcionar aislado. Los elementos esenciales se pueden dividir en las siguientes categorías:

Los *macro-minerales* son minerales que el cuerpo necesita en cantidades mayores de 100 mg por día. Los más importantes son: Calcio, Fósforo, Magnesio, Sodio, Potasio, Azufre y Cloro y están involucrados tanto en las funciones estructurales (huesos y células) como en las metabólicas. Los *micro-minerales* (también llamados oligoelementos) son necesarios en cantidades muy pequeñas, obviamente menores que los macro-minerales. Los más importantes para tener en cuenta son: Cobre, Yodo, Hierro, Manganeso, Cromo, Cobalto, Zinc y Selenio, Molibdeno y Sulfuro. Estos se requieren en muy pequeñas cantidades y algunos se miden en microgramos en lugar de miligramos. Ellos tienen un sutil, pero muy importante efecto en el metabolismo. Debido a que los minerales se almacenan principalmente en los huesos y los tejidos musculares, es imposible intoxicarse por exceso si se toma demasiado de cualquiera de ellos. Sin embargo, se pueden acumular en cantidades tóxicas si se ingieren en grandes dosis por períodos largos de tiempo.

Algunos suplementos minerales se encuentran en forma de quelato, lo que significa que el mineral está adherido a una molécula de proteína que lo transporta al torrente sanguíneo para intensificar su absorción. Cuando se toman suplementos minerales con las comidas, estos son automáticamente quelados o secuestrados en el estómago durante la digestión. Una vez que el mineral es absorbido, debe ser llevado por la sangre a las células y después se transporta a través de la membrana de la célula de manera que pueda ser utilizada por ella. Después de que el mineral entra la célula debe competir con otros minerales antes de ser absorbido; por tanto, los minerales deben tomarse siempre en cantidades equilibradas. Por ejemplo, tomar demasiado zinc puede reducir los niveles de cobre en el organismo y un consumo excesivo de calcio puede afectar la absorción del magnesio. Se debe tomar siempre un suplemento mineral equilibrado.

Además, la fibra reduce la absorción de minerales en el organismo. Por lo tanto, no tome los suplementos de fibra y los suplementos minerales al mismo tiempo y sepárelos al menos por 2 horas entre sí. Además de estos elementos minerales, el cuerpo también necesita hidrógeno, nitrógeno, oxígeno y carbón, pero no se van a discutir aquí, porque estos se obtienen del aire que respiramos (los primeros tres) o están presentes en todas las materias vivientes que ingerimos.

Boro

El boro es un oligoelemento o mineral que no se tenía en cuenta hasta hace relativamente poco tiempo, cuando se determinó que es un mineral esencial para la salud de los huesos. El boro tiene un efecto notable en la prevención de la pérdida de masa ósea y en la desmineralización. Es uno de los más importantes minerales traza (oligoelemento) que ayuda a prevenir la osteoporosis en mujeres postmenopáusicas. Se considera casi como el estrógeno, por lo que se utiliza como alternativa para la terapia de reemplazo hormonal en combinación con la vitamina D. Esta combinación ayuda a la salud de los huesos y a la prevención de osteoporosis. Ayuda en el metabolismo del calcio, magnesio y fósforo. Algunos estudios demuestran que ayuda en casos inflamatorios como la osteoartritis. Además, estimula las funciones cerebrales y el estado de alerta. No es un difícil obtener las cantidades suficientes de boro a través de la dieta. Buenas fuentes de boro son: manzanas, zanahorias, uvas, peras, nueces, vegetales de hojas verdes y granos.

Optima suplementación diaria de boro

No existe recomendación diaria (RDA) u óptima para el boro y tampoco se han identificado síntomas de deficiencia, pero en un estudio llevado a cabo por el Departamento de Agricultura de Estados Unidos se utilizaron 3 miligramos diarios. Para mujeres posmenopáusica con alto riesgo de osteoporosis 20 miligramos es la dosis aceptada.

Toxicidad y efectos secundarios de boro

No se han reportado efectos adversos al tomar dosis de 3 a 6 miligramos al día.

Calcio

El calcio es el principal mineral en nuestro cuerpo. Es el componente fundamental de los huesos y dientes y componente vital en el líquido que baña las células. El cuerpo humano contiene aproximadamente 1,200 gramos, alrededor de dos libras y media de calcio, cuyo 99% se almacena en los huesos y los dientes. El otro uno por ciento –10-12 gramos; o un tercio de onza - está distribuido por todo el cuerpo a través del sistema sanguíneo y los tejidos que envuelven las células.

El calcio es una de las materias primas utilizadas por el sistema circulatorio, que previene muchos trastornos de salud. Es necesario para ayudar a combatir el estrés y ayuda a regular los latidos del corazón y la transmisión de impulsos nerviosos. Es necesario en el crecimiento y en la contracción de los músculos, al igual que en la prevención de calambres musculares. El calcio puede ayudar a bajar la presión arterial y previene la pérdida de hueso asociada con la osteoporosis. En algunos estudios recientes se ha comprobado que las personas que toman una dosis mínima de 1,500 mg de calcio diario por un largo período de tiempo bajan la presión sistólica.

Incluso las mujeres embarazadas que toman 1,000 de calcio diariamente no sufren de alta presión arterial durante el embarazo. Sin embargo, en mujeres embarazadas que consumen menos de 500 mg diariamente la incidencia de alta presión es 20 veces más alta. El calcio provee energía y participa en la estructura del RNA y DNA de la proteína, previene los coágulos y el cáncer del colon. Como ingrediente activo de algunas enzimas, especialmente la lipasa, el calcio es también un estimulante enzimático, o sea, debe estar presente en el organismo para que éste pueda almacenar el azúcar (glucosa) en forma de glucógeno en los músculos. Junto a varios otros minerales, el calcio también ayuda a mantener el delicado equilibrio ácido/alcalino en la sangre, protegiéndonos contra la acidosis. El aminoácido lisina es necesario para la absorción del calcio.

Sin una provisión estable de calcio, los huesos y dientes no se mantendrán fuertes y permanentes. El cerebro no funcionaría con propiedad y los músculos no tendrían la capacidad de almacenar energía. Sin suficiente calcio en la dieta, los sistemas digestivo, circulatorio e inmunológico se resentirían. El calcio es necesario en cantidades adecuadas para evitar muchas complicaciones motivadas por el calcio que ha sido removido de las reservas del cuerpo y se aloja en los tejidos blandos en forma de depósitos de calcio (cálculos). Los síntomas de deficiencia de calcio incluyen calambres musculares, uñas frágiles, eczema, hipertensión, dolores articulares, trastornos en los niveles de colesterol, artritis reumatoide, caries dentales, raquitismo, palpitaciones, nerviosismo, depresión, dolor de cabeza, insomnio y adormecimiento de los brazos y piernas.

La leche es una de las mejores fuentes de calcio, así como otros productos lácteos más fáciles de absorber como la leche mantecada, el yogur, la leche con lactobacilus acidófilus (un producto lácteo fermentado y rico en bacteria saludable), y el kefir (otro producto lácteo fermentado). La mayoría de los quesos son también buenas fuentes de calcio, el salmón, las sardinas (con sus huesos), los mariscos, los vegetales de hojas verdes, las nueces, espárragos, melaza, levadura de cerveza, el brécol, repollo, los higos y el perejil. La avena, berzas y el tempeh (procedente de la fermentación de la soya), son igualmente ricos en calcio. Las semillas de ajonjolí, de algarroba y los vegetales de mar, todos ellos contienen calcio pero en cantidades menores.

Sin embargo, el cuerpo no siempre absorbe o utiliza el calcio adecuadamente. Existen muchas circunstancias que influencian la absorción y utilización del calcio que se consume. Estos incluyen la dieta, el ejercicio, y cualquier tipo de medicamento que se ingiera. Por ejemplo, si no hay suficientes cantidades de proteína completa en la dieta, no estarán disponibles las sustancias necesarias que permiten que se absorba al calcio en los huesos. La proteína también se necesita para la elaboración de colágeno en el cuerpo. Si se ingieren alimentos ricos en proteínas, se absorberá del 15% al 20% del calcio que contienen los alimentos, mientras que si no se ingieren proteínas solo se absorberá el 5%. No obstante, una cantidad excesiva de proteínas en la dieta, provoca la pérdida de calcio en la orina. El azúcar en la dieta, (excepto la lactosa o azúcar de leche) también antagoniza con la absorción de calcio.

El calcio, ingerido con hierro, reduce el efecto de ambos minerales. Demasiado calcio puede interferir con la absorción de zinc, al igual que demasiado zinc interfiere con la absorción de calcio. Un análisis del cabello puede determinar el nivel de estos minerales. Una dieta alta en proteínas, grasas o azúcar puede afectar también la absorción de calcio. La típica dieta americana rica en carnes, granos refinados y refrescos carbonatados (altos en fósforo) incrementa la pérdida de calcio en los adultos. Deben consumirse alimentos tales como vegetales, frutas y granos integrales, los cuales contienen cantidades significativas de calcio pero pequeñas cantidades de fósforo.

Para un adulto saludable el RDA es de 1,000 a 1200 mg de calcio al día. Esta cantidad se obtiene con facilidad en una dieta que incluya los alimentos mencionados anteriormente. Para las mujeres embarazadas o amamantando, el requisito es de 1,200 mg. Las mujeres atletas y mayores de 51 años necesitan una mayor cantidad de suplementos de calcio, preferiblemente en forma de aminoácidos quelatados, debido a niveles de estrógeno más bajos y para prevenir la aparición o severidad de la osteoporosis. En estos casos el RDA es de 2,000. El estrógeno protege el sistema del esqueleto, y permite los depósitos de calcio en los huesos.

La suplementación total de calcio, ya sean 1,000 – 1,500 mg debe ser dividida en 1-2 dosis al día y a la hora de acostarse porque el cuerpo no puede absorber 1,000 mg de calcio a la vez. Cuando se toma en la noche, ayuda a tener un sueño más relajado.

Optima suplementación diaria de calcio

Para mantener una salud general óptima, la cantidad básica de calcio diario es 1,000 – 1,500 mg para hombres y mujeres. Por supuesto se deben tener en cuenta las circunstancias especiales como son el embarazo, osteoporosis u otras condiciones que pueden requerir una dosis mayor.

De acuerdo a los estudios científicos las siguientes cantidades de calcio son valiosas para las siguientes condiciones:

Condición	Cantidad sugerida
Fracturas de huesos	1,000 - 2,000 mg
Presión arterial alta	1,000 – 2,000 mg
Osteoporosis	1,200 – 2,000 mg
Problemas del colon	1,000 – 2,000 mg

* Pero recuerde que si usted tiene una afección clínica o un trastorno psiquiátrico, debe consultar a su médico antes de tomar suplementos nutricionales.

Toxicidad y efectos secundarios de calcio

No se conoce toxicidad ni efectos secundarios conocidos causados por el calcio. La asociación que se ha hecho a veces del desarrollo de cálculos renales por exceso de calcio es rara y no tiene fundamento científico probado. Sin embargo, es mejor que las personas que padecen de cálculos u otros trastornos renales no tomen suplementos de calcio. Los casos aislados que se conocen y que se asocian con cálculos renales han sido por tomar suplementos de calcio solo o de mala calidad. Muchas compañías de vitaminas usan Fosfato-D-Calcio, pero no lo dicen en las etiquetas. Este tipo de calcio interfiere con la absorción de los nutrientes en los multivitamínicos. Para mejor absorción el calcio debe tomarse siempre con magnesio en una relación de 2 a 1 y con vitamina D, Boro y vitamina K. Los estudios demuestran que el calcio citrato no causa cálculos renales.

Cobre

El cuerpo humano adulto sólo contiene unos 100-150 mg de cobre. Esta cantidad se distribuye entre los músculos, los huesos, el hígado, el corazón, los riñones, el bazo, el cerebro, y en el sistema nervioso central y el plasma sanguíneo. Es uno de los pocos minerales que pueden encontrarse en la naturaleza en estado natural sin combinar con otros elementos. El organismo utiliza el cobre de para formar la hemoglobina, la formación de los glóbulos rojos y el mantenimiento de los vasos sanguíneos, nervios, sistema de defensas y huesos.

Entre sus muchas funciones, el cobre ayuda al organismo a absorber y utilizar el hierro para sintetizar la hemoglobina, en la formación de los huesos, y glóbulos rojos, y trabaja en equilibrio con la vitamina C y el zinc para formar la elastina. Es necesario para utilizar el aminoácido tirosina. Mantiene la integridad de la mielina, la sustancia grasosa que cubre algunos nervios. Está involucrado en el proceso de sanación, la producción de energía, la producción de melanina, el pigmento que da color a la piel y el pelo, y es necesario para la sensibilidad del paladar.

El cobre es esencial en la formación del colágeno, el cual forma los tejidos conectores de la matriz del hueso, del cartílago, de los vasos capilares y de la piel y juega un papel muy importante en la salud del sistema inmunológico.

El cobre ha sido usado en drogas que han resultado efectivas para tratar muchas enfermedades inflamatorias tales como la artritis reumática, la fiebre reumática, la osteoartritis, la ciática y la espondilitis anquilosante. Otras drogas con alto contenido de cobre se han usado con éxito en el tratamiento de convulsiones, diabetes, úlceras y hasta para el cáncer. Tales efectos se deben a que el cobre facilita y promueve la reparación de los tejidos a través de enzimas reparadoras.

Cuando existen carencias de aporte de cobre en el organismo, su presencia disminuye en el cerebro, huesos, tejidos conjuntivos y en la médula ósea, pero no en el hígado. Una de las manifestaciones de deficiencia de cobre, es la osteoporosis. Hoy en día no es común encontrar personas con deficiencia de cobre, aunque lo opuesto sucede en pacientes que sufren de artritis reumática, infecciones virales, lupus eritematoso, leucemia, ciertos tipos de cáncer, fiebre reumática e infarto del miocardio.

Los niveles de cobre se miden en la sangre a través de un componente llamado ceruplasmina; una proteína que se produce en el hígado y almacena y transporta el 95% del cobre circulante en la sangre. El rango normal es de 10 a 30 microgramos por 24 horas, pero estos pueden entre diferentes laboratorios. Necesitamos alrededor de 2 mg diarios, por lo que la mayoría de las personas lo pueden obtener de la dieta.

Las mejores fuentes de cobre son: órganos animales, salmón, mariscos, almendras, setas, nueces, frijoles, frijol de soya, lentejas, remolachas o betabel, brócoli, aguacates, salvado, vegetales de hojas verdes, diente de león, ajo, avena, pacanas, rábanos, naranjas, pasas, y melaza.

Aunque no es común su deficiencia se ha encontrado que la típica dieta americana no contiene suficiente cobre. El consumo continuado de anticoagulantes puede causar deficiencia de cobre, al igual que la falta de ingesta de vegetales frescos y granos integrales, exceso de manganeso, zinc y vitamina C. La fibrosis quística y la enfermedad celiaca también pueden causar deficiencia. Por otro lado, el exceso de cobre puede indicar cirrosis hepática, hepatitis crónica y la enfermedad de Wilson.

Optima suplementación diaria de cobre

No existe una dosis diaria recomendada de cobre (RDA), 900 mcg al día para adultos pero para mantener una salud general óptima, la cantidad básica de cobre diaria es 0.5 mcg a 3 mg para adultos.

No existen datos suficientes para hacer una tabla de recomendaciones por enfermedades, pero es importante que se suplemente zinc cuando se suplementa el cobre debido a que son antagónicos. El promedio ideal es de 10:1. Si suplementa 30 miligramos de zinc, debe tomar 2 mg de cobre.

Algunas enfermedades pueden mejorar con la suplementación de cobre: vitíligo, flebitis, várices, sistema nervioso; incluyendo ansiedad, angustia, depresión, trastornos de la tiroides, colesterol alto, artritis, osteoporosis y otros trastornos oseos.

Toxicidad y efectos secundarios de cobre

La terapia de reimplante de hormonas sintéticas con estrógenos aumenta el nivel de cobre en la sangre, y puede causar la depresión que producen estos medicamentos. Los índices altos de cobre están asociados a la esquizofrenia. El exceso de cobre puede causar depresión y trastornos de aprendizaje y comportamienteo en los niños.

La enfermedad de Wilson es una rara condición de origen hereditario. El cobre se acumula en el hígado y causa toxicidad. Los síntomas de esta condición puede ser hepatitis, degeneración del lente del ojo, trastornos neurológicos y mal funcionamiento de los riñones.

Los niveles de cobre pueden reducirse suplementando zinc; igualmente, altos niveles de cobre, bajan los niveles de vitamina C y de zinc.

Cromo

El cromo es importante para el buen funcionamiento de muchos de nuestros órganos y sistemas. Su primera función es la de activar enzimas involucradas en el metabolismo de la glucosa y de las proteínas. El cromo es vital en la síntesis del colesterol y otras grasas, proteínas, glóbulos blancos de la sangre, donde ayuda a combatir bacterias, virus, toxinas, artritis, cáncer y envejecimiento prematuro. Para contrarrestar el estrés, las glándulas adrenales deben tener una cantidad adecuada de cromo.

El cuerpo humano adulto contiene aproximadamente 6 gramos de cromo. La mayor concentración de éste mineral se encuentra en el cabello, el bazo, los riñones y los testículos. También lo encontramos en el corazón, el páncreas, los pulmones y el cerebro, pero en menores concentraciones.

La dieta promedio americana es muy deficiente en cromo. Las investigaciones demuestran que dos de cada tres americanos son, hipoglucémicos o diabéticos. La habilidad de mantener niveles normales de azúcar en la sangre está en peligro debido a la falta de cromo en los suelos y en los suministros de agua, y también por una dieta alta en azúcar blanca refinada, harina blanca y comidas rápidas o lo que llaman "comida chatarra".

El azúcar o glucosa, es el combustible que queman nuestras células para producir energía. La hormona insulina regula la cantidad de glucosa en la sangre transportando la glucosa hacia las células para ser almacenada y usada cuando sea necesaria. Este proceso impide que el azúcar en la sangre suba o baje demasiado, como ocurre en la diabetes y en la hipoglucemia respectivamente.

Sin el cromo, la insulina no puede transportar la glucosa de la sangre a las células y el hígado tampoco puede eliminar debidamente el exceso de grasas de la sangre. Una deficiencia de cromo puede resultar en un rápido y prematuro envejecimiento, ya que la producción de proteína está seriamente impedida. Los síntomas de deficiencias de cromo incluyen: fatiga, mareos, ansiedad, insomnio, deseos de consumir alcohol, visibilidad borrosa, depresión y pánico. La diabetes y la intolerancia a la glucosa han mejorado con la suplementación de cromo. Cuando una persona diabética, tanto dependiente de insulina como de pastillas hipoglucemiantes, toma suplementos de cromo pueden reducir la cantidad de insulina que se inyectan o pueden parar los medicamentos orales para bajar el azúcar. El cromo es tan beneficioso para los diabéticos como para los hipoglucémicos.

Cuando una persona tiene altos niveles de colesterol en la sangre, regularmente tiene bajos niveles de cromo en la sangre. La glucosa es la principal fuente de energía del cuerpo, si la deficiencia de cromo resulta en niveles de insulina ineficientes e impide el metabolismo de la glucosa, entonces el cuerpo tiene que conseguir la energía a través de las grasas. Debido a que algunos de los subproductos de las grasas son convertidos en colesterol, la sustitución no es la más beneficiosa. Se cree que la aterosclerosis que tanto se ve en los diabéticos es causada por este proceso. Algunos estudios demuestran que la deficiencia de cromo tiende a disminuir la asimilación de colesterol y ácidos grasos, lo que favorece la acumulación de grasas en las arterias. Los estudios muestran que la suplementación de cromo aumenta las lipoproteínas de alta densidad, y baja las lipoproteínas de baja densidad además de bajar el colesterol total.

Algunos estudios demuestran que el cromo es efectivo en aumentar la masa muscular y reducir el porcentaje de grasa en el cuerpo de atletas y mujeres que levantan pesas. Todo programa de reducción de peso parece mejorar con la suplementación de cromo.

Se considera que el polinicotinato de cromo es la mejor forma de cromo. Esta forma de cromo fue descubierta por Walter Mertz en 1959. Varios estudios muestran que es la forma que mejores resultados ha logrado en bajar los niveles de glucosa en la sangre.

Las mejores fuentes de cromo se encuentran en los siguientes alimentos: harina de trigo integral, levadura de cerveza, arroz integral, queso, carnes, nueces, pimienta negra, todos los cereales integrales excepto el centeno y el maíz, jugos de frutas frescas, productos lácteos, papas, tubérculos, legumbres, vegetales de hojas verdes y setas.

Optima suplementación diaria de cromo

La FDA no ha establecido unas guías definitivas sobre los requerimientos diarios mínimos de Cromo, pero sugiere entre 50 mcg a 200 mcg por día pero para mantener una salud general óptima, la cantidad básica de cromo diario es 200 – 600 mcg para hombres y mujeres. De acuerdo a los estudios científicos las siguientes cantidades de cromo son valiosas para las siguientes condiciones:

Condición	Cantidad sugerida
Diabetes	400 – 600 mcg
Alto colesterol, alto LDL y bajo HDL	400 – 600 mcg
Hipoglucemia	200 – 400 mcg
Problemas de tolerancia a la glucosa	400 – 500 mcg

* Pero recuerde que si usted tiene una afección clínica o un trastorno psiquiátrico, debe consultar a su médico antes de tomar suplementos nutricionales.

Toxicidad y efectos secundarios de cromo

No se conoce toxicidad ni efectos secundarios causados por el cromo, excepto en casos de minas de cromo y exposición industrial, lo que causa que se inhale el polvo del cromo.

Interacciones: Existen varios medicamentos que interactúan con el cromo. Entre ellos los antiácidos; cimetidina, ranitidina, nizatidina, famotidina, omeprazole y lansoprazole. Estos medicamentos alteran la acidez del estómago impidiendo la absorción del cromo o su excreción. Los beta bloqueadores como atenolol y propanolol, la insulina, los corticosteroides, y los antiinflamatorios sin esteroides. Estos pueden estimular la absorción de cromo, o de los medicamentos si se toman a la vez.

Fósforo

El fósforo es el segundo mineral más abundante en el cuerpo humano después del calcio. Hay alrededor de 600 a 700 gramos de fósforo en el cuerpo de una persona promedio, lo que representa aproximadamente un porciento del peso total del cuerpo; entre una libra y cuarto y una libra y media. La mayor cantidad de fósforo se encuentra en los huesos y en los dientes. El resto está distribuido por las células de todo el cuerpo, en la sangre y en otros fluidos corporales.

El fósforo actúa principalmente en: huesos, dientes, colágeno, nervios, músculos, cerebro, hígado, riñones, ojos, y en los sistemas digestivo, circulatorio, metabólico y celular. Desempeña un papel importante en el material genético RNA y DNA que controlan la herencia y la replicación de las células. Ayuda además, en el transporte de las grasas en el sistema circulatorio y a mantener los líquidos del cuerpo en buen equilibrio.

El fósforo está involucrado en el metabolismo, regulación y almacenamiento de energía en el organismo. Muchas de las vitaminas del complejo B son efectivas solamente cuando se combinan con este mineral.

Se debe mantener siempre un equilibrio entre magnesio, calcio y fósforo. Si uno de estos se encuentra en exceso o en defecto en el organismo, tendrá efectos adversos en el organismo. Una de las funciones importantes del fósforo es la mantener el equilibrio ácido-alcalino en el cuerpo. Es indispensable para los corredores, ya que juega un papel esencial en la producción de energía. El fósforo se encuentra en casi todos los alimentos que comemos. Pero si consumimos demasiados alimentos refinados, nos arriesgamos a absorber demasiado, como por ejemplo, los refrescos carbonatados. Los alimentos proteínicos tales como: carne, pollo, pescado, salmón, huevos, productos lácteos, granos integrales, nueces y semillas como el sésamo y la semilla de girasol proveen fósforo en abundancia. Los vegetales que contienen fósforo incluyen las legumbres, granos integrales, apio, espárragos, ajo, repollo, zanahorias, coliflor, salvado, judías, pepino, acelgas y calabaza. Las frutas frescas y secas también poseen un contenido muy saludable de fósforo. La deficiencia de fósforo, aunque es rara, puede ser responsable de ciertos tipos de anemia. También puede afectar los glóbulos blancos, entorpeciendo la inmunidad contra bacterias y virus.

Las mujeres embarazadas o amamantando, necesitan hasta 1,200 mg, siempre teniendo el cuenta que el calcio debe estar un poco por encima del fósforo para mantener un equilibrio favorable. Un plan de comidas bien balanceadas debe suplir este requisito.

Optima suplementación diaria de fósforo
Para mantener una salud general óptima, la cantidad básica de fósforo diario es 400 – 800 mg para hombres y mujeres.

Toxicidad y efectos secundarios de fósforo
Las cantidades excesivas de fósforo interfieren con la absorción del calcio, lo que puede a su vez conducir a la osteoporosis.

Hierro

Sin éste portador de oxígeno, no se podría vivir. La hemoglobina en los glóbulos rojos de la sangre, la mioglobina en los músculos y las enzimas relacionadas con la liberación de energía dependen del hierro. El hierro es el mineral que se encuentra en mayor cantidad en la sangre. Es importante para el crecimiento de los niños y resistencia contra las enfermedades, ya que ayuda a fortalecer el sistema inmunológico. La vitamina C incrementa la absorción del hierro hasta en un 30%.

Debe haber suficiente ácido clorhídrico en el estómago para que se absorba el hierro adecuadamente. El cobre, manganeso, molibdeno, la vitamina A, y las vitaminas del complejo B, son necesarios para una absorción completa de hierro.

La fuente de hierro más concentrado se encuentra en el hígado de animales, pero como ya hemos mencionado antes, el hígado es un órgano de filtración de desperdicios, y cualquier hormona o químico, como los pesticidas o antibióticos que le dan a los animales, o a los cuales el animal haya sido expuesto, estarán concentrados en ellos. La yema de huevo contiene más hierro que la carne de tejidos musculares.

Otras buenas fuentes de hierro incluyen vegetales de hojas verdes, frijoles secos, especialmente las lentejas, frijol de soya, remolacha, kelpo, perejil, levadura de cerveza, aguacates, mijo, melocotones, albaricoques, calabaza, arroz integral, dátiles, semillas de sésamo, ciruelas secas, cerezas, higos, pasas y melaza de caña.

Una deficiencia de hierro puede causar ciertos tipos de anemia. Los síntomas de deficiencia incluyen fatiga crónica, falta de aire, dolores de cabeza, caída del cabello, mareos, palidez de la piel y uñas opacas, cóncavas, con líneas a lo largo y quebradizas. La deficiencia de hierro es más prevalente en personas que sufren de candidiasis e infecciones crónicas de herpes.

Si se comienza el día con un cereal caliente sobre el cual se han rociado dos cucharadas de salvado de arroz, levadura de férula, o harina de semillas de calabaza, será más que suficiente para satisfacer la necesidad de hierro en el organismo. También son recomendables los suplementos de hierro orgánico y preferiblemente extraído de hierbas en forma líquida.

El requerimiento diario para hombres adultos es de 10 mg. Para mujeres 18 mg.. Para mujeres embarazadas se requieren entre 30 y 60 mg. diarios. El exceso de hierro en los tejidos se asocia con una extraña enfermedad llamada hemocromatosis, un trastorno que causa pigmentación bronceada de la piel, cirrosis, diabetes y trastornos cardiovasculares.

Optima suplementación diaria de hierro

Para mantener una salud general óptima, la cantidad básica de hierro diario es 15 – 25 mg para hombres y 18 – 45 mg para mujeres.

De acuerdo a los estudios científicos las siguientes cantidades de hierro son necesarias para las siguientes condiciones:

Condición	Cantidad sugerida
Anemia por deficiencia de hierro	15 – 40 mg
Fatiga crónica	20 – 30 mg
Deficiencia de atención	15 – 20 mg

* Pero recuerde que si usted tiene una afección clínica o un trastorno psiquiátrico, debe consultar a su médico antes de tomar suplementos nutricionales.

Toxicidad y efectos secundarios de hierro

La toxicidad del hierro es baja, y los efectos secundarios en personas saludables es muy raro aun tomando hasta 75 mg por día porque el cuerpo tiene un mecanismo que previene la absorción de hierro al extremo de provocar toxicidad. Este mecanismo se encuentra en el intestino y se regula de acuerdo con las necesidades del organismo. Pero mucho hierro en los tejidos y órganos ayuda a la producción de radicales libres y aumenta la necesidad de vitamina E. No se debe dosificar con hierro si existe una infección, debido a que las bacterias requieren hierro para su crecimiento y el cuerpo almacena el hierro y no lo utiliza cuando se presenta una infección.

Cantidades excesivas de zinc y vitamina E interfieren con la absorción del hierro. Personas involucradas en el atletismo o el ejercicio vigoroso y que transpiran en exceso, reducen el hierro en el cuerpo.

Magnesio

El magnesio es un versátil e incansable trabajador en el proceso de producción de proteína y en la actividad enzimática. El cuerpo humano contiene entre 20 y 28 gramos de magnesio. La mitad se encuentra en los huesos y la otra mitad en los órganos y activa una serie de enzimas en el cuerpo que son utilizadas por todas las células del cuerpo. Asiste en el metabolismo del calcio y del potasio. Además, es una de las más importantes coenzimas del organismo y juega un rol fundamental en la formación de los huesos y en el metabolismo de los minerales y carbohidratos. Este mineral juega un papel muy importante en el crecimiento de los huesos y en la prevención de las caries dentales, al ayudar a retener calcio en el esmalte de los dientes. La deficiencia de magnesio puede causar o contribuir a la osteoporosis.

Conforme ayuda a retener el calcio en los huesos, también ayuda a reducir y disolver los cálculos de fosfato de calcio cuando se acompaña de vitamina B6.

El magnesio ayuda a los músculos a relajarse. Cuando el calcio llega a los tejidos musculares, el músculo se contrae, cuando el calcio sale y el magnesio lo reemplaza, el músculo se relaja. La deficiencia de magnesio provoca espasmos musculares, temblores y convulsiones. Con la fibromialgia se forman nudos en los músculos que resultan muy dolorosos. El maleato de magnesio – una combinación de magnesio y ácido málico - alivia el dolor al relajar los músculos. La fatiga crónica también causa dolores musculares que se alivian al suplementar magnesio.

Cada día hay más evidencia que los bajos niveles de magnesio pueden causar problemas psiquiátricos. La esquizofrenia, el déficit de atención, la hiperactividad, el autismo todos pueden mejorar con la suplementación de magnesio y vitamina B-6.

El magnesio ayuda a mejorar enfermedades cardiovasculares tales como la presión arterial alta, la angina de pecho y la taquicardia. En la mayoría de estas enfermedades se ha podido comprobar que existe deficiencia de magnesio. Las investigaciones demuestran que las personas que sufren de presión alta o angina, o ambas, a menudo experimentan espasmos en las venas de la retina en el ojo que puede eventualmente afectar la visión.

Estudios llevados a cabo con personas que sufrían de estas afecciones se ha comprobado que tenían muy bajos niveles de magnesio. La diabetes es otra de las enfermedades que puede dañar gravemente las venas de la retina causando ceguera. Existen evidencias de que la deficiencia de magnesio puede aumentar los riesgos de ceguera.

El magnesio es necesario para la producción de hormonas, células y para los sistemas nervioso, digestivo, reproductivo, inmunológico y la sangre.

Los anticonceptivos orales causan deficiencia de magnesio. Los bajos niveles de magnesio pueden causar coágulos en la sangre, por esa razón las mujeres que toman anticonceptivos tienen mayor incidencia de trombosis.

El magnesio tiene muchas funciones que sería imposible enumerar en este libro. Estabiliza las enzimas que producen energía a las células, por lo que es necesario para regular la energía y el metabolismo. Es importante para la producción de insulina, y es incluso necesario durante el embarazo para prevenir partos prematuros o retardados. Juega un papel muy importante en mantener la salud del sistema nervioso central y ayuda a mejorar el asma al relajar los bronquios.

Algunos síntomas de deficiencia de magnesio son: irritabilidad de los nervios, extrema sensibilidad al dolor, falta de energía, desbalances de las hormonas sexuales, trastornos con la coagulación de la sangre, huesos demasiado suaves para soportar el peso del cuerpo, bajas defensas, mala digestión, latidos irregulares del corazón, caída del cabello, depresión, calcificación de los tejidos blandos, tales como formación de cálculos renales o biliares, síndrome carpiano, mareos, debilidad muscular, contracciones espasmódicas en los tejidos musculares y uñas frágiles.

Fuentes de magnesio: vegetales de hojas verdes, nueces, aguacates, plátano, levadura de cerveza, arroz integral, ajo, higos, frijoles de lima, mijo, nueces, semillas de sésamo, frijoles carita, tofu, trigo, granos integrales, nabos, salmón, mariscos, carne, granos integrales, huevos orgánicos y leche cruda, son unas fuentes excelentes. Muchas frutas dulces tales como el algarrobo, los melocotones, los albaricoques, la miel y la melaza también contienen magnesio.

Precauciones: El consumo de alcohol, el uso de diuréticos, diarreas, altas cantidades de zinc y vitamina D incrementan la necesidad de magnesio en el organismo. El magnesio combinado con la vitamina B6 puede prevenir los cálculos renales producidos por oxalatos.

Grandes cantidades de grasa, aceite de hígado de bacalao, calcio, vitamina D y proteína previenen la absorción de magnesio. Los alimentos ricos en ácido oxálico, tales como: almendras, cacao, espinacas y té negro, también inhiben la absorción de magnesio.

La recomendación diaria de magnesio para adultos es de 320 mg, por día.

Es difícil obtener suficiente magnesio de la dieta por lo que sugerimos suplementarlo.

Optima suplementación diaria de magnesio

Para mantener una salud general óptima, la cantidad óptima de magnesio es de 500 – 750 mg al día para hombres y mujeres.

De acuerdo a los estudios científicos las siguientes cantidades de magnesio son necesarias para las siguientes condiciones:

Condición	Cantidad sugerida
Angina de pecho	500 – 1,000 mg
Alta presión arterial	500 – 750 mg
Uso de anticonceptivos orales	500 – 750 mg
Osteoporosis	500 – 1,000 mg

* Pero recuerde que si usted tiene una afección clínica o un trastorno psiquiátrico, debe consultar a su médico antes de tomar suplementos nutricionales.

Toxicidad y efectos secundarios de magnesio

La toxicidad de magnesio es rara, excepto en personas que tienen falla renal. En personas saludables grandes cantidades de magnesio, entre 3,000 a 5,000 mg al día pueden causar los mismos síntomas que la leche de magnesio – hidróxido de magnesio - o citrato de magnesio los que drenan los líquidos hacia el intestino estimulando las contracciones peristálticas que causan la diarrea. Se ha encontrado toxicidad de magnesio en dosis superiores a los 9,000 mg al día.

Manganeso

El manganeso es un oligoelemento que está presente en el organismo y es activo en la producción de proteína y esencial para una buena estructura ósea, dientes, cartílagos y tendones. El cuerpo humano solamente tiene alrededor de 20 mg de manganeso. Pero aun esa pequeña cantidad es vital en la formación de nuevas células sanguíneas en la médula ósea y es necesario para la transmisión de los impulsos nerviosos del cerebro. La deficiencia de este oligoelemento puede aumentar la susceptibilidad a las convulsiones y a ataques de epilepsia.

El manganeso juega un papel muy importante en el metabolismo del azúcar y de las grasas en la sangre y es necesario para la producción de hormonas sexuales. En algunos estudios se ha comprobado que la suplementación de manganeso ha bajado los niveles de azúcar en la sangre en diabéticos que no respondían a la insulina.

El manganeso es esencial para las personas anémicas por deficiencia de hierro y para la utilización de tiamina (B1) y vitamina E. El manganeso funciona muy bien con el complejo de vitaminas B para dar una sensación de bienestar. Es útil en la formación de la leche materna y es un elemento clave en la producción de enzimas necesarias en la oxidación de las grasas y la metabolización de las purinas. Ayuda a producir energía de los alimentos, y también participa en la función tiroidea y la formación ósea. Además, el manganeso participa en el sistema inmunológico y puede ayudar a curar luxaciones y esguinces.

Las nueces, aguacates, semillas y granos integrales son excelentes fuentes de manganeso. Los vegetales de hojas verdes, si se cultivan orgánicamente en tierras ricas en minerales, pueden proveer el manganeso necesario al organismo. También la yema de huevo, legumbres, ruibarbo, brócoli, zanahorias, papas, guisantes y frijoles, piñas, arándanos, pasas, el clavo de especia y el jengibre, son ricas fuentes de manganeso.

La deficiencia de manganeso puede causar un lento deterioro de los músculos como en la miastenia gravis, inhibición en la producción de proteína y el metabolismo de los carbohidratos y de las grasas. Además, la deficiencia de manganeso puede tener relación con trastornos en el azúcar en la sangre y disfunciones sexuales.

Optima suplementación diaria de manganeso

El RDA para el manganeso para hombres, es 2.3 mg y 1.8 mg por día para mujeres, pero para mantener una salud general óptima, la cantidad básica de manganeso diario es 10 mg para hombres y mujeres. De acuerdo a los estudios científicos las siguientes cantidades de manganeso son necesarias para las siguientes condiciones:

Condición	Cantidad sugerida
Artritis reumatoide y osteoartritis	15 – 30 mg
Osteoporosis	15 – 30 mg
Prevención de cáncer	15 – 30 mg
Tolerancia a la glucosa	20 – 30 mg

* Pero recuerde que si usted tiene una afección clínica o un trastorno psiquiátrico, debe consultar a su médico antes de tomar suplementos nutricionales.

Toxicidad y efectos secundarios de manganeso

La toxicidad de manganeso apenas existe cuando se obtiene de suplementos nutricionales o de alimentos. Sin embargo, cuando el manganeso se inhala puede causar toxicidad, como es el caso de mineros que están expuestos a altas concentraciones de óxido de manganeso en el aire. En esos casos aun las más mínimas cantidades pueden causar anormalidades psiquiátricas y trastornos de los nervios.

Molibdeno

Este mineral esencial es necesario - en cantidades extremadamente pequeñas - para el metabolismo del nitrógeno, el cual permite al cuerpo el uso del nitrógeno. Ayuda en los pasos finales de conversión de las purinas a ácido úrico y en la función normal de las células. Este mineral forma parte de una enzima que ayuda en la utilización del hierro en el organismo, por lo que es necesario para la protección contra la anemia. El molibdeno se encuentra en el hígado, huesos y riñones. Su deficiencia se asocia con trastornos de la boca, las encías, y con el cáncer. Aquellas personas cuyas dietas son altas en productos refinados y procesados, están propensas a sufrir de deficiencias de molibdeno. La deficiencia de molibdeno puede causar impotencia en hombres mayores. Las mejores fuentes de molibdeno se encuentran en los frijoles, cereales y granos, legumbres, guisantes y vegetales de hojas verdes. El calor y la humedad pueden cambiar la acción del mineral.

Optima suplementación diaria de molibdeno

El RDA para molibdeno es de 45 mcg por día para adultos pero para mantener una salud general óptima, la cantidad básica de molibdeno diario es 2 mg para adultos.

Toxicidad y efectos secundarios de molibdeno

Dosis masivas por encima de 15 miligramos diarios, pueden producir gota. El alto consumo de sulfuro puede disminuir los niveles de molibdeno. El exceso de molibdeno puede interferir con el metabolismo del cobre.

Potasio

El potasio, junto con el sodio, contribuye a formar una especie de agitador eléctrico que empuja los nutrientes hacia cada una de las células del cuerpo, mientras acelera la expulsión de los desperdicios fuera del cuerpo. Es vital en la función de todas las células y ayuda a mantener un adecuado equilibrio ácido/alcalino en los líquidos del cuerpo. El potasio es particularmente valioso para el funcionamiento del sistema digestivo y endocrino, los músculos, el cerebro y los nervios. Ayuda a prevenir embolias, es necesario para las contracciones musculares, y contribuye con el sodio para controlar el equilibrio de los líquidos en el cuerpo. Es importante para las reacciones químicas dentro de las células y ayuda a mantener la presión arterial estable. Es importante en la transmisión de los impulsos electroquímicos. Nuestras células contienen más potasio que ningún otro mineral. Hay alrededor de 250 gramos en el cuerpo de un adulto.

Cuando las heridas tardan en sanar, o la piel y otros tejidos parecen "gastados", puede deberse a una deficiencia de potasio. La somnolencia y el insomnio son las primeras señales de deficiencia, así como los espasmos intestinales, estreñimiento severo, inflamación de tejidos, pérdida del cabello y mal funcionamiento muscular.

Si nos alimentamos correctamente, no tendremos porqué preocuparnos de la cantidad de potasio que ingerimos, aunque algunos estudios muestran que los corredores y otros deportistas pueden perder una cantidad extraordinaria de potasio a través del sudor. Una persona puede consumir fácilmente los 2 o 4 gramos al día que son necesarios para reemplazar la cantidad que se pierde normalmente en la orina.

Cada vez hay más evidencia de que los bajos niveles de potasio están asociados con alta presión arterial. Esta asociación puede ser más fuerte aun cuando la proporción de sodio es más alta que de potasio. Este mineral también protege a los riñones de daños resultantes de alta presión arterial. Una deficiencia de potasio puede causar calambres musculares, taquicardia, debilidad muscular, náuseas y vómitos que pueden causar más pérdida de potasio. El agotamiento del potasio en el organismo puede ser causado por varias razones, exceso de sudoración, uso de diuréticos, alcoholismo, diarreas, y por mala nutrición en general así como por enfermedades en las que se usan ciertos medicamentos, como por ejemplo, los esteroides. Por lo general, los vegetales, las frutas y otros alimentos procedentes de las plantas son mucho más ricos en potasio que los alimentos derivados de animales. Los vegetales de hojas verdes son una fuente excelente. Las frutas ricas en potasio son los plátanos, el melón amarillo, aguacates, dátiles, ciruelas, albaricoques secos y pasas. Otras buenas fuentes son los granos integrales, frijoles, legumbres, ajo, papas, calabaza, boniatos o camotes, salvado de trigo, nueces y semillas.

Los corredores de distancia pueden consumir cantidades adicionales de alimentos ricos en potasio mientras están entrenando con intensidad. El consumir alimentos de soya o papas pueden suplementar una buena cantidad de potasio.

Optima suplementación diaria de potasio

Para mantener una salud general óptima, la cantidad básica de potasio diario es 99 – 300 mg para hombres y mujeres.

Si una persona está tomando diuréticos, o si sufre de presión arterial alta, es posible que necesite más cantidad de potasio.

Toxicidad y efectos secundarios de potasio

Las cantidades excesivas de potasio pueden causar problemas en personas con trastornos de los riñones por lo que no se aconseja suplementar más de 99 – 200 mg diarios. Si se desea o se necesita suplementar mayor cantidad debe consultarse a un profesional de la salud.

Personas que usan ciertos medicamentos, tales como diuréticos para combatir la hipertensión, también requieren cantidades adicionales de potasio para reemplazar el potasio que se pierde por la acción de los diuréticos. Sin embargo, los suplementos de potasio no deben tomarse sin supervisión médica, sobre todo si es superior a 300 mg.

Las diarreas, problemas renales y laxantes interrumpen los niveles de potasio. Aunque el potasio se necesita para una buena secreción hormonal, las hormonas segregadas como resultado del estrés, causan una reducción en la proporción de potasio y sodio tanto dentro como fuera de las células.

Selenio

El selenio es un oligoelemento esencial que integra las enzimas, las cuales son determinantes para el control de numerosas reacciones químicas involucradas en las funciones cerebrales y corporales.

El selenio tiene diversas funciones. La función primaria del selenio es como agente antioxidante en la enzima selenio glutatión peroxidasa. Esta enzima neutraliza el peróxido de hidrógeno, el cual es producido por algunos procesos celulares y que, de no ser por ésta, causaría daño a las membranas celulares.

El selenio se encuentra en todos los tejidos del cuerpo, pero está más concentrado en los riñones, el hígado, el páncreas y los testículos. También parece estimular la formación de anticuerpos como respuesta a las vacunas y puede brindar protección contra los efectos tóxicos de los metales pesados y otras sustancias.

Puede contribuir a la síntesis de las proteínas, al crecimiento y desarrollo humano y a la fertilidad, especialmente en los hombres, ya que se ha demostrado que el selenio aumenta la producción de semen y la motilidad de los espermatozoides.

Es necesario para la fabricación de prostaglandinas, las cuales controlan la presión alta y la coagulación de la sangre, protege los ojos contra las cataratas, contribuye a la producción de proteínas y protege las paredes arteriales de depósitos de placas. Es también necesario para la función pancreática y la elasticidad de los tejidos.

La deficiencia de selenio se asocia con enfermedades del corazón. Se ha descubierto que personas que han muerto por ataques cardiacos tenían niveles de selenio seis a siete veces más bajos en la sangre que personas que morían por otras causas. En ciertas partes de la China en donde el contenido de selenio en los suelos es muy bajo existe una enfermedad del corazón que se desarrolla en los niños llamada enfermedad de Keshan. Se ha reportado que la causa de la enfermedad de Keshan es la deficiencia de selenio, lo cual ocasiona una anomalía en el músculo cardíaco. Dicha enfermedad cobró la vida de muchos niños en la China, hasta que se descubrió su relación con el selenio y se les comenzó a suplementar diariamente.

También se ha encontrado que personas alcohólicas y con cirrosis hepática tienen bajos niveles de selenio en los tejidos. También existe alguna evidencia de que el selenio es efectivo para la prevención de varias afecciones de la salud. La seborrea y otras afecciones de la piel como el acné mejoran notablemente cuando se suplementan 400 microgramos de selenio y vitamina E. Igualmente, en Escandinavia se hicieron unos estudios que demostraron una correlación entre los niveles bajos de selenio y la severidad de la distrofia muscular, cuando se suplementó selenio a los afectados hubo una mejoría notable en los enfermos.

Los productos animales tienden a tener más selenio que las plantas. Los granos integrales, levadura de cerveza, arroz integral, ajo, cebollas, melaza, germen de trigo, setas, espárragos, brécol, cebollas y tomates son las mejores fuentes vegetales de selenio. Los huevos representan una excelente fuente de selenio y además contienen sulfuro, el cual ayuda al cuerpo a absorber y utilizar el selenio. Los productos lácteos son igualmente buenas fuentes de selenio.

Las manifestaciones de deficiencia de selenio incluyen falta de energía, angina de pecho y desarrollo de enfermedades degenerativas. Algunas deficiencias han estado implicadas en trastornos de azúcar en la sangre, necrosis del hígado, artritis, anemia, envenenamiento por metales pesados, distrofia muscular y cáncer.

Estudios recientes han asociado la enfermedad celíaca y el síndrome de Down con bajos niveles de selenio. Según una encuesta que se llevó a cabo en 27 países, entre ellos Estados Unidos, se encontró que la incidencia de muerte es más baja en personas que consumen dietas altas en selenio. Las estadísticas y los estudios sugieren que el selenio protege contra los siguientes tipos de cáncer: mamas, colon, próstata y pulmones. También protege contra tumores en: ovarios, cérvix, recto, vejiga, esófago, páncreas, hígado, piel y en el desarrollo de leucemia. También ayuda a bajar los niveles de mercurio en los tejidos.

Optima suplementación diaria de selenio

No existen recomendaciones oficiales sobre la cantidad de selenio que una persona requiere al día, pero la Junta de Alimentos y Nutrición sugiere 50 microgramos diarios. El selenometionina es la forma más asimilable de selenio y es extraído de plantas marinas pero para mantener una salud general óptima, la cantidad básica de selenio diario es 100 – 400 mcg para hombres y mujeres.

De acuerdo a los estudios científicos las siguientes cantidades de selenio son necesarias para las siguientes condiciones:

Condición	Cantidad sugerida
Artritis	50 – 400 mcg
Prevención de cáncer	200 – 400 mcg
Enfermedades del corazón	100 – 300 mcg
Acumulación de mercurio	50 – 200 mcg

* Pero recuerde que si usted tiene una afección clínica o un trastorno psiquiátrico, debe consultar a su médico antes de tomar suplementos nutricionales.

Toxicidad y efectos secundarios de selenio

No se conoce la cantidad de selenio suficiente para ocasionar toxicidad en los seres humanos; pero el exceso en su consumo puede causar problemas con la resistencia de los dientes y el esmalte dental. Otros problemas pueden ser la pérdida de los dientes, el cabello y las uñas y se puede presentar inflamación de la piel, náuseas y fatiga. La toxicidad de selenio es común en los animales cuando los suelos están muy altos en este mineral. Sin embargo, no se han reportado efectos secundarios en humanos hasta la fecha. La Junta de Alimentos y Nutrición (FDA) ha establecido que 2,400 a 3,000 microgramos por día pueden causar toxicidad. Los síntomas de toxicidad pueden ser un fuerte olor a ajo en el aliento, en el sudor y el orine.

Sodio (Sal)

El sodio, junto con el potasio, empuja los nutrientes hacia las células y expulsa los desperdicios. También regula la presión de los líquidos en las células, afectando, por lo tanto a la presión arterial. Junto con otros nutrientes, el sodio ayuda a controlar los niveles ácidos-alcalinos de la sangre en el organismo. El sodio es vital para la capacidad que tienen los nervios de transmitir impulsos a los músculos y para la capacidad de contracción de los mismos.

También contribuye a empujar la glucosa dentro del sistema sanguíneo, produce ácido clorhídrico para ayudar a la digestión, y mantiene la suspensión de calcio en la sangre listo para ser utilizada.

El sodio se encuentra en casi todos los alimentos que consumimos, incluyendo el agua. Los alimentos refinados contienen enormes cantidades de sodio. Dado que debe haber un equilibrio entre el potasio y el sodio para tener una buena salud, muchas personas abusan de la sal, y esto crea un desequilibrio entre el potasio y el sodio.

La deficiencia de sodio no es común. Pero cuando ocurre, es usualmente a causa de situaciones producidas por el estrés, tales como la exposición a químicos tóxicos, infecciones, dificultades en la digestión, alergias, bajos niveles de azúcar en la sangre, y otras lesiones. Los síntomas de deficiencia incluyen arrugas, ojos hundidos, flatulencia, diarrea, náuseas, vómitos, confusión, fatiga, presión arterial baja, palpitaciones, deshidratación, somnolencia, irritabilidad, dificultad para respirar y aumento de las alergias.

Optima suplementación diaria de sodio

El cuerpo necesita 1,200 mg por día con un máximo de 2,400 mg. de sodio al día para realizar sus funciones. Bajo condiciones normales, no es un difícil obtener las cantidades suficientes de sodio pero para mantener una salud general óptima, la cantidad básica de sodio es de 2,400 mg diariamente para hombres y mujeres.

Toxicidad y efectos secundarios de sodio

Algunas personas consumen entre 7,000 y 20,000 mg. de sodio diariamente. Este consumo excesivo puede resultar en serios problemas de salud, incluyendo hipertensión, edema, deficiencia de potasio, estrés, daños en el hígado y los riñones, debilidad muscular y enfermedades del páncreas. El exceso de sal en la dieta puede llevar a enfermedades del corazón si no está equilibrada con la ingestión de potasio.

Vanadio

El vanadio es un elemento natural que puede tener múltiples beneficios para el cuerpo humano. De acuerdo a los investigadores de la Universidad de Maryland, el vanadio puede mejorar el metabolismo de carbohidratos y lípidos en la sangre, además de ser un elemento con la habilidad natural de reducir los niveles de azúcar en la sangre. Los investigadores descubrieron que el vanadio permite que el cuerpo humano realice el metabolismo de los lípidos en la sangre más rápidamente, descomponiendo el colesterol en el flujo sanguíneo. El vanadio también puede disminuir el riesgo de cáncer de colon.

Aunque no se considera al vanadio con ninguna función fisiológica o bioquímica, algunos estudios farmacológicos sugieren que tiene funciones miméticas con la insulina. También se considera estimulante de la proliferación y diferenciación celular, inhibidores sobre la movilidad de espermatozoides, cilios y cromosomas, transporte de glucosa e iones a través de membranas plasmáticas, sobre el movimiento del calcio intracelular y sobre los procesos de óxido-reducción. En el hombre no ha sido identificada una deficiencia de este elemento. Las fuentes de vanadio son principalmente: algas marinas, plantas, invertebrados, peces, cangrejos y mejillones.

Optima suplementación diaria de vanadio

El RDA para vanadio ha propuesto para adultos un nivel máximo de ingestión tolerable de 1,8 mg por día pero la óptima suplementación de vanadio para ayudar a controlar el azúcar en la sangre es de 10 mg al día.

Yodo

La glándula tiroides necesita yodo para producir hormonas. Si la tiroides no tiene suficiente yodo para su funcionamiento, el cuerpo responde forzando a la tiroides a trabajar más duramente produciendo un agrandamiento de la glándula tiroides llamado bocio, y que se manifiesta como una inflamación del cuello.

Otras consecuencias de carencia de yodo es que puede impedir la ovulación en las mujeres, lo que lleva a la infertilidad. La deficiencia de yodo también puede conducir a una enfermedad autoinmune de la glándula tiroides y puede aumentar el riesgo de contraer cáncer de ésta. Algunos investigadores creen que la deficiencia de yodo también podría aumentar el riesgo de otros cánceres: próstata, mama, endometrio y de ovario.

La deficiencia de yodo durante el embarazo es grave tanto para la madre como para el bebé. Puede conducir a hipertensión arterial en la madre durante el embarazo y a retraso mental en el bebé. El yodo juega un papel importante en el desarrollo del sistema nervioso central. En casos extremos, la deficiencia de yodo puede producir cretinismo, un trastorno que implica un retraso grave en el crecimiento físico y mental. La deficiencia de yodo es un problema común de salud en el mundo. El problema más reconocido de deficiencia de yodo es el bocio, además ser la causa más común de retraso mental prevenible en el mundo. A principios del siglo XX, la carencia de yodo era muy común en los Estados Unidos y el Canadá, pero la adición de yodo a la sal ha mejorado la salud pública. La yodación de la sal es obligatoria en Canadá. En los Estados Unidos, sin embargo, la adición de yodo a la sal no es obligatoria aunque la sal con yodo está disponible ampliamente. Se estiman que alrededor de la mitad de la población americana utiliza regularmente la sal con yodo.

El yodo se usa para prevenir la deficiencia de yodo y sus consecuencias, incluyendo el bocio. También se utiliza para tratar una enfermedad de la piel causada por un hongo llamada esporotricosis cutánea; que afecta la piel y el tejido linfático. Es la micosis profunda más frecuente en niños menores de 10 años. También para el tratamiento de la enfermedad fibroquística de las mamas, prevención del cáncer de mama; enfermedades oculares; del corazón, diabetes, derrame cerebral; y como expectorante.

El yodo también se usa para tratar las situaciones de emergencia por exposición a radiación, y proteger la glándula tiroides contra los yoduros radiactivos. Las tabletas de yoduro de potasio para uso en una emergencia por radiación, están disponibles como productos aprobados por la FDA y como suplementos nutricionales. El yoduro de potasio sólo se debe utilizar en el caso de un accidente radiactivo y no antes de una emergencia solo como prevención. El yodo se aplica a la piel para eliminar los germenes y para evitar el dolor en la boca llamado mucositis oral, causado por la quimioterapia, especialmente en cáncer de la cabeza y el cuello, y para el tratamiento de las úlceras diabéticas.

El yodo es indispensable en la elaboración de tirosina; enzima responsable de catalizar la conversión del aminoácido L-Tirosina a dihidroxifenilalanina, o DOPA. La DOPA es la precursora de la dopamina, que a su vez es también precursora de la noradrenalina y la adrenalina, la hormona que controla la velocidad de la sangre que lleva el alimento del intestino a las células, donde se utiliza para producir energía. El cuerpo humano contiene entre 20 y 30 miligramos de yodo, del cual tres cuartos se encuentran en la glándula tiroides. El resto se reparte por todo el cuerpo, principalmente en los fluidos que bañan las células. El yodo es particularmente importante para la glándula tiroides, donde se encuentra su mayor concentración, para el corazón, el sistema inmunológico y el sistema de síntesis de las proteínas, además para regular el crecimiento físico y mental. Ayuda a metabolizar el exceso de grasa y a prevenir el exceso de peso. Los mariscos y pescados frescos y el ajo son buenas fuentes de yodo. Se puede intensificar el contenido de yodo en la dieta usando vegetales marinos tales como el hiziki, wakame, kelp o dulse, y sal yodada. Las setas deshidratadas, vegetales de hojas verdes, apio, tomates, rábanos, nabos, zanahorias, espárragos, frijoles de lima, sal de mar, semillas de sésamo, frijoles de syja, espinacas, calabazas y cebollas también son ricas fuentes de yodo.

El mal funcionamiento de la tiroides es el resultado directo de una deficiencia de yodo. Los síntomas más comunes de la deficiencia de yodo son pereza, problemas de la piel y palidez, caída y falta de brillo en el cabello, sobrepeso y problemas con los dientes y las uñas. La suplementación de yodo puede prevenir muchas enfermedades ya que es difícil obtener suficiente yodo a través de la dieta.

Optima suplementación diaria de yodo

La RDA para adultos es 150 mcg de yodo al día, pero para mantener una salud general óptima, la cantidad básica de yodo diario es 225 a 1,100 microgramos para adultos, dependiendo de la condición de salud.

Toxicidad y efectos secundarios del yodo

Hay algunos alimentos que bloquean la absorción de yodo en la glándula tiroides cuando se consumen en forma cruda y en grandes cantidades. Estos incluyen: col de Bruselas, repollo, coliflor, berzas, melocotones, peras, espinaca y nabos. Si existe un trastorno hipotiroideo, limite estos alimentos en la dieta. El exceso de yodo (por encima de 30 veces las dosis recomendadas por la RDA) produce un sabor metálico y llagas en la boca, inflamación de las glándulas salivares, diarreas y vómitos. Un consumo de hasta 1,000 microgramos al día se considera seguro. Dosis muy altas, sobre 20,000 microgramos diarios pueden causar una condición llamada "bocio de yodo". Esta es una condición muy conocida en el Japón, que afecta a personas que consumen exceso de algas marinas.

Zinc

El zinc desempeña un papel muy importante en muchas funciones del organismo humano. Tenemos entre 2 y 3 gramos de zinc distribuido en todo el cuerpo. Es un oligoelemento importante que las personas necesitan para mantenerse saludables. El zinc se encuentra en segundo lugar sólo después del hierro por su concentración en el organismo.

Es muy crucial en la producción de las hormonas sexuales, en el desarrollo y en la utilización de insulina en el cuerpo. Su mayor importancia recae en la función de la glándula prostática y el desarrollo de los órganos reproductivos y el semen.

Una de las funciones más importantes del zinc es la de ayudar en la síntesis del ácido nucleído, RNA y DNA, ambos esenciales para la división celular, reparación celular y crecimiento de las células. Hay varios estudios que asocian los niveles bajos de zinc con complicaciones en el embarazo, problemas en el parto y defectos de nacimiento.

Los niños que sufren de deficiencia de zinc muestran desarrollo y crecimiento lento o baja estatura, poco apetito, pasividad, apatía, y problemas de comportamiento entre otros síntomas. Todos estos trastornos mejoran al suplementar zinc.

Como coenzima, el zinc ayuda a comenzar muchas actividades importantes y estimula las fuentes de energía. Es un elemento importante en la habilidad que tiene cuerpo para mantenerse en un estado de equilibrio, mantiene la sangre con su acidez apropiada, produce las histaminas necesarias para prevenir las alergias, elimina el exceso de metales tóxicos y ayuda a los riñones a mantener un equilibrio saludable de minerales en el cuerpo. El zinc actúa en el sistema de producción de proteínas, las células de la sangre, el sistema circulatorio, el hígado, los riñones, los músculos, los huesos, los ojos, el sistema inmunológico, la síntesis y producción de colágeno y los nervios.

En los ojos ayuda en la actividad de la vitamina A, por lo que ayuda a la visión nocturna. La formación de cataratas, inflamación del nervio óptico y neuritis óptica están asociadas con deficiencia de zinc.

El zinc también permite la acuosidad del paladar y el olfato. La deficiencia de zinc puede causar falta de olfato y paladar, sobre todo en las personas mayores. Hay, además, una correlación entre los bajos niveles de zinc y la densidad de los huesos en las mujeres postmenopáusicas.

Los problemas en la piel también pueden indicar alguna deficiencia. Las estrías indican que la elastina; las fibras que permiten la suavidad y elasticidad de la piel, no están incorporando suficiente zinc en la piel para mantenerla saludable. El zinc se almacena en la piel. Cuando existe algún trastorno en la piel, podemos asumir que existe también una deficiencia de zinc.

El acné y la soriasis pueden ser el resultado de deficiencias de zinc, al igual que el desgaste del esmalte de los dientes. Otras señales de deficiencia incluyen uñas opacas, cabello quebradizo y sangramiento en las encías. También el mal olor corporal y las manchas blancas en las uñas son otras señales de bajos niveles de zinc.

El zinc ayuda a fortalecer el sistema inmunológico. Cuando hay bajos niveles de zinc hay impedimento en la producción de anticuerpos y cicatrización. Los resfriados recurrentes y el dolor de garganta mejoran cuando se suplementan tabletas de zinc.

Se necesita la suficiente cantidad y absorción de zinc para mantener la concentración apropiada de vitamina E en la sangre. Es además un componente esencial del superóxido dismutasa, un antioxidante que produce el cuerpo para combatir los radicales libres.

Bajos niveles de zinc acompañados de altos niveles de cobre se han asociado con varios tipos de cáncer, alergias, toxicidad del hígado y la vesícula biliar, trastornos de las encías, depresión y problemas de aprendizaje entre otros.

La suplementación de zinc puede ayudar en el tratamiento del trastorno de déficit de atención e hiperactividad (TDAH), la impulsividad, y los problemas sociales en niños con TDAH. Se ha observado que los niños con TDAH tienen niveles más bajos de zinc en la sangre que los niños que no tienen la condición. Los análisis de cabello demuestran que los niños con bajos niveles de zinc y altos niveles de cobre tienen mayor tendencia a sufrir de TDAH.

El zinc puede ayudar en el tratamiento de un trastorno hereditario llamado acrodermatitis enteropática; una afección cutánea, principalmente de la niñez que puede estar acompañada de fiebre y malestar general, aunque también puede estar asociada con hepatitis B y otras infecciones virales. Puede mejorar el virus del herpes simple, cuando se aplican preparaciones de zinc sobre la piel, directamente en la boca o en el área genital. Ayuda a aumentar de peso y mejorar la depresión en personas que sufren de anorexia nerviosa. Para el tratamiento de la hipogeusia, una afección en la que el sentido del gusto es anormal. El zinc es preventivo de gingivitis en encías al usarlo como enjuague bucal. Mejora la cicatrización de las heridas. Eleva los niveles de hierro en la sangre en las mujeres embarazadas, cuando se toma con suplementos de hierro y ácido fólico. Mejora los problemas de la piel como eczema, psoriasis y caída del cabello. Es beneficiosa para la prevención y tratamiento de úlceras estomacales y las complicaciones asociadas con la anemia de células falciformes en las personas que tienen bajos niveles de zinc.

Los síntomas de deficiencia de zinc abarcan: infecciones frecuentes, hipogonadismo en los hombres, caída del cabello, inapetencia, problemas con el sentido del gusto y el olfato, llagas en la piel, crecimiento lento, dificultad para ver en la oscuridad, dificultad para cicatrizar heridas. Y como preventivo se usa para calambres musculares y el tratamiento de las heridas en las piernas en las personas que tienen bajos niveles de zinc. Las personas que utilizan aerosoles nasales y geles que contienen zinc pueden tener efectos secundarios como perder su sentido del olfato.

Los niveles de zinc pueden disminuir por diarreas, enfermedades de los riñones, cirrosis hepática, diabetes y alto consumo de fibra. Los fitatos que se encuentran en los granos y legumbres se pegan al zinc e impiden su absorción.

Tomar agua del grifo puede bajar los niveles de zinc, y suplementar zinc en exceso puede provocar vómito.

El requerimiento diario de zinc para personas adultas es entre 14 y 18 mg, con un máximo de 40 mg por día. Asumiendo, por supuesto, que se suplementa a adultos saludables. Si incluimos las semillas de ajonjolí - girasol y calabaza en nuestra dieta diaria, podemos suministrar la dosis necesaria.

Las mejores fuentes de zinc son los huevos, las aves, carnes y los mariscos contienen considerables cantidades de zinc, al igual que las vísceras animales. Una excelente fuente de zinc se encuentra en los guisantes, el frijol de soja, frijol de lima, huevos, sardinas, lecitina de soja, pacanas, las setas, los granos integrales y en la mayoría de las nueces y semillas, especialmente en las semillas de calabaza.

Optima suplementación diaria de zinc

Para mantener una salud general óptima, la cantidad básica de zinc diario es 25 – 50 mg para adultos. Las mujeres embarazadas, o amamantando, no deben tomar más de 40 mg de zinc por día. La dosis máxima de zinc, en casos especiales es de 100 mg al día.

De acuerdo a los estudios científicos las siguientes cantidades de zinc son necesarias para las siguientes condiciones:

Condición	Cantidad sugerida
Acné	50 – 90 mg
Aumento en la inmunidad	30 – 60 mg
Cicatrización	30 – 50 mg
Degeneración macular	80 – 90 mg
Falta de olfato y paladar	30 – 50 mg
Osteoporosis	30 – 50 mg
Pobre visión nocturna	30 – 50 mg
Prostatitis	40 – 50 mg

* Pero recuerde que si usted tiene una afección clínica o un trastorno psiquiátrico, debe consultar a su médico antes de tomar suplementos nutricionales.

Toxicidad y efectos secundarios de zinc

Dosis diarias de más de 100 miligramos de zinc pueden deprimir el sistema inmunológico, mientras que dosis menores a 100 mg, pueden reforzar las defensas inmunológicas. Cantidades mayores de 50 mg de zinc pueden bajar los niveles de cobre. Debe mantenerse el equilibrio entre el cobre y el zinc. Los suplementos de zinc en grandes cantidades pueden causar diarrea, cólicos abdominales y vómitos, generalmente en el lapso de 3 a 10 horas después de su ingestión. Los síntomas desaparecen en un corto período de tiempo después de suspender los suplementos.

El zinc interfiere con la penicilamina que se usa para la enfermedad de Wilson y la artritis reumática al impedir que se asimile la absorción de ésta. Se debe separar la penicilamina del zinc por lo menos 2 horas uno del otro.

El zinc podría disminuir la absorción de antibiótico. Se debe separar por al menos dos horas para evitar esta interacción.

8. Aminoácidos

Los aminoácidos son sustancias compuestas por carbono, oxígeno, hidrógeno y nitrógeno. Los aminoácidos son las unidades químicas, o como se les llama popularmente, bloques componentes que forman las proteínas. La proteína no podría existir sin una combinación adecuada de aminoácidos. Para entender la importancia vital que representan los aminoácidos, es necesario comprender lo esencial que es la proteína para la vida misma. Es la proteína en sí, la que proporciona la estructura para todas las cosas vivientes. Cada uno de los organismos vivientes, desde el animal más grande hasta el microbio más diminuto está compuesto de proteínas. Es la proteína, la que en diferentes y variadas formas, participa en los procesos químicos vitales que permiten mantener nuestra vida.

En el cuerpo humano, son las substancias proteínicas las que componen los músculos, ligamentos, tendones, órganos, glándulas, uñas, cabello y fluidos corporales (excepto la bilis y la orina). Las proteínas son esenciales para el crecimiento de los huesos.

Las enzimas, hormonas y genes también están compuestos por varias proteínas. Después del agua, las proteínas representan la porción más grande del peso del cuerpo humano. Por lo tanto, es fácil comprender por qué debemos cumplir con los requisitos diarios de proteínas para mantener una buena salud.

Para que una proteína sea completa, debe contener todos los aminoácidos particulares en ella. Los aminoácidos pueden estar todos enlazados casi indefinidamente hasta formar más de 50,000 proteínas diferentes y 20,000 enzimas conocidas. Debido a que cada tipo de proteína está compuesto por diferentes aminoácidos, y cada uno efectúa una función específica, no son intercambiables. Los aminoácidos contienen alrededor de un 16 % de nitrógeno. Esto es lo que los distingue de los carbohidratos y de las grasas en el organismo.

El sistema nervioso central no puede funcionar sin aminoácidos, ya que éstos actúan como neurotransmisores o como precursores de los neurotransmisores. Son necesarios para que el cerebro reciba y envíe mensajes. A menos que todos los aminoácidos estén presentes y unidos, la transmisión de un mensaje puede fallar. Una comida muy rica en proteínas, altera temporalmente el sentido de estar alerta.

Existen aproximadamente veintidós aminoácidos comunes conocidos y son los que dan cuenta de los cientos de diferentes tipos de proteínas presentes en todas las cosas vivientes. El hígado produce cerca del 80% de los aminoácidos que necesitamos. El 20% restante hay que obtenerlo de medios externos. Los aminoácidos que necesitamos obtener de la dieta se llaman *aminoácidos esenciales*.

Los aminoácidos esenciales que entran al cuerpo a través de la dieta son: **fenilalanina, isoleucina, leucina, lisina, metionina, treonina, triptófano** y **valina**. Aunque algunos bioquímicos y científicos los consideran como esenciales, hay dos semiesenciales: **arginina** e **histidina**.

Otros aminoácidos que aparentemente el cuerpo puede fabricar de otras fuentes son los no esenciales: **alanina, ácido aspártico; asparagina, cisteína, ácido glutámico; glutamina, glicina, homocisteína, hidroxilisina, hidroxiprolina, prolina, serina y tirosina.** Otros que no se encuentran en la estructura de los tejidos del cuerpo, pero contribuyen al metabolismo humano son: **carnitina, ci-trulina, acido amino butírico (GABA), glutatión, ornitina y taurina.**

La mayoría de los aminoácidos (excluyendo glicina) puede aparecer en dos formas y una se asemeja a la otra como el reflejo en un espejo. A éstas se les llama series D – (dextrorotatorio), y L (levorrotatorio). Debido a que los aminoácidos en la serie L - están en su estado natural en las proteínas, igual que los aminoácidos que se encuentran en los tejidos de plantas vivas y de animales, se consideran más compatibles con la bioquímica humana. Mientras que los que componen la serie D pueden ser sintetizados, pero no forman parte de las proteínas del cuerpo, excepto la fenilalanina, que también puede aparecer como DL-Fenilalanina.

El proceso de encadenar los aminoácidos para formar proteínas o de desdoblar las proteínas en aminoácidos individuales para el uso del cuerpo, es continuo. Cuando necesitamos más enzimas proteicas, el cuerpo produce más enzimas proteicas; cuando necesitamos más células, el cuerpo produce más proteínas para las células. Estos tipos diferentes de proteínas son producidos según las demandas del cuerpo. Si el cuerpo agota sus reservas de cualquiera de los aminoácidos esenciales, no será capaz de producir las proteínas que requieren tales aminoácidos. La deficiencia de proteínas resultante puede llevar a una serie de trastornos en la salud.

Si la dieta no está bien balanceada porque contiene cantidades inadecuadas de los aminoácidos esenciales, tendremos problemas de salud. Si una persona no digiere los alimentos adecuadamente pueden aparecer otros síntomas por deficiencia de proteínas. Para evitar estos problemas, debemos asegurarnos de ingerir una dieta balanceada o, en su defecto, tomar enzimas digestivas y suplementos que contengan los aminoácidos esenciales.

Además de sus otras funciones vitales, los aminoácidos permiten a las vitaminas y minerales hacer su labor adecuadamente, ya que aun cuando las vitaminas y minerales se absorban y asimilen rápidamente, no serán efectivos a menos que los aminoácidos estén presentes.

Los aminoácidos se encuentran disponibles en combinación con varias fórmulas multivitamínicas como mezclas de proteínas, en una amplia variedad de suplementos nutricionales y en un gran número de fórmulas de aminoácidos. Se pueden comprar en cápsulas, tabletas y polvo. La mayoría de los suplementos de aminoácidos son derivados de la proteína de huevo, proteína de soya, de levadura nutricional, o de proteína animal. Los aminoácidos en forma libre cristalizada se extraen, por lo general, de una serie de cereales. El arroz integral es una de las principales fuentes, aunque también se usan la levadura prensada en frío y la proteína de la leche. Los aminoácidos en forma libre son los más puros y se absorben más rápidamente. Los aminoácidos cristalizados son estables a temperatura ambiente y se descomponen cuando se calientan a temperaturas entre 350° y 660° F, o 180° y 350° C.

El ABC de los Aminoácidos

Cada aminoácido tiene sus funciones específicas y se necesita para prevenir el desarrollo de varios síntomas. Las variadas funciones y síntomas de deficiencias se describen a continuación. Cuando se suministran aminoácidos individualmente y con propósitos curativos, se deben de tomar con el estómago vacío para evitar la competencia con la absorción de otros aminoácidos. Los aminoácidos compiten entre sí para entrar primero al sistema nervioso y el cerebro.

Aminoácidos Esenciales

L-Fenilalanina

La L-fenilalanina (LFA) es uno de los 9 aminoácidos esenciales para el ser humano, por lo que se debe obtener a través de los alimentos ya que el cuerpo no puede producirlo. Este aminoácido es precursor del aminoácido tirosina. La fenilalanina se convierte en el aminoácido tirosina mediante una reacción de la enzima fenilalanina hidroxilasa. Como precursor de tirosina, fenilalanina puede formar norepinefrina en el cerebro además de otras catecolaminas tales como epinefrina, dopamina y tiramina. La norepinefrina es un importante neurotransmisor, o sea, que puede llevar información quimioélectrica a la sinapsis cerebral, y es muy importante para la memoria, el estado de alerta y el aprendizaje.

El metabolismo de la fenilalanina requiere vitamina B-6, niacina (B-3), vitamina C, cobre y hierro. Este aminoácido es parte de algunas drogas psicoactivas al igual que químicos orgánicos tales como acetilcolina (neurotransmisor encargado de transmitir impulsos nerviosos entre las neuronas), melanotropina (hormona segregada por el lóbulo anterior de la pituitaria para estimular la melanogénesis, productora de los pigmentos cutáneos), vasopresina (hormona que limita la cantidad de orina que el cuerpo produce), colecistoquinina (hormona que promueve contracción de la vesícula biliar), y las encefalinas y endorfinas (moduladoras del dolor).

La L-Fenilalanina en sus tres formas se usa para tratar la depresión porque produce neurotransmisores en el cerebro, sobre todo el aminoácido tirosina; un neurotransmisor excitatorio. La fenilalanina se absorbe más fácilmente que la tirosina, por lo que es mejor aceptada para tratar la depresión.

El cerebro usa fenilalanina para producir norepinefrina por lo que regula los cambios de humor, el estado de ánimo, las pulsaciones cardíacas y la presión arterial. Ayuda en el consumo de oxígeno mejorando la memoria y el aprendizaje.

Como actúa sobre el hipotálamo en la zona reguladora del apetito (especialmente a media mañana), y en el metabolismo de las grasas ayuda a prevenir la obesidad. También la fenilalanina ayuda a controlar los niveles de glucosa en sangre.

Se ha comprobado científicamente que la fenilalanina bloquea las enzimas encefalinasas, que degradan las hormonas naturales endorfinas y encefalinas similares a la morfina, y que actúan como potentes analgésicos endógenos en el sistema nervioso central. El incremento de endorfinas nos pone más alertas, eleva la energía y el estado de ánimo y hace mirar la vida de una forma más positiva. Por esa razón es que ayuda tanto en casos de depresión. Por esa misma razón, ayuda tanto a aliviar el dolor, sobre todo artríticos y migrañosos, y en muchos dolores músculo-esqueléticos como el dolor en la espalda y la irritación de los ligamentos y tendones.

Una deficiencia de fenilalanina puede causar muchos trastornos de salud. La más importante es alcaptonuria; una enfermedad hereditaria que causa orinas negruzcas y frecuentes cálculos renales.

Otros trastornos de salud producidos por deficiencia de fenilalanina son a nivel fisiológico: vitíligo, calvicie precoz, canicie, cataratas, congestión ocular, aumento de la sensibilidad al dolor, sobre todo en migrañas y enfermedades inflamatorias como la artritis. Y a nivel emocional y psicológico: ansiedad, falta de interés por el entorno, depresión endógena, alteraciones graves de la conducta, aumento desmesurado del apetito con pérdida de energía, disminución en la memoria e incapacidad capacidad de concentración.

Beneficios de la suplementación

Junto con la L-tirosina es efectiva para estimular la pigmentación de la piel, formar colágeno y elastina, y para controlar la calvicie precoz. Ayuda a aclarar la vista, la agudeza mental y la memoria, especialmente en ancianos.

Es un moderador del apetito, y actúa como antiinflamatorio en enfermedades reumáticas. Los efectos de L-fenilalanina se potencian con los aminoácidos Taurina y Tirosina, y con las vitamina C y B.

D-Fenilalanina

Otra presentación de este L-fenilalanina es D-Fenilalanina, que se emplea de forma más específica como un precursor de neurotransmisores y para dolores de tipo nervioso como ciática y neuralgia.

DL-Fenilalanina

DL-Fenilalanina es una forma galénica o farmacéutica de fenilalanina. Es la combinación de L y D fenilalanina. Forma galénica es la disposición individualizada a que se adaptan las sustancias medicinales (principios activos) y excipientes (materia inactiva) para constituir un medicamento. DL-Fenilalanina, tiene las propiedades de ambas fenilalaninas sin efectos secundarios.

La DL-Fenilalanina es muy efectiva para el control del dolor, especialmente en artríticos. Funciona como base en la construcción de todos los aminoácidos, aumenta la rapidez mental, suprime el apetito y ayuden el mal de Parkinson. Debe usarse con precaución sobre todo en personas diabéticas, mujeres embarazadas y en personas con alta presión arterial.

DL-Fenilalanina estimula las endorfinas por lo que es ideal para enfermedades reumáticas y para dolores crónicos. Ayuda a mejorar el estado de ánimo y aumenta la resistencia al cansancio.

Actúa como antidepresivo, sobre todo en ancianos y para personas con dificultad para adaptarse al medio, incluso en esquizofrenia donde la persona siente que el medio no lo entiende.

Fuentes de fenilalanina

La fenilalanina es un aminoácido esencial que se encuentra en proteínas animales y vegetales. Se encuentra principalmente en alimentos ricos en proteínas tanto de origen animal como: carnes, pescado, huevos, productos lácteos; pero también en las proteínas de origen vegetal como son: legumbres, frutos secos, soja, quinua, amaranto, trigo sarraceno, semillas y espirulina.

No hay consenso sobre el RDA de fenilalanina, pero se considera alrededor de 41-68 mg para adultos.

Optima suplementación diaria – OSD. Para mantener una salud general óptima, la cantidad básica de L-Fenilalanina diario 50-98 mg por día. Pero la dosis varía de acuerdo con las condiciones de salud.

De acuerdo a los estudios científicos las siguientes cantidades de L-Fenilalanina son necesarias para las siguientes condiciones:
*

Condición	Cantidad sugerida
Artritis y Osteoartritis	1,500 – 6,000 mg
Cansancio	2,000 – 4,000 mg
Depresión	3,000 – 6000 mg
Dolores	2,000 – 6,000 mg
Migrañas	3,000 – 6,000 mg
Vitiligo	1,500 – 3,000 mg

*** No se recomienda la terapia con fenilalanina por tiempo prolongado. Cualquiera que sea la condición para la que se usa, en cualquiera de sus tres formas, no debe exceder tres semanas a la vez sin pausar, o sin el apoyo de otros aminoácidos.

Braverman and Pfeiffer, en su libro The Healing Nutrients Within, sugieren que L-Fenilalanina funciona mejor para los trastornos bipolares con estados depresivos y maniacos, en dosis de 500 mg dos veces por día hasta 2 a 3 gramos diarios, junto con 100 mg de vitamina B-6 dos veces al día. La forma D y DL-Fenilalanina son más efectivas cuando hay falta de una actitud positiva o falta de entusiasmo por la vida.

*Pero recuerde que si usted tiene una afección clínica o un trastorno psiquiátrico, debe consultar a su médico antes de tomar suplementos nutricionales.

Toxicidad y efectos secundarios

Personas que usen anfetaminas no deben tomar fenilalanina, ya que podría agudizar los síntomas. No suplementar en personas agresivas ni demasiado nerviosas. Emplear solamente en casos de depresión con apatía con el entorno social.

La fenilalanina es parte de la composición del aspartamo, un edulcorante artificial que se encuentra en alimentos dietéticos y es muy habitual en refrescos de dieta; no se recomienda el consumo de fenilalanina por embarazadas ni pacientes fenilcetonúricos. Debido a la fenilcetonuria, normalmente los productos que contienen aspartamo llevan una advertencia en el etiquetado sobre la presencia de fenilalanina. Durante el embarazo, la fenilalanina no se convierte en tirosina y se puede producir fenilcetonuria; una condición congénita que si no se trata a tiempo puede afectar al sistema nervioso central causando alteraciones graves cerebrales con retraso en el crecimiento y el sistema psicomotor durante la infancia. El tratamiento consiste en reducir la ingesta de fenilalanina y aumentar la suplementación de tirosina. No se aconseja suplementar a personas que sufren de alta presión arterial, mujeres embarazadas, a personas que sufren de fenilcetonuria (FKU), ni de melanoma pigmentosa (un tipo de cáncer de la piel).

Los medicamentos antipsicóticos y los IMAO - inhibidores de la monoamino oxidasa (IMAO) son medicamentos antidepresivos que cuando se toma con fenilalanina puede causar un aumento agudo y súbito de la presión arterial, lo que lleva a la muerte.

Medicamentos para la Enfermedad de Parkinson - cualquier medicamento para la enfermedad de Parkinson reaccionar mal a la fenilalanina y evitar que el medicamento.

L-Isoleucina

Los aminoácidos conocidos popularmente como BCAA, por sus siglas en inglés (*Branched Chain Amino Acids*) de cadena ramificada son: **leucina, isoleucina y valina**, son considerados componentes principales del tejido muscular.

La L-Isoleucina es un aminoácido ramificado esencial ya que no puede ser sintetizado por el cuerpo y debe ser ingerido como un componente de proteínas. La isoleucina se encuentra en grandes concentraciones en los tejidos musculares. Es usado en nuestro organismo para producir ciertos compuestos bioquímicos que ayudan en la producción de energía y puede ayudar en trastornos de tics nerviosos. La isoleucina es necesaria para la formación de hemoglobina y está involucrado en la coagulación de la sangre, estabiliza y regula el azúcar en la sangre. Ayuda a evitar lesiones hepáticas, y en el mantenimiento de la salud mental. Se ha comprobado que este aminoácido es insuficiente en personas que sufren de ciertos trastornos mentales.

Se metaboliza en los tejidos musculares y debe administrarse en equilibrio adecuado con leucina y valina y se usa como suplemento para el aumento de masa muscular. Es valioso para los deportistas porque ayuda a la curación y la reparación del tejido muscular, piel y huesos. Previene la atrofia muscular por inmovilización.

Una deficiencia de L-Isoleucina puede producir síntomas parecidos a los de la hipoglucemia.

Fuentes de L-Isoleucina

Se encuentra en casi todos los alimentos, pero es más alto en pescado, carnes y quesos, y relativamente alto en la mayoría de las semillas, nueces y germen de trigo.

No hay consenso sobre las recomendaciones diarias de L-Isoleucina, pero están entre 600 y 700 mg de isoleucina al día. Regularmente esto se consigue a través de la dieta.

Optima suplementación diaria de L-Isoleucina

Las personas que practican deporte o físicoculturismo pueden mejorar su rendimiento deportivo con una suplementación de 600 a 1000 mg diarios.

Toxicidad y efectos secundarios de L-Isoleucina

No se conoce ningún efecto secundario hasta el momento. Sin embargo, las personas con afecciones hepáticas o renales no deben ingerir grandes cantidades de aminoácidos sin las recomendaciones de un profesional de la medicina.

L-Leucina

La L-Leucina es otro aminoácido esencial ramificado del grupo conocido como BCAA e interactúa con los otros aminoácidos esenciales ramificados isoleucina y valina. Éste es un aminoácido que forma parte del código genético. No actúa como fuente de carbono para la síntesis de la glucosa ya que es cetogénico y no glucogénico. Tiene la capacidad de imitar a la insulina y ayudar al azúcar a entrar en las células. También puede sustituir a la glucosa durante períodos de ayuno; un beneficio que no ofrecen los demás aminoácidos. El Profesor de Nutrición de la Universidad de Minnesota Dr. Donald K. Layman, reporta que la leucina ayuda en la regulación del metabolismo. El Dr. Layman explica que la leucina estabiliza la homeostasis y los niveles de la glucosa en la sangre.

El aminoácido L-Leucina juega un rol muy importante en emitir señales sobre órganos, tejidos y glándulas, casi como actúan las hormonas para activar el metabolismo y el crecimiento muscular. Se considera como un modulador de la insulina y un donante primario de nitrógeno para la producción de los aminoácidos alanina y glutamina en los músculos esqueléticos. Los múltiples roles de la leucina son en parte asociados con la ausencia de la cadena de enzimas aminotransferasas en el hígado que resulta en un suministro enriquecido de BCAA en la sangre. Durante los periodos de dieta o ayuno, la suplementación de leucina o una mezcla de los tres BCAA, leucina, isoleucina y valina estimulan la síntesis de proteína en los músculos. De la misma forma la suplementación de leucina estimula la recuperación de la síntesis te proteína en los músculos después del ejercicio.

La L-Leucina se utiliza en el hígado, el tejido adiposo y el tejido muscular; en estos dos últimos se utiliza para la formación de esteroles que cumplen funciones reguladoras, estructurales y hormonales.

La L-Leucina se altera durante el envejecimiento, lo que provoca un desequilibrio en la descomposición y producción de las proteínas musculares; por lo que se produce una pérdida de masa muscular en los ancianos.

Beneficios del aminoácido L-Leucina es especialmente beneficioso en pacientes post-traumáticos. Imprescindible para la curación de heridas y traumatismos, la formación de tejido muscular, y prevenir la atrofia muscular por inmovilización, ayuda a las lesiones hepáticas regulando la secreción biliar, y al mantenimiento de la salud mental, a la producción de la hormona del crecimiento (HGH), a las funciones hormonales sexuales masculinas femeninas, y a mantener el equilibrio de la glucosa en la sangre.

Está demostrado que el aminoácido esencial leucina es capaz de producir efectos anabólicos sobre el tejido muscular, pero además, también puede ejercer acciones fuertemente anti-catabólicas cuando se ingiere en suficiente cantidad. La leucina ha demostrado que puede atenuar el catabolismo muscular durante los periodos de pérdida de peso, facilita la reparación del tejido y favorece la regeneración de las proteínas musculares en las personas de edad avanzada.

En otras palabras, en estudios con humanos se ha constatado que la suplementación con leucina inhibe la proteólisis del músculo (degradación) exhibiendo fuertes propiedades anti-catabólicas. Es más, parecen existir pruebas que llevan a confirmar que las acciones protectoras del músculo son incluso de mayor calado que las de promoción de la síntesis de proteína. La deficiencia de L-Leucina puede causar, o contribuir a los siguientes trastornos: mala cicatrización de las heridas y traumatismos, predisposición a sufrir lesiones hepáticas, alteraciones de la conducta y la glucosa en la sangre, perdida de la masa muscular y trastornos mentales.

Optima suplementación diaria de L-Leucina

El organismo necesita entre 12 a 16 mg de leucina por kilogramo de peso. Regularmente esto se consigue a través de la dieta. En periodos de dieta, post-traumáticos o post-quirúrgico es importante suplementar los tres aminoácidos BCAA; leucina, isoleucina y valina para mantener el equilibrio en los tejidos. El aminoácido L-Leucina promueve la curación de los huesos, la piel y los tejidos musculares. Es muy recomendado como suplemento para aquellas personas que están recuperándose de alguna intervención quirúrgica, pero se debe tomar con moderación ya que baja los niveles de glucosa en la sangre.

Toxicidad y efectos secundarios de L-Leucina

No se conoce ningún efecto secundario hasta el momento. Sin embargo, las personas con afecciones hepáticas o renales no deben ingerir grandes cantidades de aminoácidos sin las recomendaciones de un profesional de la medicina.

También deben considerarse otros efectos negativos como hipoglucemia. El exceso de leucina puede robar otras vitaminas del organismo tales como la vitamina B-3 o niacina.

L-Lisina

Como uno de los bloques componentes esenciales de todas las proteínas, el aminoácido L-Lisina es un aminoácido esencial para la salud humana. Lo que significa que el cuerpo no puede producirlo. Se debe obtener a través de la alimentación o de suplementos nutricionales. Es muy necesario para el desarrollo y crecimiento de los huesos de los niños.

L-Lisina tiene muchas funciones. Mantiene el equilibrio de nitrógeno en el organismo, lo cual ayuda a mantener saludable y en buen estado a la masa muscular en los adultos. Ayuda a la absorción del calcio del tracto intestinal y previene la cantidad de calcio que se pierde a través de la orina. Previene la pérdida de hueso asociada con la osteoporosis. L-Lisina junto con L-Arginina ayuda a la actividad de las células óseas y a estimular la producción de colágeno por lo que ayuda en la reparación de los tejidos entre ellos la piel y los cartílagos. Es especialmente importante para aquellos que están recuperándose de una cirugía, de lastimaduras o de traumas. La vitamina C es necesaria para convertir lisina en hidroxilisina, para que pueda producir colágeno en los tejidos.

L-Lisina también es metabolizada por las enzimas transaminasas en el hígado; pero depende de las vitaminas B-6, B-2, C, hierro y ácido glutámico

Entre las muchas funciones de este aminoácido se encuentra la habilidad de combatir las llagas en la boca (herpes simple) y otros virus o herpes. Un estudio encontró que L-Lisina es más efectivo en prevenir los brotes del herpes labial, o herpes simple, que en reducir la severidad o duración de éste. Se ha comprobado que suplementar L-Lisina regularmente puede prevenir los brotes, tanto de herpes simple como herpes genital, debido a un efecto antiviral que bloquea la actividad de la L-Arginina, la que promueve la replicación de virus HSV.

L-Lisina ayuda además a bajar las grasas en la sangre, por lo que se usa en programas para bajar de peso, para aumentar la masa muscular y para estimular al sistema inmunitario.

Fuentes abundantes de L-Lisina son los huevos, queso, leche, papas, carne roja, pescado y soya. Las deficiencias de L-Lisina resultan en falta de energía, falta de concentración, irritabilidad, ojos rojos, pérdida del cabello, anemia, retardo en el crecimiento y trastornos de reproducción.

Los veganos y vegetarianos y atletas tienen mayor riesgo de tener bajos niveles de L-Lisina. Ya sea porque no consumen suficiente cantidad de proteína en su dieta, o porque la utilizan en exceso. Consumir más legumbres y frijoles puede ayudarlos a obtener la lisina necesaria.

Optima suplementación diaria de L-Lisina

No existe consenso sobre la dosis diaria recomendada de L-Lisina es, solamente sobre la dosis necesaria al igual que otros aminoácidos, 12 mg por kilogramo de peso. Un kilogramo es igual a 2.2 libras, así que una persona de 150 libras, pesa alrededor de 68 kg. La suplementación de L-Lisina seria de 800 mg como protector diario. Pero las necesidades dietéticas de L-Lisina están entre 750 – 1,000 mg al día. Una suplementación óptima sería 1,500 mg diariamente.

L-Lisina se encuentra disponible en cápsulas o tabletas de 500 mg y es muy bien tolerada en dosis de 1,500 a 2,000 miligramos al día. En dosis de 3 - 6 gramos es aceptable por la mayoría de las personas. Pero no se debe suplementar en altas dosis por largo tiempo sin consultar a un profesional de la salud.

De acuerdo a los estudios las siguientes cantidades de L-Lisina son necesarias para las siguientes condiciones:

Condición	Cantidad sugerida
Herpes simple – prevención	1,500 mg (en 3 dosis)
Herpes genital o bucal brotes	3,000 – 6,000 mg
Cicatrización	1,000 – 6,000 mg dependiendo de la lesión
Perder peso	1,500 – 3,000 mg
Aumento de masa muscular junto con Arginina	1,500 antes de acostarse - ambos

*** Dosis mayores de 6,000 mg deben ser supervisadas por un profesional de la salud.

*** No se recomienda la terapia con L-Lisina por tiempo prolongado, excepto en casos de herpes, en que se debe suplementar mínimo 500 – 1,000 mg diarios cuando no haya brote.

*Pero recuerde que si usted tiene una afección clínica o un trastorno psiquiátrico, debe consultar a su médico antes de tomar suplementos nutricionales.

Toxicidad y efectos secundarios de L-Lisina

No se conoce ningún efecto secundario hasta el momento. Sin embargo, las personas con afecciones hepáticas o renales, o mujeres embarazadas o lactando, no deben ingerir grandes cantidades de aminoácidos sin las recomendaciones de un profesional de la medicina.

Interacciones: Si está tomando algunas de los siguientes medicamentos o suplementos, no debe suplementar lisina sin consultar con un doctor. Los antibióticos gentamicin, neomycin, streptomycin y otros antibióticos. Abuso en la suplementación de lisina puede aumentar el riesgo de nefrotoxicidad, o trastornos con los riñones. También puede aumentar el riesgo de formar cálculos en la vesícula cuando se toma en muy altas dosis.

L-Metionina

El L-Metionina es otro de los aminoácidos esenciales que no se sintetiza en el cuerpo y debe obtenerse de fuentes alimenticias o de suplementos nutricionales.

L-Metionina es el aminoácido menos abundante en los alimentos. Este deriva en adenosil metionina (SAM). Es uno de los principales elementos de consolidación de las proteínas implicadas en la formación de células y tejidos.

Además de representar una buena fuente de azufre –junto a cisteína y cistina- y es importante para muchas funciones orgánicas. Por su contenido de azufre ayuda a prevenir trastornos de la piel y las uñas. L-Metionina es uno de los aminoácidos que más ayuda a combatir los radicales libres por su poder antioxidante e interacciona con otras sustancias para desintoxicar el organismo de agentes dañinos. Esta función al hace la conversión a l-cisteína para neutralizar toxinas. Es importante para el tratamiento de la fiebre reumática y toxemia como consecuencia del embarazo. Ayuda en la descomposición de las grasas previniendo la acumulación de ésta en el hígado y las arterias; principal impedimento de flujo de sangre al cerebro, corazón y riñones. Junto con la colina y el inositol ayuda a eliminar los lípidos del hígado graso y a mejorar la función renal.

La cistina y la taurina dependen de la metionina para su síntesis en el organismo. L-Metionina ayuda el sistema digestivo, en caso de debilidad muscular, previene la fragilidad del cabello y es benéfico contra las alergias químicas y la osteoporosis. Es beneficioso para las mujeres que toman anticonceptivos orales, ya que promueve la excreción de los estrógenos.

Enfermedades para las puede ser beneficioso L-Metionina: en casos de congestión e intoxicación hepática y colesterol alto, estrés, ansiedad, angustia, depresión, esquizofrenia. Es también útil para las siguientes condiciones: alergias alimenticias, artritis, arteriosclerosis, debilidad muscular, distrofia muscular y distensiones musculares, menopausia, obesidad, pancreatitis, enfermedad de Parkinson, trastornos de la piel y uñas, y como apoyo para muchas enfermedades degenerativas.

Las mejores fuentes en L-Metionina son: carnes, pescado, lácteos, huevos, germen de trigo, legumbres, semillas, levadura nutricional, soja, nueces, cacahuate y semillas.

La carencia de L-Metionina en el organismo puede ocasionar una serie de trastornos. Estos son algunos de ellos: mayor propensión a las infecciones, a la acumulación de colesterol en la sangre, a anemia, fiebre reumática y a esquizofrenia.

Optima suplementación diaria de L-Metionina

No existe consenso sobre la dosis de L-Metionina, pero al igual que otros aminoácidos, el cuerpo necesita 12 mg por kilogramo de peso. Un kilogramo es igual a 2.2 libras, así que una persona de 150 libras, pesa alrededor de 68 kg. La suplementación de L-Metionina seria de 800 mg como protector diario, pero el aporte óptimo de L-Metionina está entre 1,000 y 1,500 mg al día.

L-Metionina se encuentra disponible en cápsulas o tabletas de 500 mg y es muy bien tolerada en dosis de 1,000 a 1,500 miligramos al día. Pero no se debe suplementar en altas dosis por largo tiempo sin consultar a un profesional de la salud.

Toxicidad y efectos secundarios de L-Metionina

No se conoce ningún efecto secundario hasta el momento. Sin embargo, las personas con afecciones hepáticas o renales, o mujeres embarazadas o en periodos de lactancia, no deben ingerir grandes cantidades de aminoácidos sin las recomendaciones de un profesional de la medicina.

Cuando se suplementa L-Metionina en altas dosis se debe suplementar ácido fólico, vitamina B6 y B12 para mantener el equilibrio de este aminoácido y evitar la conversión de metionina a homocisteína, sustancia que se ha asociado con enfermedades cardíacas y apoplejía.

L-Treonina

El L-Treonina es un aminoácido esencial que ayuda a mantener el equilibrio de proteínas en el cuerpo. La L-Treonina se obtiene preferentemente por un proceso de fermentación por parte de los microorganismos aunque también puede obtenerse por aislamiento a partir de hidrolizados de proteínas.

L-Treonina es importante en la formación del colágeno y la elastina, y asiste a las funciones lipotrópicas del hígado cuando se combina con el ácido L-Aspártico y L-Metionina. El aminoácido L-Treonina está presente en el corazón, en el sistema nervioso central y en los músculos esquelético. Este importante aminoácido ayuda a controlar los ataques epilépticos

Participa en muchas funciones que involucran a la glicina. Es importante metabólicamente en el crecimiento muscular del esqueleto, la producción de enzimas digestivas y ayuda en un mejor funcionamiento del hígado, previniendo la acumulación de grasa en el mismo y evitando su toxicidad, facilita la absorción de otros nutrientes, participa en la formación de colágeno, elastina y esmalte de los dientes, ayuda a proteger de las infecciones intestinales, favorece la digestión, ayuda a transportar el fosfato, manteniendo la cantidad adecuada de proteínas en el cuerpo.

Fuentes de L-Treonina: carnes, vísceras, pescado, lácteos, huevos. Y vegetales tales como: acelga, aguacate, apio, avena berenjena, brócoli, calabaza, cebada, cebolla, coles, frijoles, soja, germen y salvado de trigo, cereales, harina y arroz integral, higos, papaya, semillas nueces, uvas, guayabas.

La carencia de L-Treonina puede ocasionar predisposición a padecer infecciones intestinales, a padecer de hígado graso y mala absorción de nutrientes.

Optima suplementación diaria de L-Treonina

No hay consenso sobre la dosis diaria recomendada de L-Treonina, al igual que otros aminoácidos, pero el cuerpo necesita alrededor de 20 mg por kilogramo de peso por día. Un kilogramo es igual a 2.2 libras, así que una persona de 150 libras, pesa alrededor de 68 kg. La suplementación de L-Treonina seria de 1,400 mg como protector diario. El aporte óptimo de L-Treonina está entre 1,400 y 1,800 mg al día.

L-Treonina se encuentra disponible en cápsulas o tabletas de 500 mg y es muy bien tolerada en dosis de hasta 1,500 miligramos al día. Pero no se debe suplementar en altas dosis por largo tiempo sin consultar a un profesional de la salud.

Toxicidad y efectos secundarios de L-Treonina

No se conoce ningún efecto secundario hasta el momento. Sin embargo, las personas con afecciones hepáticas o renales, o mujeres embarazadas o en periodos de lactancia, no deben consumir suplementos de L-Treonina.

L-Triptófano – L-5HTP

El triptófano es un aminoácido esencial. El organismo lo utiliza para producir serotonina, especialmente en el cerebro, y también es fundamental para la producción de la niacina (vitamina B-3). Las funciones de la serotonina incluyen la transmisión nerviosa como neurotransmisor y está relacionado con la sensación de bienestar, facilita un sueño reparador, mejora el estado de ánimo, reduce el estrés, libera la hormona del crecimiento y melatonina.

El metabolismo del triptófano (L-5HTP) es complejo y tiene muchos procesos. Requiere una cantidad adecuada de vitamina B-6 y magnesio para desempeñar su función de manera adecuada. Las neuronas, o células nerviosas, lo utilizan para producir serotonina, un mensajero químico que entre otras funciones corporales, favorece la relajación. A menudo las deficiencias de vitamina B-3 y triptófano se combinan con las de vitamina B-6. Ello se debe a que la transformación de triptófano en niacina depende de la vitamina B-6. Por cada 60 mg de triptófano dietético, nuestro organismo elabora 1 mg de vitamina B-3.

Estas son algunas de las funciones más importantes que realiza en el organismo: tiene un importante rol en la estructura y función de las proteínas, ayuda en la producción de la serotonina y otros neurotrasmisores en el cerebro, por el efecto de la serotonina ayuda a bajar el exceso de peso cortando el apetito, estimula el sistema inmunológico, previene e inhibe el dolor, ayuda a controlar la uremia, estimula la liberación de la hormona del crecimiento (HGH), induce al sueño, ayuda a prevenir alteraciones nerviosas tales como el estrés, la ansiedad, la depresión, las manías y la esquizofrenia.

La carencia de L-Triptófano puede causar los siguientes trastornos: alteraciones del sistema nervioso, enfermedades cardíacas, insomnio, deficiencia en la absorción de vitamina B-3 o niacina, problemas de crecimiento, anorexia, bulimia y alteraciones en el sistema inmunitario.

El L-Triptófano es necesario para la producción de niacina. Cura el insomnio, ayuda a estabilizar los estados de ánimo, y el cerebro lo utiliza para producir serotonina; un neurotransmisor muy necesario para transferir los impulsos de los nervios de una célula a otra y es clave para alcanzar un sueño reparador. Contribuye en el control de hiperactividad infantil, alivia la angustia, y es ideal para el corazón pues ayuda a controlar el peso. Incita a la liberación de hormonas necesarias para la producción de vitamina B6 (piridoxina), pero a su vez para la formación del triptófano es necesaria una cantidad suficiente de vitamina B6.

En noviembre del 1989, el Centro de Control de Enfermedades (CDC), informó sobre la evidencia que vinculaba a los suplementos de L-Triptófano a un trastorno en la sangre que se llama síndrome de eosinofilia-mialgia (EMS). Esta enfermedad, que se caracteriza por un elevado nivel de glóbulos blancos, causó 475 casos y 38 muertes ese año. Los síntomas más comunes de EMS son dolores musculares, fatiga y afecciones respiratorias, tales como dificultad al respirar o al toser. Sus víctimas también experimentaron una dolorosa inflamación (edema) de las extremidades y sarpullidos. Aunque más tarde se descubrió que no fue el L-Triptófano el que causó la enfermedad, sino un embarque contaminado que había llegado del Japón. Después de que el Centro de Control de las Drogas (CDC) estableció una relación entre la EMS y los productos que contenían L-Triptófano, la Administración de Alimentos y Drogas (FDA) retiró del mercado todos los productos en que hubiera L-Triptófano. La causa real de la EMS todavía se desconoce. Desde hace unos años se comenzó a usar una forma precursora de triptófano llamada 5-HTP con mejores resultados que éste.

Las mejores fuentes de triptófano son: leche, huevos, pescados y pavo y pollo y cereales integrales, chocolate, cacao y café. Utilizando un concentrado de Grifonia simplicifolia se consiguen mejores resultados a nivel cerebral ya que esta planta africana contiene hasta un 12% de 5-HTP (5-hidroxitriptamina) intermedio químico entre el triptófano y la serotonina que atraviesa con mayor facilidad la barrera hematoencefálica.

El L-Triptófano se debe tomar con el estómago vacío mejor absorción sobre el sistema nervioso. Para poder metabolizar el triptófano se requieren niveles adecuados de vitamina B6 y magnesio.

De acuerdo a los estudios las siguientes cantidades de L-Triptófano son necesarias para las siguientes condiciones:

Condición	Cantidad sugerida
Depresión	100 - 200 mg
Hiperactividad Infantil	25 mg en la mañana
Hipertensión	200 mg al día
Insomnio	100 mg
Maniacodepresión	100 – 200 mg con Litio
Sobrepeso	25 mg tres veces al día

*** Dosis mayores de 300 mg deben ser supervisadas por un profesional de la salud.

Toxicidad y efectos secundarios del L-Triptófano

No se conocen efectos secundarios acerca del L-Triptófano. No produce efectos secundarios ni adicción. Pero, las personas con niveles de serotonina elevados, deben evitar el uso de este aminoácido. Las mujeres embarazadas o en periodos de lactancia, no deben suplementar el 5-HTP. Las personas con enfermedades hepáticas y diabéticas no deben tomar el 5-HTP sin consultar con un médico.

Las personas que conducen máquinas han de tener especial cuidado al consumir este aminoácido ya que puede causar somnolencia.

Las drogas antidepresivas, para la enfermedad del Parkinson, contra la migraña, analgésicos pentazocina, tramadol y petidina y el antitusígeno dextrometorfano, no deben combinarse con el 5-HTP. La hierba de San Juan debe separarse al menos 4 horas si se desea suplementar a la vez que este aminoácido, ya que tienen efectos similares.

L-Valina

L-Valina es un aminoácido ramificado esencial del grupo conocido como BCAA e interactúa con los otros aminoácidos esenciales ramificados isoleucina y valina. La valina fue obtenida y aislada por primera vez en 1901 por el químico alemán Emil Fischer. Forma parte integral del tejido muscular, pudiendo ser usado para poder conseguir energía por los músculos ya que posibilita un balance de nitrógeno positivo e interviene en el metabolismo muscular y en la reparación de los tejidos. Este aminoácido tiene efecto estimulante. Su deficiencia resulta en un equilibrio negativo de hidrógeno en el cuerpo. Es conveniente usar valina con leucina e isoleucina para un mejor metabolismo muscular, reparación de tejidos y equilibrio del nitrógeno.

El aminoácido L-Valina es responsable de una enfermedad genética conocida como anemia falciforme que produce una mala codificación de la hemoglobina, porque sustituye al ácido glutámico por valina. En esos casos el paciente tiene un tipo de hemoglobina llamada hemoglobina S, en la que los glóbulos rojos tienen una forma de hoz en lugar de la forma normal de plato. La hemoglobina S tiene una promedio de vida entre 6 a 10 veces menor que la hemoglobina normal y es lo que causa la anemia.

La L-Valina junto con L-Leucina y L-Isoleucina, se degradan obteniéndose sus derivados alfa-cetoácidos, sustratos de un complejo multienzimático. El déficit de este complejo causa una condición llamada "enfermedad de la orina de jarabe de arce", que lleva a la acumulación de estos derivados cetoácidos en la orina, suero y líquido cefalorraquídeo. El olor de la orina huele como a jarabe de arce, y de ahí el nombre. Es una enfermedad autosómica recesiva, con degeneración neurológica progresiva, que se caracteriza por grave retraso mental. Por otra parte, niveles muy bajos de estos tres aminoácidos también se relacionan con patologías neurológicas, como epilepsia, y pérdida de peso ocurrida en la enfermedad de Hungtinton o en caquexia inducida por cáncer.

L-Valina se encuentra en gran cantidad en la mayoría de los alimentos y es parte esencial de muchas proteínas. Puede ser metabolizada para producir energía, lo que gasta glucosa del organismo. La deficiencia de L-Valina puede causar trastornos en el sistema nervioso causando convulsiones.

La suplementación de L-Valina acompañada de isoleucina y leucina puede ayudar a fortalecer los músculos, el hígado y mejorar las enfermedades de la vesícula biliar.

Optima suplementación diaria de L-Valina

No existe RDA para la suplementación de L-Valina, porque se asume que se puede obtener a través de la dieta. Se considera que su suplementación debe ser de 10 mg por kilogramo de peso. Pero se sugiere el consumo en la siguiente combinación en dosis diaria siguiendo el sistema 2:1:1, es decir, 1000 mg de Leucina, 500 mg de Isoleucina y 500 mg de L-Valina. Los deportistas utilizan hasta 20 veces esta dosis.

Toxicidad y efectos secundarios de L-Valina

No se han reportado efectos secundarios en la L-Valina, pero se sugiere tomar mucha agua cuando se suplementa en altas dosis y se practican deportes muy vigorosos para evitar la deshidratación.

Aminoácidos No Esenciales o Semiesenciales

L-Arginina

El aminoácido L-Arginina es un aminoácido que se considera esencial por algunos científicos y semiesencial por otros, porque puede, usualmente, ser sintetizado en cantidades suficientes por los adultos, pero en muchos casos es necesario suplementarlo en periodos de estrés, de crecimiento en los niños y durante el embarazo.

L-Arginina fue aislado por primera vez en 1886. Más tarde en 1932 se descubrió que es importante para la producción de urea; un producto de desecho que ayuda a eliminar el amoniaco tóxico del cuerpo. En 1939 se descubrió que la L-Arginina es necesaria para formar la creatina, la que se descompone en creatinina de forma constante y es eliminada a través de los riñones. Sus propiedades curativas fueron validadas por el Dr. Louis Ignarro Premio Nobel de Medicina 1998.

El Dr. Louis Ignarro descubrió que el óxido nítrico es un vasodilatador e inhibidor de agregación plaquetaria en el sistema circulatorio. El óxido nítrico es derivado de L-Arginina y actúa en varios sistemas y órganos en el cuerpo, desde el sistema cardiovascular y el sistema de defensas, hasta el sistema hormonal y las funciones nerviosas.

La eficiencia de L-Arginina como agente terapéutico también está respaldada por más de diez mil estudios clínicos. Su función más popular es el aumento de la masa muscular que buscan los fisicoculturistas. Al eliminar los almacenamientos de grasa debajo de la piel y promover el crecimiento muscular, mejora la condición física e incrementa la fuerza, con lo que ayuda a perder peso corporal, principalmente de grasa.

La L-Arginina influencia varias funciones hormonales. Una de ellas es que estimula la glándula pituitaria para producir y secretar la hormona del crecimiento (HGH), en hombres jóvenes. La HGH tiene propiedades anti-envejecimiento y aumenta la densidad ósea y la producción de colágeno por lo que ayuda a la cicatrización. También estimula las funciones de la glándula timo.

L-Arginina es un poderoso antioxidante por lo que protege contra el cáncer al inhibir el desarrollo de células cancerosas. Tal vez su acción anticancerosa se deba a que estimula la actividad de la glándula timo, que forma parte del sistema inmunitario. Es beneficiosa para aliviar trastornos del hígado como la cirrosis hepática y eliminar los tejidos grasos del hígado.

A nivel circulatorio: En las personas con alta presión arterial la síntesis de óxido nítrico está disminuida por lo que hay menor vasodilatación en los vasos sanguíneos. La vasoconstricción causa aumento de la presión arterial. El óxido nítrico derivado de la L-Arginina aumenta la vasodilatación en los vasos sanguíneos y relaja las arterias. Esta relajación arterial previene la angina de pecho, la alta presión, incluso en mujeres embarazadas, y la formación de placas y trombos. Reduce los niveles de colesterol y triglicéridos en la sangre previniendo la arteriosclerosis que es la causa de la mayoría de los problemas vasculares. Esto incluye los vasos dilatados que causan las hemorroides a la vez que relaja los músculos hipertónicos del esfínter anal. Es muy beneficiosa para tratar y prevenir la claudicación intermitente; un dolor recurrente en las piernas debido a arterias bloqueadas.

Los tejidos que se forman alrededor de las heridas y cicatrices tienen un alto contenido de arginina. Este aminoácido estimula la recuperación post-quirúrgica y la cicatrización de úlceras y quemaduras en general. Ayuda a prevenir la diabetes y sus complicaciones como son: falta de irrigación sanguínea a la parte inferior del cuerpo, amputaciones, ceguera, y estimula el páncreas a segregar insulina. Mejora la función de los riñones sobre todo en diabéticos previniendo la hemodiálisis y el pie diabético.

A nivel del sistema nervioso central mejora la memoria y previene la demencia senil, la enfermedad de Alzheimer y la neuropatía. Promueve la salud sexual y revierte la disfunción eréctil, aumenta el conteo espermático y ayuda, además, a prevenir los trastornos de la próstata. Estimula la dilatación de las vías respiratorias facilitando la respiración en personas que sufren de asma a la vez que reduce el daño a los pulmones causado por el tabaco u otros gases tóxicos. Se ha comprobado que los fumadores y las personas expuestas a gases tóxicos tienen bajos niveles de óxido nítrico.

La L-Arginina se obtiene a partir de la dieta y es necesaria para hacer las proteínas en nuestro cuerpo. Se encuentra en todas las carnes y en los productos lácteos. Las nueces, granos y chocolate tienen un alto nivel de arginina en relación al aminoácido L-Lisina. Estos alimentos pueden incrementar la tendencia a sufrir de herpes simple en personas infectadas con el virus. Esta tendencia se puede corregir suplementando el aminoácido L-Lisine, el cual se debe suplementar de forma constante cuando se tiene el virus.

No es común encontrar deficiencias de L-Arginina, pero pueden ocurrir en tiempos de trauma, por bajo consumo de proteína, o malnutrición, o cuando hay una alta suplementación de L-Lisine que compite en su absorción con la L-Arginina. La deficiencia de arginina puede causar pérdida de cabello, dificultad para cicatrizar, trastornos del hígado y estreñimiento.

La L-Arginina se usa en forma combinada con otros aminoácidos, con vitaminas, minerales y hasta medicamentos para distintas afecciones. Una combinación muy común es: a) L-Arginina junto con ibuprofeno para las migrañas; b) junto con otros aminoácidos para el tratamiento de pérdida de peso; c) junto con aceite de tiburón y otros suplementos para prevenir y combatir las infecciones; d) para ayudar a cicatrizar las heridas y para la recuperación rápida después de una cirugía, e) para aumentar el flujo de sangre a las manos y pies fríos.

La L-Arginina también se aplica sobre las heridas en una combinación con aceite de vitamina E para acelerar la cicatrización de las heridas. Además, se usa en forma de crema para los problemas sexuales tanto en hombres como en mujeres.

Optima suplementación diaria de L-Arginina

No existe RDA, como es el caso de todos los aminoácidos, para la L-Arginina, pero para mantener una salud general óptima, la cantidad básica de L-Arginina diaria es de 12-14 mg por kilogramo de peso. (como la mayoría de los aminoácidos).

L-Arginina se encuentra disponible en cápsulas de 500 mg y es muy bien tolerada en dosis de 1,500 a 2,000 miligramos al día. En dosis de 3 - 6 gramos es aceptable por la mayoría de las personas.

De acuerdo a los estudios las siguientes cantidades de L-Arginina son necesarias para las siguientes condiciones:

Condición	Cantidad sugerida
Angina de Pecho	6,000 – 12,000 mg
	*(bajo supervisión)
Disfunción Eréctil	4,000 – 6,000 mg
Insuficiencia Cardíaca Congestiva	6,000 – 18,000 mg
	*(bajo supervisión)
Trastornos Circulatorios	1,500 – 3,000 mg
Fertilidad masculina y aumento en el conteo espermático	4,000 – 5,000 mg (4 – 5 gr)

*** Dosis mayores de 6,000 mg deben ser supervisadas por un profesional de la salud.

*** No se recomienda la terapia con L-Arginina por tiempo prolongado. Cualquiera que sea la condición para la que se usa, no debe exceder tres semanas a la vez sin pausar por 2-3 semanas o sin el apoyo de otros aminoácidos.

*Pero recuerde que si usted tiene una afección clínica o un trastorno psiquiátrico, debe consultar a su médico antes de tomar suplementos nutricionales.

Toxicidad y efectos secundarios de L-Arginina

Dosis superiores a 4 gramos (4,000 mg), puede causar diarrea y náuseas en ciertas personas. El aminoácido L-Arginina es seguro en dosis bajas, pero debe evitarse en caso de herpes, durante el embarazo y en períodos de lactancia.

Existen varias condiciones del uso de L-Argina: Si se toman medicamentos para bajar la presión arterial debe consultarse al médico en cuanto a dosis, ya que puede bajar demasiado la presión arterial. Si se toman medicamentos para la función eréctil puede causar mucha estimulación. Debe consultarse al médico para saber la dosis. Cuando existen enfermedades del hígado o de los riñones se debe suplementar arginina solamente bajo supervisión médica. Debe suspenderse la L-Arginina dos semanas antes de una cirugía. Las personas diabéticas deben suplementarlo en bajas dosis porque puede interferir con el metabolismo de los carbohidratos.

L-Histidina

La L-Histidina es un aminoácido descubierto por el bioquímico alemán Albrecht Kossel en 1896. Se considera un aminoácido condicionalmente esencial porque los adultos pueden sintetizarlo en cantidades adecuadas, pero no sucede lo mismo con los niños por lo que deben obtenerlo de la dieta o suplementos.

La L-Histidina es un aminoácido indispensable en los periodos de crecimiento y es precursor de la histamina, un neurotransmisor inhibidor cuya deficiencia causa graves consecuencias fisiológicas tal como la esquizofrenia.

Pero este aminoácido es el precursor químico de las histaminas, que juegan un papel importante en las reacciones alérgicas. El organismo reacciona ante la presencia de substancias que percibe como extrañas y peligrosas. Se cree que las histaminas son subproductos de la descomposición de la histidina en los tejidos del cuerpo. Esto causa una serie de cambios físicos que causan erupciones cutáneas, dilatación de los capilares con subsecuente picor y urticaria, contracción de los bronquios, incremento en los ácidos gástricos y baja de la presión sanguínea, entre otros.

No obstante, la L-Histidina tiene una amplia variedad de propiedades beneficiosas para el cuerpo humano. Está involucrada en una gran cantidad de procesos metabólicos que tienen que ver con la producción de glóbulos rojos. Este aminoácido es necesario para formar la hemoglobina, la proteína responsable de transportar el oxígeno dentro de las células de los glóbulos rojos. Una deficiencia de L-Histidina puede desencadenar en anemia. La histidina se ha usado para el tratamiento de alergias, ulceras pépticas, anemia, y para la presión arterial alta, porque tiene un efecto hipotensor a través del sistema nervioso autónomo. Provee alivio de los dolores de la artritis reumatoide y la osteoartritis. También ayuda a desintoxicar metales tóxicos por su efecto quelador, o sea, se une al metal y se elimina del organismo. Pero además se usa para unir a minerales como el zinc o cobre para mejorar su absorción.

L-Histidina parece ser eficaz para tratar los casos de impotencia y frigidez. Participa en el sistema de respuesta inmunitaria y evita los vómitos en el embarazo. Es importante en el desarrollo y manutención de los tejidos sanos, particularmente en la mielina que cubre las neuronas por lo que se le considera un neuromodulador. Protege al organismo de los daños por radiación. La L-Histidina es importante en el crecimiento y reparación de los tejidos. Se considera un potente antioxidante porque ayuda a eliminar los radicales libres y protege contra problemas en la audición.

En un estudio realizado con pacientes diagnosticados con artritis reumatoide, los investigadores suplementaron dosis diarias de entre un gramo a cinco gramos de L-Histidina. En un período de tiempo relativamente corto, los pacientes mejoraron significativamente el control y flexibilidad de las articulaciones. Aparentemente la L-Histidina fortaleció el sistema inmunológico de los pacientes artríticos y eso redujo la inflamación y el dolor.

Un estudio llevado a cabo por investigadores suecos demostró que la histidina puede combatir los hongos por un proceso complejo que destruye las células fúngicas al descomponer las paredes celulares de los hongos. Pruebas llevadas a cabo con ratones demostró los mismos resultados. Los investigadores publicaron sus descubrimientos en la edición de agosto de 2008 de "Patógenos PLoS".

La L-Histidina ayuda en la lucha contra la anemia. Síntomas que pueden indicar deficiencia de L-Histidina son la piel seca y escamosa, problemas auditivos y fatiga.

Las fuentes principales de L-Histidina son: proteína animal, lácteos, levadura nutricional, cereales, y el germen de trigo.

Optima suplementación diaria de L-Histidina

No existe RDA, como es el caso de todos los aminoácidos, para la L-Histidina pero algunos casos de artritis han mejorado son una suplementación de 1,000 a 1,500 mg tres veces al día. En lesiones como esquinces, luxaciones, distenciones y heridas se pueden suplementar entre 1,000 a 4,000 mg por día hasta mejorar la lesión.

De acuerdo a los estudios científicos las siguientes cantidades de L-Histidina son necesarias para las siguientes condiciones:

Condición	Cantidad sugerida
Anemia	1,000 – 3,000 mg
Artritis	1,000 – 4,000 mg
Lesiones musculo esqueléticas	1,000 – 3,000 mg
Metales Tóxicos	1,000 – 3,000 mg

* Pero recuerde que si usted tiene una afección clínica o un trastorno psiquiátrico, debe consultar a su médico antes de tomar suplementos nutricionales.

Toxicidad y efectos secundarios de L-Histidina

No se conocen hasta el momento efectos adversos de la L-Histidina, pero se sugiere consultar al médico si se sufre de trastornos del hígado o de los riñones o en caso de embarazo o lactación, antes de suplementarla.

Aminoácidos no Esenciales

L-Alanina

La L-Alanina es un aminoácido no esencial (porque el cuerpo puede sintetizarlo de otras fuentes), y el más usado en la biosíntesis de la proteína después de la leucina. Existen dos formas de este aminoácido: L-Alanina y D-Alanina. L-Alanina es un aminoácido que se considera glucogénico porque ayuda en el metabolismo de la glucosa. La L-Alanina se produce en el músculo utilizando el piruvato por transaminación o ruptura de aminoácidos, y viaja por la sangre hasta el hígado para formar neoglucogenésis. Este proceso ayuda a mantener el nivel de glucosa estable durante el ayuno y es utilizada por los músculos, el cerebro, la piel, la retina y la médula renal. Parte de la glucosa consumida por el músculo vuelve al hígado y se transforma, de nuevo en alanina. Este ciclo se conoce como ciclo glucosa-alanina. La D-alanina se encuentra en las paredes celulares bacterianas, incluyendo el estreptococo faecium, una bacteria intestinal normal.

La deficiencia de alanina puede causar alteraciones de la glucosa, trastornos prostáticos, debilidad muscular, alteración en el sistema nervioso y la concentración.

L- Alanina estimula la producción de linfocitos por lo que puede ayudar a personas con debilidad en el sistema de defensas. Se ha usado en casos epilepsia donde ayuda a inhibir la función de los neurotransmisores que producen excitación en el cerebro. Ayuda, además, a mantener la salud de la próstata.

La L-Alanina puede ayudar en trastornos del sistema nervioso tales como; ansiedad, depresión, estrés, Alzheimer, Parkinson, epilepsia, y en caso de diabetes e hipoglucemia, hepatitis y trastornos de la próstata.

Las fuentes de L-Alanina son las carnes, pollo, huevos y lácteos, soja, semillas, legumbres, maíz, espárragos, berros y espinacas.

Optima suplementación diaria de L-Alanina

No existen recomendaciones dietéticas (RDA), pero se usan entre 430 a 510 mg por día. Para personas activas se sugieren 50 mg por kg de peso por día, dependiendo del estrés metabólico de cada individuo. Alrededor de 800- 1,000 mg al día dividido en tres dosis.

Toxicidad y efectos secundarios de L-Alanina

No se conocen efectos secundarios acerca del L-Alanina. En las dosis recomendadas no parece provocar efectos secundarios. En dosis de más de 1200 mg. puede provocar enrojecimiento de la piel, efecto que desaparece al dejar de suplementarlo. Las mujeres embarazadas o en periodos de lactancia, deben consultar al médico antes de suplementar este aminoácido. Las personas con enfermedad hepática o renal no deben ingerir grandes cantidades de aminoácidos sin consultar antes a un profesional de la salud. En altas concentraciones la Beta-Alanina puede causar parestesia; una especie de hormigueo en una mano o pie. En dosis altas puede causar, en algunas personas, irritación y enrojecimiento de la piel.

L-Asparagina

L-Asparagina es un aminoácido no esencial que interviene en el control metabólico de las funciones celulares en tejidos nerviosos y cerebrales. Es necesario para mantener el equilibrio del sistema nervioso central, porque previene tanto el nerviosismo excesivo o una calma absoluta. Estimula el proceso de conversión de unos aminoácidos en otros en el hígado.

La L-Asparagina fue aislada por primera vez en 1806, por el químico francés Pierre Robiquet, quién la analizó en jugo de espárrago, siendo el primer aminoácido en ser aislado. El olor típico de la orina después del consumo de espárrago es atribuido a varios subproductos metabólicos de la asparagina, cuyo nombre es derivado de espárrago.

Estas son las principales funciones de la L-Asparagina en el organismo: ayuda a la función cerebral; a los procesos metabólicos del sistema nervioso; a aumentar la masa muscular; y junto a la vitamina B-6 es precursor del neurotransmisor ácido gamma aminobutírico (GABA), que calma el sistema nervioso.

La deficiencia de L-Asparagina puede causar alteraciones del sistema nervioso, irritabilidad, dolor de cabeza y problemas de la memoria.

Las mejores fuentes de L-Asparagina son las carnes, aves, lácteos, huevos, pescado, semillas, frutos secos, dátiles, soja, trigo, avena, tomates, espárragos, legumbres, ajos, apio, cebollas, pimientos, papas, plátanos, naranjas y fresas.

Las siguientes condiciones de salud pueden beneficiarse de L-Asparagina: trastornos nerviosos y de la personalidad, ansiedad, estrés, angustia, depresión, insomnio, enfermedad de Alzheimer y trastornos musculares y metabólicos.

Optima suplementación diaria de L-Asparagina

No existe consenso o RDA sobre las dosis que se debe suplementar de L-Asparagina.

Precauciones: El consumo de L-Asparagina se considera seguro, no obstante, las personas con afecciones hepáticas o renales no deben ingerir grandes cantidades de aminoácidos sin la supervisión de un profesional de la medicina. Las personas alcohólicas deben evitar la suplementación aislada de este aminoácido, así como personas que hayan tenido antecedentes de pancreatitis o la estén padeciendo en la actualidad.

Toxicidad y efectos secundarios de L-Asparagina

No deben suplementarlo personas que sufren de convulsiones, alcoholismo, pancreatitis, afecciones hepáticas o renales.

Ácido Aspártico

El ácido aspártico es otro de los aminoácidos no esenciales que se puede encontrar en dos formas llamadas isómeros naturales (ácido aspártico D y ácido L aspártico).

El ácido aspártico D ayuda en la producción y secreción de hormonas, así como en el correcto funcionamiento del sistema nervioso. Actúa como un neurotransmisor especializado en las partes del sistema nervioso que participan en la producción de hormonas. Estimula la liberación de la hormona luteinizante (LH) y la hormona del crecimiento (GH) de la glándula pituitaria. También ha demostrado tener un efecto estimulante directo en la producción de testosterona en los testículos.

El ácido L-Aspártico se encuentra en niveles altos en el cerebro donde produce una función excitante. Se encuentra en cantidades elevadas en el cerebro de personas que sufren de epilepsia, y en pequeñas cantidades en personas que sufren de depresión. Debido a que el ácido L-Aspártico aumenta la energía, es beneficioso para mejorar la fatiga. La fatiga crónica puede ser el resultado de niveles muy bajos de ácido aspártico debido a una actividad celular lenta. Este aminoácido protege el hígado porque ayuda a la eliminar los excesos de amoníaco y urea del organismo, toxicidad por drogas y radiación. El L-Aspártico se combina con otros aminoácidos formando unas moléculas que absorben las toxinas y las elimina del sistema circulatorio. Contribuye en las funciones celulares ayudando a la formación del ARN/ADN.

El Ácido Aspártico es usado por el organismo para formar las sales minerales potasio, calcio y magnesio.

Clínicamente el Ácido Aspártico se usa para la depresión y la fatiga. Es inmuno estimulante para la glándula timo. La combinación de Ácido Aspártico y L-Fenilalanina forman el popular edulcorante aspartame, que tiene efectos secundarios a nivel del cerebro. Sin embargo, el Ácido Aspártico en sí no tiene efectos tóxicos o secundarios. Las principales funciones del Ácido Aspártico son: mejorar la depresión y la fatiga; ayudar a eliminar el amoniaco protegiendo el hígado; ayudar al sistema cardiovascular; incrementar la absorción y utilización de los minerales calcio, magnesio, potasio y zinc; incrementar la producción y secreción de hormonas; estimular la producción de testosterona, por lo que mejora la actividad sexual en los hombres; aumentar la masa muscular; participar en la formación del ácido glutámico; estimular el aprendizaje, y participar en la desintoxicación de la sangre.

Su deficiencia puede causar: cansancio y fatiga, alteraciones del sistema nervioso, metabólicas y cardiovasculares, e intoxicación hepática.

Buenas fuentes de Acido Aspártico son las carnes, lácteos y huevos, legumbres, nueces, almendras, castañas, pistachos, semillas de girasol y de sésamo, piñones, higos, avena, maíz, calabaza, papas, ajos, cebollas, apio, pimientos, espárragos, espinacas, berenjenas, zanahorias, lechuga, ciruelas, uvas, naranjas, peras, papaya, plátanos, manzanas y caña de azúcar.

Condiciones específicas en las que puede ayudar el Acido Aspártico: fatiga crónica, cansancio, intoxicación hepática, estrés, ansiedad, trastornos de aprendizaje y de conducta y crecimiento en niños, depresión, insomnio, retención de líquido, aumento en la potencia sexual masculina, en la energía y la masa muscular y ayuda a mejorar la absorción de los minerales zinc, potasio, calcio.

No existe consenso o RDA sobre las dosis que se debe suplementar el Acido Aspártico, pero se pueden tomar hasta 3 gramos con el estómago vacío durante el día, por un periodo máximo de 8 semanas con un descanso intermedio de 3-4 semanas.

Optima suplementación diaria – OSD No hay dosis óptima para la suplementación de Acido Aspártico, pero en las condiciones antes mencionadas se sugiere suplementar 3-4 gramos (3,000-4,000 mg) diariamente por 8 semanas, descansar 4 semanas y repetir la suplementación en el mismo ciclo si es necesario.

Toxicidad y efectos secundarios del Acido Aspártico

El Acido Aspártico no produce efectos colaterales, sin embargo, mujeres embarazadas o lactando, personas con afecciones hepáticas o renales, epilepsia, lesiones cerebrales isquémicas y Alzheimer, no deben ingerir grandes cantidades de aminoácidos sin las recomendaciones de un profesional de la medicina.

L-Cisteína

L-Cisteína es un aminoácido no esencial. Proviene de L-Metionina y tiene un alto contenido de azufre, pero es necesario que haya suficiente vitamina B6 en el organismo para que se pueda hacer esta conversión. L-Cisteína ayuda a desintoxicar las toxinas peligrosas y de esta forma protege y preserva las células. Es el precursor del L-Glutatión, un tripéptido que actúa como antioxidante, protegiendo frente al estrés oxidativo producido por especies reactivas de oxígeno y manteniendo un ambiente reductor dentro de la célula que impide la oxidación de proteínas. Funciona mejor cuando se acompaña con el selenio y con la vitamina E. Además de proteger el organismo de los efectos dañinos de la radiación, protege el hígado y el cerebro de las consecuencias dañinas del alcohol y del humo de cigarrillo.

La L-Cisteína contrarresta los efectos dañinos del acetaldehído o etanal; el subproducto del metabolismo del alcohol responsable de los efectos de larga duración de éste en el organismo. La cisteína convierte el acetilaldehído en el dañino ácido acético que puede resultar en ulceración del sistema digestivo y acidez en la sangre. Por esta razón el aminoácido L-Cisteína se considera preventivo para los efectos secundarios del alcohol, como la resaca o malestar al día siguiente de haber tomado alcohol, y daño al hígado.

L-Cisteína es un suplemento muy beneficioso para el tratamiento de artritis reumatoide. Es un agente quelante que elimina los excesos de cobre y metales pesados tales como mercurio, plomo y cadmio del tejido intracelular, y facilita la eliminación de grasas mientras que estimula el crecimiento del tejido muscular.

L-Cisteína ayuda a varias funciones del organismo por su poder antioxidante. Ayuda a fortalecer el sistema inmunitario, proteger el hígado, ayuda a bajar el colesterol LDL (colesterol malo), a desintoxicar el intestino, a prevenir las cataratas y a proteger las vías respiratorias ayudando a eliminar la mucosidad, estabiliza la glucosa en la sangre, previene el envejecimiento prematuro, reduce los trastornos cerebrovasculares y cardiovasculares, la congestión intestinal y los parásitos. En algunos casos, como bebés, ancianos y personas con ciertas enfermedades metabólicas o que sufren síndrome de mala absorción; puede resultar esencial. La carencia de L-Cisteína puede causar trastornos en el organismo, principalmente: alteraciones hepáticas y cardiovasculares, predisposición a infecciones y tendencia a enfermedades degenerativas, caída del cabello y envejecimiento prematuro.

Las ovejas necesitan la cisteína para producir la lana. Para ellas es un aminoácido esencial y lo obtienen al comer hierba. Como consecuencia, durante etapas de sequía, las ovejas paran de producir lana. La cisteína se administra en las salas de emergencia en casos de sobredosis de acetaminofén o Tylenol, debido a que protege el hígado de toxinas a las que pudiera ser susceptible.

Las mejores fuentes de L-Cisteína son: carnes, huevos, quesos y todos los lácteos, cereales integrales, frutos secos, semillas, germen de trigo, legumbres, soja, levadura nutricional, ajos, cebollas, pimiento rojo y vegetales.

Optima suplementación diaria de L-Cisteína

Las recomendaciones establecidas de L-Cisteína para adultos (RDA) no han sido establecidas, pero regularmente se consideran entre 500 a 1,500 mg dependiendo de las necesidades individuales, pero la óptima suplementación es de 1,000 mg en dos dosis al día, y se deben tomar al menos dos litros de agua al día al suplementar L-Cisteína.

Toxicidad y efectos secundarios de L-Cisteína

Aunque no se conocen efectos colaterales causados por L-Cisteína, las personas que sufren de afecciones hepáticas o renales no deben ingerir grandes cantidades de aminoácidos sin las recomendaciones de un profesional de la medicina.

No suplementar en personas que sufran de trastornos renales, especialmente cálculos, para prevenir la cistinuria; una rara afección hereditaria en la cual se forman cálculos renales en los uréteres y la vejiga. Estos se forman por un proceso bioquímico en la que L-Cisteína se convierte, en L-Cistina y los cálculos renales se forman por cistina, por deficiencia de reabsorción y precipitación posterior de la cistina. Se estima que la incidencia de esta condición es de un caso por cada 7,000 personas.

Tampoco se sugiere su suplementación para personas que sufren la extraña condición cistinosis; una acumulación de cistina en forma de cristales en lisosomas de varios órganos, siendo los primeros el riñón y el ojo, manifestándose por tanto con trastornos visuales.

L-Cistina

El L-Cistina es un aminoácido no esencial, es decir que se produce en el cuerpo. L-Cistina es un dímero de L-Cisteína, y tiene un alto contenido de sulfuro. La formación de L-Cistina se produce por un enlace di-sulfuro de dos cisteínas. Por esta razón los beneficios de ambos aminoácidos son similares, al igual que la fuente que los forma.

L-Cistina ayuda en la formación y metabolismo de la piel, uñas y cabello. Constituye el 17 por ciento del cabello.

Es muy importante para la desintoxicación del organismo en general. Reduce la absorción de cobre en el cuerpo y protege de los efectos dañinos de éste en el hígado y en otros órganos.

Se ha demostrado que un déficit de azufre orgánico en la sangre, causa muchas afecciones, entre ellas la acumulación de cobre. Con la suplementación de cistina se regula el azufre y se estabilizan las afecciones causadas por el exceso de cobre. Este aminoácido es muy necesario para la curación de heridas y quemaduras y para la regeneración de los tejidos después de cirugías. Promueve la recuperación en casos de trastornos respiratorios como la bronquitis, y ayuda en la actividad de los glóbulos blancos para combatir las enfermedades. Asiste además, con el suministro de insulina al páncreas y para la adecuada metabolización de los azúcares y almidones.

Los principales beneficios del aminoácido L-Cistina es el estimula de las funciones inmunitarias, la protección del hígado, eliminación de metales pesados de la sangre, prevención de la oxidación del colesterol LDL, ayuda a desintoxicar el intestino, actúa como mucolítico para ayudar a eliminar exceso de flemas de las vías respiratorias, previene las cataratas y los trastornos de la retina, ayuda a fortalecer el sistema cardiovascular, el sistema linfático, y reduce los daños al cerebro causado por embolia, disminuye el crecimiento de tumores, y ayuda a estabilizar la glucosa en la sangre.

L-Cistina es utilizada para los trastornos digestivos, parásitos intestinales, trastornos hepáticos, asma, bronquitis, tabaquismo, enfisema, desprendimiento de retina, queratoconjuntivitis, espondilitis anquilosante, reuma, tendinitis y sinovitis, flexibilidad de las articulaciones, alopecias difusas, calvicie, caída del cabello, acné, eccemas seborreicas, enfermedades de las uñas, soriasis y otras alteraciones cutáneas por déficit de azufre, para estimular la formación de colágeno y mejorar la elasticidad de la piel, quemaduras y heridas, dolor de pecho (angina inestable), bloqueo del conducto biliar, esclerosis lateral amiotrófica, Alzheimer, reacciones alérgicas al antiepiléptico fenitoína, bronquitis, y para aumentar la resistencia y la masa muscular en deportistas.

Las mejores fuentes de cistina son los alimentos proteicos tales como carnes, fiambres, huevos, lácteos y sus derivados, legumbres, ajos, cebollas, vegetales, semillas y frutos secos, arroz integral y otros cereales integrales.

Optima suplementación diaria de L-Cistina

Las recomendaciones establecidas de L-Cistina para adultos (RDA) no han sido establecidas pero óptimamente se puede considerar una suplementación de 1,000 mg dividido en dos dosis al día, con suficiente cantidad de agua para los trastornos: visuales, respiratorios, digestivos, capilares, óseos, y para mejorar la formación de colágeno en el organismo en general.

Toxicidad y efectos secundarios de L-Cistina

Aunque no se conocen efectos colaterales causados por L-Cistina, las personas que sufren con afecciones hepáticas o renales no deben ingerir grandes cantidades de aminoácidos sin las recomendaciones de un profesional de la medicina.

L-Cistina tiene las mismas precauciones de suplementación que L-Cisteína.

No suplementar en personas que sufran de trastornos renales, especialmente cálculos, para prevenir la cistinuria; una rara afección hereditaria en la cual se forman cálculos renales en los uréteres y la vejiga. Estos se forman por un proceso bioquímico en la que L-Cisteína se convierte, en L-Cistina y los cálculos renales se forman por cistina, por deficiencia de reabsorción y precipitación posterior de la cistina. Se estima que la incidencia de esta condición es de un caso por cada 7,000 personas.

Tampoco se sugiere su suplementación para personas que sufren la extraña condición cistinosis; una acumulación de cistina en forma de cristales en lisosomas de varios órganos, siendo los primeros el riñón y el ojo, manifestándose por tanto con trastornos visuales.

N-Acetil Cisteína (NAC)

La suplementación de cisteína y cistina que mejor se absorbe es la forma N-Acetil Cisteína (NAC), ya que se produce de forma natural de la cisteína. El NAC se utiliza para la tos ya que ayuda a licuar la mucosidad, haciendo más sencilla su expulsión. Por esta razón es tan efectiva en disminuir las flemas en pacientes que padecen fibrosis quística.

N-Acetil Cisteína (NAC) se utiliza para bronquitis crónica, enfermedad pulmonar obstructiva crónica (COPD), alergias, alveolitis fibrosa, el síndrome de Sjogren, cáncer de los pulmones, cabeza y cuello. Es beneficioso para la epilepsia, las infecciones de oído, diálisis, fatiga crónica, para las personas que han estado sometidas a radiación, los que sufren de influenza regularmente y para desintoxicar metales tóxicos como mercurio, plomo y cadmio.

N-Acetil Cisteína se usa también para prevenir daño al hígado en personas alcohólicas, para la protección contra los contaminantes ambientales como el monóxido de carbono, cloroformo, herbicidas, para ayudar a las resacas después de haber tomado alcohol en exceso, la prevención de daño a los riñones por el uso de colorantes para rayos X, y para prevenir el daño de las drogas contra el cáncer Ifosfamida y doxorubicin.
NAC también es usado como antídoto específico en casos de sobredosis de paracetamol.

Optima suplementación diaria de N-Acetil Cisteína

No existen recomendaciones establecidas de N-Acetil Cisteína (NAC), para adultos (RDA) pero se utiliza en 250 a 800 mg dependiendo de las necesidades individuales pero la óptima suplementación diaria es de 1,500 mg al día. La mejor forma de suplementar N-Acetil Cisteína (NAC) es en dosis de 1,500 mg al día con vitamina C y bioflavonoides. Y consumir al menos dos litros de agua al día.

Toxicidad y efectos secundarios de N-Acetil Cisteína

No se debe aconseja tomar N-Acetil Cisteína (NAC) durante el proceso del embarazo o lactando. Puede haber interacción con el medicamento nitroglicerina. Esto puede resultar en dilatación de los vasos sanguíneos, dolores de cabeza e incluso desmayo.

Ácido L-Glutámico y L-Glutamina

Los aminoácidos L-Glutamina y Ácido Glutámico están estrechamente relacionados de forma química. Ambos son aminoácidos considerados no esenciales, porque el organismo puede sintetizarlos por sí mismo. Tienen estructuras similares y desempeñan papeles importantes en las funciones del organismo.

El cuerpo humano es capaz de producir glutamina por sí mismo del ácido glutámico por un proceso conocido como glutamato-amonio-lipasa. La glutamina está involucrada en un sin número de procesos metabólicos y es el aminoácido de mayor concentración en el plasma sanguíneo, los músculos, el líquido cerebral y la médula espinal. Entre todos los aminoácidos la glutamina es el que mayor participación tiene en el organismo humano con un 60%.

El ácido L-Glutámico aumenta la descarga de neuronas en el sistema nervioso metabolizando las azúcares y las grasas y desintoxica el amoníaco cuando se administra junto con la L-Glutamina. Este aminoácido ayuda también a corregir trastornos de la personalidad. El ácido glutámico es, además de la glucosa, el único combustible que usa el cerebro. El cerebro convierte el ácido glutámico en un compuesto que regula la actividad de las células cerebrales.

La necesidad de aporte de glutamina incrementa según incrementa el estrés físico y mental. Con la edad, la producción de glutamina disminuye en el organismo, por lo que es muy común sufrir de deficiencias.

Entre las funciones de la glutamina está la de regular el equilibrio ácido-base lo que contribuye al rejuvenecimiento celular. Por eso mantener niveles adecuados de glutamina fomenta la producción de nuevas células cutáneas y retrasa el envejecimiento. La glutamina ayuda en la disociación del amoniaco en los riñones en un proceso químico llamado reacción de la glutaminasa. Este proceso elimina el ácido y ahorra el bicarbonato o alcalino.

El aporte adecuado de glutamina ayuda a la piel a mantenerse firme y elástica; un proceso que se hace naturalmente. No obstante, según envejecemos dejamos de producir la cantidad adecuada de glutamina y el organismo roba la proteína de la masa muscular para transformarla en glutamina y llenar esas necesidades. Es así como perdemos la proteína de los músculos y la piel pierde su tersura. Por eso que la glutamina se conoce como la fuente interna de la juventud.

La glutamina es una fuente importante para la formación y el mantenimiento de los músculos y de la división celular rápida. Estas células incluyen las células del sistema inmune y los folículos pilosos, por lo que la glutamina participa en el crecimiento y la salud del cabello.

La glutamina puede transformarse en glucosa aumentando la energía a la vez que evita la acumulación de grasa inducida por la insulina, por lo que ayuda a controlar la compulsión por el azúcar y alcohol.

Durante la conversión de glutamina en ácido glutámico el cerebro está protegido de los efectos negativos del amoniaco. Con esta protección de la parte tóxica, que es un obstáculo para el buen funcionamiento del cerebro, mejora la concentración y la memoria a corto y largo plazo. Los trastornos como el nerviosismo, la ansiedad, el insomnio y la falta de enfoque pueden indicar una deficiencia de ácido glutámico. El ácido glutámico se convierte en glutamina y la glutamina se convierte en ácido glutámico. Sin embargo, no substituya el ácido glutámico por glutamina en el tratamiento de alcoholismo porque no funciona de igual manera.

La glutamina aumenta la producción de ácido gamma-aminobutírico o GABA, el neurotransmisor inhibitorio que impide la transmisión de estímulos entre las neuronas. La GABA actúa como relajante y es muy beneficioso para controlar el estrés causado por la contracción muscular y los nervios. De esa forma ayuda a reconciliar el sueño y la concentración así como a mantener el control nervioso.

El aminoácido L-Glutamina es importante para que se lleven a cabo muchas funciones del organismo además de usarse en casos de alcoholismo, ansias de consumir azúcar, falta de destreza mental, impotencia, fatiga, epilepsia, senilidad, esquizofrenia, retardo mental, úlceras pépticas y para el mantenimiento saludable del conducto digestivo.

La mayor parte de la glutamina se almacena en los músculos y pulmones donde se fabrica la mayoría de la glutamina. Aunque la glutamina se produce en el cuerpo, hay ciertas situaciones y condiciones de salud en donde se requiere mayor aporte de glutamina. Estas son heridas, cirugía, infecciones, y estrés prolongado, todos requieren mayores niveles de glutamina. En estos casos suplementar L-Glutamina puede ayudar notablemente. Cuando el cuerpo se encuentra bajo periodos de estrés por traumas físicos, libera la hormona cortisol al torrente sanguíneo. Altos niveles de cortisol reducen los niveles de glutamina. Muchos estudios muestran que añadir glutamina a la nutrición enteral, a través del tubo nutricional, ayuda a reducir el promedio de muerte por trauma en personas críticamente enferma. Los estudios clínicos han encontrado que la suplementación de glutamina fortalece el sistema inmunológico y reduce las infecciones, particularmente en infecciones asociadas con cirugías. También ayuda en la recuperación por quemaduras.

La glutamina ayuda a proteger la membrana mucosa gastrointestinal. Las personas que sufren del síndrome de inflamación intestinal, enfermedad de Crohn o colitis ulcerosa, pueden tener deficiencia de L-Glutamina. Algunos estudios han demostrado que los pacientes de SIDA o con el virus de VIH tienen tendencia a perder mucha masa muscular causando pérdida de peso. Al suplementar glutamina junto a otros nutrientes que incluyen vitamina C y E, beta caroteno, selenio y N-Acetil Cisteína, pueden mejorar la absorción de nutrientes y aumentar la masa muscular y el peso en general. Los atletas que se entrenan para eventos que requieren mucha resistencia física necesitan mayor aporte de glutamina, porque el ejercicio riguroso reduce los niveles de glutamina en el organismo. Lo mismo se sugiere para personas que entrenan al menos una hora al día.

Las personas que sufren de cáncer tienen bajos niveles de glutamina, por eso algunos investigadores especulan que la suplementación de glutamina puede ayudar a los tratamientos convencionales contra el cáncer. Muchas veces se suplementa glutamina a pacientes que están recibiendo quimioterapia o radioterapia y a los que están pasando por el proceso de transplante óseo.

L-Glutamina también ayuda a reducir la estomatitis, una inflamación de la mucosa bucal causada por la quimioterapia. También puede ayudar c controlar la diarrea asociada con la quimioterapia.

Las fuentes de glutamina incluyen la proteína animal y vegetal tales como carne roja, cerdo, pollo, leche y sus derivados, espinaca, perejil y repollo o col crudos.

Optima suplementación diaria de L-Glutamina

No existen recomendaciones establecidas (RDA) para L-Glutamina. Aunque es segura para adultos mayores de 18 años en dosis de 500 – 1,500 mg al día, la óptima suplementación diaria de L-Glutamina es de 1,500 a 3,000 mg al día dividida en 3 dosis.

Toxicidad y efectos secundarios de L-Glutamina

Personas con enfermedades de los riñones o el hígado, Reye síndrome (una rara enfermedad, a veces fatal en los niños que está asociada con el uso de aspirina), no deben tomar L-Glutamina. Muchas personas mayores tienen una función disminuida de los riñones, y deben suplementar L-Glutamina con precaución. Dosis superiores a

15,000 mg al día en dosis divididas deben ser prescritas por un profesional de la salud.

La glutamina es diferente de glutamato, (ácido glutámico), glutamato monosódico y gluten; personas con sensibilidad al gluten pueden tomar L-Glutamina sin ningún problema.

L-Glicina

La L-Glicina es un aminoácido no esencial porque el cuerpo se encarga de sintetizarla. El aminoácido L-Serina es el precursor más importante de glicina.

L-Glicina es un neurotransmisor inhibidor que se encuentra en altas concentraciones en la médula espinal y en el bulbo raquídeo. El mecanismo de recaptación es dependiente del sodio y el cloruro. Funciona armónicamente con el aminoácido L-Glutamina, con la que juega un papel fundamental en la función cerebral.

Sus principales funciones metabólicas son: actuar como un neurotransmisor tranquilizante del cerebro, ayudar a controlar los niveles de amoniaco en el cerebro, a controlar las funciones motoras del cuerpo, a estimular la liberación de la hormona del crecimiento (HGH), a mantener el sistema nervioso sano, a reparar tejidos y regenerar la degeneración muscular, a mejorar el almacenamiento de glucógeno, controlando la liberación de glucosa según las necesidades de energía en el organismo, y actúa como antiácido; además de ayudar a mantener la salud del sistema inmune y de la próstata,

La L-Glicina retarda la degeneración muscular al suplir creatinina adicional. Es necesaria en el sistema nervioso central y en la salud de la próstata. Su acción inhibidora ayuda a prevenir la epilepsia, enfermedades mentales y trastornos de la conducta, espasmos y esclerosis múltiple. Este aminoácido ha sido usado en el tratamiento de depresión bipolar con mucho éxito. La L-Glicina es necesaria para la síntesis de los aminoácidos no esenciales en el sistema inmunológico. El exceso de éste aminoácido puede desplazar la glucosa en la cadena metabólica y causar fatiga, mientras que una cantidad apropiada produce más energía.

La deficiencia de L-Glicina puede ocasionar alteraciones en el crecimiento, trastornos en el metabolismo de la glucosa, calambres o espasmos musculares con movimientos severos, debilidad en el sistema inmunológico y la próstata y lenta restauración de heridas y tejidos dañados.

Las mejores fuentes de L-Glicina son las carnes, pescados, lácteos, huevos, nueces, semillas, legumbres, arroz integral, cereales, setas, remolacha o betabel, zanahoria, berenjena y las frutas.

Optima suplementación diaria de L-Glicina

No existe recomendación optima ni específica para el aminoácido L-Glicina. Regularmente se encuentra en fórmulas de aminoácidos combinados.

Toxicidad y efectos secundarios de L-Glicina

No se conocen efectos colaterales, sin embargo, personas con afecciones hepáticas o renales no deben ingerir grandes cantidades de aminoácidos sin las recomendaciones de un profesional de la medicina.

No usar L-Glicina después de haber sufrido una apoplejía, excepto bajo el consejo y supervisión de su médico. No consumir glicina si se están tomando medicamentos antipsicóticos.

L-Glicina es muy bien tolerada por embarazadas y niños. En estos casos se suplementa para un mejorar el crecimiento óseo. La dosis se ajusta dependiendo del peso corporal.

Homocisteína

Homocisteína es un metabolito intermediario del aminoácido L-Metionina un aminoácido que se libera cuando el cuerpo digiere ácido fólico y otras vitaminas del grupo B, que la ayudan a descomponerse en el organismo. Se ha descubierto que un descontrol o alteración en sus niveles en sangre puede revelar la predisposición a sufrir un ataque cardíaco. Los niveles de homocisteína en sangre se asocian con la enfermedad cardiovascular por su asociación con la arteriosclerosis, un proceso en el que se producen placas de grasa y minerales en las paredes arteriales causando endurecimiento y obstrucción de éstas. También se asocian los altos niveles de homocisteína con la falta de flexibilidad en los vasos sanguíneos causando trombosis. Todos estos factores pueden desencadenar riesgos para el sistema vascular causando alta presión arterial, apoplejías y otros accidentes cardiovasculares o cerebrovasculares por falta de irrigación sanguínea y oxígeno a estos órganos.

La suplementación diaria de ácido fólico junto con las vitaminas B-12 y B-6 disminuye notablemente los niveles de homocisteína en el plasma sanguíneo.

El sobrepeso influye en la relación de homocisteína y sus fatales consecuencias. Las personas con altos niveles de este aminoácido en sangre, o hiperhomocisteinemia junto a un índice de masa corporal alto, tienen más riesgo de sufrir lo que se llama ictus criptogénico, que significa; causa desconocida.

Hay varios factores que pueden aumentar las concentraciones de homocisteína en el plasma sanguíneo, los principales son: deficiencia de ácido fólico, vitaminas B-6 y B-12; insuficiencia renal y hepática; hipotiroidismo; cáncer, y factores farmacológicos y tóxicos como el consumo excesivo de café y alcohol.

Hiperhomocisteinemia

Las concentraciones de los niveles de homocisteína oscilan entre 5 y 12 μmol/L, dependiendo del sexo y la edad. Niveles más altos pueden indicar hiperhomocisteinemia con sus correspondientes riesgos para la salud vascular.

Estudios recientes asocian a la hiperhomocisteinemia con daño a las células neurológicas, por aumento en el estrés oxidativo, falta de vasodilatación en las arterias y daño en el endotelio. Entre las enfermedades que se asocian con altos niveles de homocisteína en el plasma sanguíneo se encuentran los problemas del sistema vascular, del sistema nervioso, la vista, las enfermedades de Alzheimer y Parkinson, epilepsia, demencia, accidentes cerebrovasculares y formación de cálculos renales. También niveles elevados de homocisteína pueden contribuir al retardo mental y la psicosis.

La suplementación de ácido fólico, L-Cistine y las vitaminas B-6 y B12, se están utilizando como tratamiento preventivo para reducir el riesgo cardiovascular en personas que tienen tendencia a niveles elevados de homocisteína circulante. Este puede ser el tratamiento futuro para evitar el desarrollo y progreso de afecciones vasculares oclusivas.

Hidroxilisina

Este es un aminoácido hidroxilado derivado del aminoácido L-Lisina que es un constituyente importante para la formación del colágeno. Se encuentra en las enzimas digestivas tripsina y quemotripsina y en la gelatina. Su estimación urinaria puede emplearse como medida del grado de reabsorción ósea.

Hidroxiprolina

La hidroxiprolina es un constituyente no esencial de las proteínas. Este es otro componente importante en la producción del colágeno, que es el encargado de los tejidos conectivos que se encuentran en la piel, los huesos y los cartílagos.

La hidroxiprolina es originada de la prolina por un proceso llamado hidroxilación después de que la prolina entra en la cadena de aminoácidos para formar la proteína.

Junto con la prolina; su precursor, representan del 25% al 30% de los ácidos aminados totales que forman el colágeno. Durante la renovación del colágeno, sus dos ácidos aminados son liberados en forma libre o de dipéptidos. La parte no metabolizada se elimina en la orina. La medición de la hidroxiprolina libre y unida en la orina, permite evaluar el metabolismo del colágeno y sus disfunciones. No existen recomendaciones diarias de hidroxiprolina.

L-Prolina

La prolina es un aminoácido no esencial. Su principal función es la de producir colágeno en el organismo. La prolina puede sufrir hidroxilación, formándose la hidroxiprolina, en cuyo proceso de formación es necesario el ácido ascórbico o vitamina C. Tanto la prolina, en forma de poliprolina, como la hidroxiprolina, forman parte del colágeno. Junto con la glutamina, forma parte del gluten, el cual es responsable de la respuesta inflamatoria del intestino que padecen los enfermos celíacos. Cuando estos aminoácidos están presentes existe mayor resistencia a la degradación proteica del gluten. Para ayudar a dicha degradación, se deben suplementar enzimas proteolíticas.

El catabolismo de la prolina da lugar a la producción de nitrógeno, el cual es eliminado por la orina en forma de urea.

La deficiencia de prolina puede causar varios trastornos de salud: mayor predisposición a las metástasis en personas que sufren de cáncer, dificultad en la cicatrización, debilidad en los ligamentos, tendones y cartílagos, y retraso en la recuperación de tejidos conectivos dañados, y alteraciones cardiovasculares.

Buenas fuentes de prolina son las carnes, pescados, lácteos y huevos, legumbres, frutos secos, semillas, cereales integrales y los vegetales y frutas con alto aporte de vitamina C.

Su suplementación puede ser beneficiosa para las siguientes condiciones de salud: lesiones en los tejidos conjuntivos, tales como dislocaciones, luxaciones, tendinitis, tortícolis, esquinces, osteoartritis, cicatrización de heridas, quemaduras y ulceras, callosidades, trastrastornos cardiovasculares y de las arterias, infecciones y parásitos intestinales, e inapetencia sexual en ambos sexos. En casos de cáncer se cree que puede limitar o impedir las metástasis cancerosas cuando se acompaña con vitamina C y el aminoácido L-Lisina.

Optima suplementación diaria de Prolina

Aunque no existe RDA para la Prolina, se estima que en 360 mg por día, pero la recomendación óptima para Prolina es de 500- 600 mg por día. Regularmente en fórmulas de aminoácidos combinados.

Toxicidad y efectos secundarios de Prolina

No se conocen efectos colaterales, sin embargo, personas con afecciones hepáticas o renales no deben ingerir grandes cantidades de aminoácidos sin las recomendaciones de un profesional de la medicina. Las personas con enfermedad celiaca o con trastornos del sistema nervioso no deben suplementar prolina sin la recomendación de un profesional de la medicina.

L-Serina

Aunque el aminoácido L-Serina es clasificado como un aminoácido no esencial, hay evidencias que indican que la L-Serina posee un importante mecanismo para mantener el desarrollo, la supervivencia y la homeostasis celular en el sistema nervioso central. La L-Serina es un constituyente de las proteínas del cerebro incluyendo la cubierta de los nervios porque forma parte de las vainas de mielina; capa aislante que se forma alrededor de los nervios, incluyendo los que se encuentran en el cerebro y la médula espinal. La mielina está compuesta de proteína y sustancias grasas. Sin la serina éstas se adelgazarían o desaparecerían provocando que los nervios transmitieran mensajes a todo el cuerpo.

La serina es un componente primario de fosfatidilserina; el principal fosfolípido soluble en grasa endógeno en el cerebro, que determina la integridad y fluidez de las membranas celulares o el medio ambiente interno de las células, fundamental para la comunicación entre las células y la regulación del crecimiento celular entre otras funciones. La fosfatidilserina mejora la memoria, eleva el humor y la agudeza mental.

La deficiencia de serina puede causar un trastorno en la biosíntesis de la misma e influiría en el desarrollo de convulsiones neonatales como la epilepsia y el retraso psicomotor. Un niño que padezca deficiencia de serina podría presentar problemas neurológicos aun antes de nacer como es la microcefalia congénita, o sea, una cabeza más pequeña de lo normal y tendría un retraso en el desarrollo psicomotor en los primeros meses de vida. Podría presentar crisis convulsivas refractarias, cataratas, tetraparesia espástica y nistagmus (movimiento incontrolado e involuntario de los ojos) en algunos pacientes.

L-Serina es un aminoácido necesario para el correcto metabolismo de las grasas y ácidos grasos, el crecimiento de los músculos, y el mantenimiento de un sistema inmunológico saludable. Es importante para la formación de células, el funcionamiento del ARN y ADN y ayuda a la producción de inmunoglobulinas y anticuerpos.

L-Serina puede producirse en los tejidos a partir de glicina, o treonina, pero requiere cantidades adecuadas de las vitaminas B-3, B-6 y Acido Fólico. Juega un papel importante en la función catalítica de muchas enzimas. A su vez se requiere para producir el triptófano y la serotonina las que regulan el estado de humor, la depresión y la ansiedad.

Las funciones más importantes del aminoácido L-Serina en el organismo son: protección de las vainas de mielina, producción de inmunoglobulinas y anticuerpos en el sistema inmunológico, estimulación del metabolismo de los ácidos grasos y las grasas, formación de las membranas celulares, el crecimiento de los músculos, la hidratación de la piel, la síntesis de glucosa en el hígado, y la reducción de los niveles de cortisol; una hormona catabólica que acelera la destrucción de los tejidos. L-Serina también ha sido usada como humectante en muchas cremas para la piel. La deficiencia de L-Serina puede causar los siguientes trastornos en el organismo: trastornos en las vainas nerviosas, propensión a padecer de infecciones y mal desarrollo muscular, cambios en la textura de la piel y colesterol y triglicéridos altos.

Condiciones para las que puede ser beneficioso suplementar L-Serina son: la enfermedad de Alzheimer, el Mal de Parkinson, microcefalia, retraso psicomotor, epilepsia, déficit de atención, hipertonía, neuritis, infecciones, problemas de la piel, colesterol y triglicéridos altos, trastornos musculares, y trastornos de sistema nervioso como ansiedad, depresión, estrés, e insomnio.

Buenas fuentes de L-Serina son: carnes, pescado, lácteos, huevos, legumbres, frutos secos, semillas, cereales integrales y los vegetales y frutas con alto aporte de vitamina C. Se considera que puede haber niveles muy elevados de serina en las salchichas y los fiambres, lo que puede causar alergias cerebrales y supresión del sistema inmunológico.

Optima suplementación diaria de L-Serina

No existe recomendación específica para el aminoácido L-Serina. Se recomienda la suplementación de Fosfatidil Serina en lugar de L-Serina, debido a que esta puede tener resultados adversos y desbalances en los demás aminoácidos. Se sugieren 500 mg de Fosfatidil Serina dos veces al día.

Toxicidad y efectos secundarios de L-Serina

No se conocen efectos colaterales, sin embargo, personas con afecciones hepáticas o renales no deben ingerir grandes cantidades de aminoácidos sin las recomendaciones de un profesional de la medicina.

No se debe suplementar Fosfatidil Serina cuando se toman anticoagulantes.

L-Tirosina

El aminoácido L-Tirosina es clasificado como un aminoácido no esencial y puede fabricarse en el organismo a través del aminoácido L-Fenilalanina.

El aminoácido L-Tirosina es muy importante para el metabolismo en general, y es precursor directo de los neurotransmisores adrenalina, norepinefrina y dopamina, que regulan diversas funciones dependientes de tirosina como la seguridad, el humor o la función mental, la respuesta sexual y el estrés. Junto al yodo, es necesaria para la fabricación de hormonas tiroideas. Estimula la hormona del crecimiento HGH, y las funciones de las glándulas adrenales y la pituitaria por lo que es útil para suprimir el apetito y ayudar a reducir la grasa corporal. Para llevar a cabo estas funciones necesita el apoyo de los nutrientes; niacina, ácido fólico, vitamina C y cobre.

L-Tirosina es beneficioso en el tratamiento de la ansiedad, la depresión, las alergias, los dolores de cabeza, la migraña, el síndrome premenstrual y la artritis. Se le conoce como el aminoácido "antidrepresivo". Ayuda al cerebro a producir neurotransmisores que ayudan a mejorar la agudeza mental, la concentración y por tanto mejora la memoria y facilita el aprendizaje. Ayuda a las personas que sufren del mal de Parkinson. Tiene además, un efecto antioxidante, por lo que se usa para los fumadores y para la desintoxicación de personas adictas a drogas, o que están sometidos a mucho estrés o expuestos a radiación o químicos.

La deficiencia de L-Tirosina en el plasma sanguíneo se asocia con hipotiroidismo. Las hormonas básicas de la glándula tiroides son la tiroxina (T4) y su forma celular activa la triyodotironina (T3). El aminoácido L-Tirosina está involucrado en el proceso de formación de éstas hormonas necesarias para el organismo. El yodo que ingerimos en la dieta va a la glándula tiroides donde se incorpora a la tirosina a través de un proceso enzimático para formar la hormona tiroxina. Cuando están sintetizadas, las hormonas van a parar al torrente sanguíneo donde se transportan hasta los tejidos donde ejecutan sus funciones.

La deficiencia de L-Tirosina también puede provocar o contribuir a los siguientes trastornos de salud: vitíligo, albinismo, u otras alteraciones en la pigmentación de la piel. Trastornos de la conducta, angustia, e incluso depresión y ansiedad.

L-Tirosina es beneficioso en el tratamiento de la ansiedad, la depresión. Se le conoce como el aminoácido "antidrepresivo". Estimula el sistema nervioso. Ayuda al cerebro a producir neurotransmisores que ayudan a mejorar la agudeza mental, la concentración y por tanto mejora la memoria y facilita el aprendizaje.

Se sugiere el uso de L-Tirosina en las siguientes condiciones de salud: hipotiroidismo e hipertiroidismo, bocio, exceso de peso, enfermedad de Alzheimer y Parkinson, estrés, depresión, ansiedad, migrañas, dolor de cabeza, fatiga crónica, inapetencia sexual, abstinencia a las drogas y al tabaco, trastornos de la personalidad, falta de concentración, vitíligo y albinismo. Se sugiere suplementar L-Tirosina a mujeres que están tomando pastillas anticonceptivas.

Las fuentes principales de L-Tirosina son: carnes, pescados, lácteos, huevos, legumbres, almendras, mantequilla de cacahuate, semillas, cereales integrales, acelgas, espárragos, aguacate, zanahorias, espinaca, lechuga romana, perejil, pepino, berros, y las manzanas y sandias.

Optima suplementación diaria de L-Tirosina

Esta depende de las condiciones de salud para la que se necesite, pero regularmente se sugieren 500 a 1,500 mg al día, dividido en 3 dosis.

De acuerdo a los estudios científicos las siguientes cantidades de L-Tirosina son necesarias para las siguientes condiciones:

Condición	Cantidad sugerida
Depresión	1,500 – 3,000 mg
Hipotiroidismo	2,000 – 4,000 mg
Migrañas y dolor de cabeza	1,000 – 3,000 mg con 300 mg L-5HTP
Parkinson	1,000 – 2,000 mg
Sobrepeso	1,000 – 3,000 mg

* Pero recuerde que si usted tiene una afección clínica o un trastorno psiquiátrico, debe consultar a su médico antes de tomar suplementos nutricionales.

Toxicidad y efectos secundarios de la L-Tirosina

No se conocen efectos adversos de la L-Tirosina, pero se sugiere consultar al médico si se sufre de trastornos del hígado o de los riñones o en caso de embarazo o lactación, antes de suplementarla.

No se debe suplementar si se toman hormonas tiroideas o fármacos inhibidores de la MAO (monoaminaoxidasa) o en caso de melanoma.

Potentiza los efectos de la cafeína y la guaraná.

Otros Aminoácidos Importantes

Aminoácidos que no se encuentran en la estructura de los tejidos del cuerpo, pero contribuyen al metabolismo humano son: carnitina, citrulina, acido amino butírico (GABA), glutatión, ornitina y taurina.

L-Carnitina

L-Carnitina es un aminoácido que puede ayudar notablemente a la salud de los humanos. Normalmente no es considerado un nutriente esencial ya que el cuerpo puede producir todo el que necesita. Sin embargo, el complemento de carnitina podría mejorar la habilidad de ciertos tejidos para producir energía. Este efecto ha llevado al uso de la carnitina en varias enfermedades musculares así como enfermedades cardíacas.

La mejor fuente de carnitina es la carne, o tejido animal, de donde genera su nombre. Ayuda a transportar los ácidos grasos de larga secuencia enlazada previniendo la acumulación de grasas en la sangre y en los tejidos. Sin L-Carnitina, las grasas no pueden quemarse como combustible y convertirse en energía. Como consecuencia serian almacenadas en la sangre y en las células en forma de lípidos como colesterol y triglicéridos. No es un quemador de grasas; sino un convertidor de las grasas en energía. Además de encontrarse en la dieta, la carnitina puede ser sintetizada en el hígado, los riñones, el cerebro y a partir de los aminoácidos L-Lisina y L-Metionina. Otros nutrientes que pueden ayudar a sintetizarla son las vitaminas C, B-6, B-3, y el hierro.

El aminoácido L-Carnitina se almacena principalmente en los músculos esqueléticos y en el corazón, donde se necesita para trasformar los ácidos grasos en actividad muscular. También puede encontrarse en el cerebro y en el esperma. L-Carnitina desempeña varias funciones en nuestro organismo: transporta los ácidos grasos a las mitocondrias de las células para generar energía, ayuda a reducir los niveles de colesterol y triglicéridos en la sangre, disminuye los riesgos de sufrir de hígado graso y estimula el metabolismo.

L-Carnitina ayuda a incrementar el proceso de oxidación de las grasas por el hígado para generar energía. Se utiliza para reducir los niveles de LDL, o "colesterol malo" y los triglicéridos en la sangre. Además, se usa para aumentar el colesterol HDL, también llamado "colesterol bueno", por lo que beneficia al sistema cardiovascular. Contribuye a la pérdida de peso, disminuye el riesgo de enfermedades del corazón, ayuda a prevenir la taquicardia, y mejora las cualidades atléticas porque incrementa la capacidad aeróbica. Por esa razón también ayuda en casos de trastornos respiratorios como el asma y el enfisema.

La deficiencia de L-Carnitina se encuentra más frecuentemente en personas vegetarianas porque su dieta es pobre en los aminoácidos que provee la carne. Sin embargo, si combinan bien las proteínas vegetales no deben sufrir deficiencias. Esto puede ocurrir principalmente durante el embarazo o lactación cuando los requerimientos de este aminoácido se hacen más patentes. La deficiencia de L-Carnitina puede además, causar o contribuir a las siguientes anomalías: niveles elevados de grasas en los tejidos y en la sangre, arteriosclerosis, angina de pecho, degeneración de los tejidos cardiacos y musculares, fatiga, falta de aliento, atrofia muscular, disminución en la actividad espermática e infertilidad, obesidad, sensación de mareos y confusión, trastornos hepáticos y renales y mayor sensibilidad a los radicales libres.

La suplementación de L-Carnitina puede ayudar en las siguientes condiciones de salud: afecciones cardiovasculares, arritmias, angina, fatiga, altos niveles de colesterol y triglicéridos en la sangre, cirrosis hepática, hepatitis, hígado graso, diabetes e hipoglucemia, próstata, bajo conteo esparmático, disfunción eréctil, y trastornos del sistema nervioso como estrés, ansiedad, depresión, enfermedad de Alzheimer, Parkinson, trastornos de la memoria y epilepsia.

L-Carnitina también realza la eficacia de las vitaminas antioxidantes E y C.

Las fuentes de L-Carnitina son las carnes, pollo, huevos y lácteos, soja, semillas, legumbres, maíz, espárragos, berros y espinacas.

Las recomendaciones dietéticas (RDA) no existen por ser un aminoácido no esencial, sugiriéndose entre 430 a 510 mg por día.

Optima suplementación diaria de L-Carnitina

1,500 mg al día dividido en 3 dosis.

Toxicidad y efectos secundarios de L-Carnitina

Aunque no hay información médica sobre efectos secundarios, las personas con enfermedades renales y las que están recibiendo diálisis no deben suplementar L-Carnitina. La suplementación del aminoácido L-Carnitina puede alterar falsamente los niveles de triglicéridos en la sangre (justamente se usa para bajar esos niveles). Debe dejar de suplementarse por 7 días antes de someterse a una prueba de sangre.

No hay restricciones para su suplementación durante la lactancia y el embarazo, porque su demanda aumenta durante el embarazo y forma parte de la leche materna.

Interacciones: L-Carnitina puede interactuar altas dosis de coenzima Q-10, el ácido pantoténico y la colina. Y con el medicamento acenocumarol porque puede aumentar su acción anticoagulante. Se debe consultar a un médico antes de suplementar L-Carnitina con éstos.

L-Citrulina

L-Citrulina es un aminoácido no proteico y su nombre se deriva de citrullus, que en latin significa sandía. Se forma por transferencia del aminoácido L-Ornitina.

La síntesis y eliminación de la urea es esencial para remover los metabolitos tóxicos de nitrógeno del organismo. Estos metabolitos se forman por la digestión, la absorción y el metabolismo de las proteínas. L-Citrulina funciona con el ácido aspártico, el ácido cítrico y el magnesio para mejorar la excreción de los metabolitos de nitrógeno.

L-Citrulina es un aminoácido cuya principal función es aumentar los niveles de L-Arginina en proporciones mayores que con la suplementación directa de L-Arginina. Es importante suplementarla junto a L-Arginina para ayudar a la degradación del amoniaco, que se produce en el metabolismo de las proteínas. La combinación de L-Citrulina y L-Arginina aumentan la producción de óxido nítrico, lo que ayuda a relajar los vasos capilares, a la función del corazón y al sistema circulatorio.

El aminoácido L-Citruline estimula el sistema inmunológico y produce energía al desintoxicar el hígado, también favorece la cicatrización de heridas, mejora el sueño y estimula la función eréctil. Algunos estudios realizados en Francia indican que la citrulina ayuda a controlar el estrés y mejorar la función mental en personas con problemas de memoria, demencia senil y la enfermedad de Alzheimer.

La deficiencia de L-Citrulina puede causar debilidad y fatiga muscular.

Las fuentes principales de L-Citrulina son: carne, pescado, huevos, leche, legumbres, y todo tipo de proteínas, y se encuentra en cantidades importantes en sandías y melones.

La combinación de nutrientes que contienen zinc y las vitaminas del grupo B, especialmente biotina, ayudan sinérgicamente a la absorción y utilización de L-Citrulina.

No existen recomendaciones diarias (RDA) de L-Citrulina.

Como un aminoácido que existe de manera natural, se cree que la citrulina es segura. Pero no se han establecido dosis seguras en niños pequeños, mujeres embarazadas o en lactancia, o en personas con enfermedad hepática o renal.

Ácido Gamma-Amino Butírico (GABA)

El ácido gamma-amino butírico (GABA) es secretado por ciertas neuronas en el cerebelo y médula espinal e inhibe la descarga de las células del cuerpo. GABA es el neurotransmisor inhibitorio más importante del cerebro. Es un neurotransmisor inhibidor que calma y reduce la actividad de las neuronas por lo que controla las señales eléctricas en el cerebro. Para lograr esta función, es necesario el cloruro y el potasio. El cloruro aumenta la carga eléctrica negativa en la neurona, y el potasio aumenta la carga positiva fuera de la neurona. Las alteraciones en este proceso están asociadas con la enfermedad de Alzheimer y Parkinson, la demencia senil, la corea de Huntington, y la esquizofrenia.

El GABA se considera como el agente calmante natural del cerebro. Del ácido glutámico el cuerpo forma glutamina y viceversa. La glutamina aumenta la producción de GABA, lo que a su vez produce glutamina. Cuando hay suficiente de glutamina en el organismo, incrementa la producción de GABA, lo que conlleva a resultados positivos. Ha sido utilizado para tratar trastornos maniaco-depresivos bipolares, convulsiones, y ansiedad. Otras funciones del ácido gamma-amino butírico son: la inhibición de la hormona liberadora de las gonadotropinas (GnRH), la recuperación muscular en deportistas y la conciliación del sueño en personas con ansiedad y tensión.

Algunos medicamentos contra la ansiedad como las benzodiacepinas y los barbitúricos y otros tranquilizantes funcionan potenciando la disponibilidad de GABA en las células cerebrales.

El GABA puede calmar los nervios de forma similar a los tranquilizantes sin causar adicción. Se ha comprobado que 750 miligramos de GABA producen el mismo efecto tranquilizante que las drogas antes mencionadas previniendo que la ansiedad, la angustia, y mensajes relacionados con el estrés lleguen a los centros receptores del cerebro. Al disminuir la actividad de las neuronas en el cerebro puede contrarrestar la actividad eléctrica que causa convulsiones, como en los casos de epilepsia.

Beneficios del ácido gamma amino butírico o GABA: anticonvulsivo y antiespasmódico, ayuda a prevenir los cólicos y calambres, equilibra, calma, relaja y tranquiliza el sistema nervioso, combate la ansiedad y el estrés, combate el insomnio e induce al sueño, fortalece el sistema inmunitario, estimula el aprendizaje y la memoria, favorece la recuperación muscular, fortalece y tonifica los músculos, regula la presión arterial, previene y alivia las convulsiones producidas por la epilepsia, disminuye el dolor crónico en casos de fibromialgia y artritis reumatoide.

Otra función del suplemento de GABA es que influye en la glándula pituitaria para liberar la hormona de crecimiento (HGH).

La deficiencia de GABA puede causar palpitaciones, ansiedad, inquietud, ataques de pánico, insomnio, inapetencia sexual y estrés.

Las fuentes naturales de GABA son: los carbohidratos complejos porque aumentan los niveles de glutamina; el aminoácido precursor de GABA. El té verde se asocia con muchos beneficios para la salud por su alta concentración en L-Teanina, un aminoácido que reduce la ansiedad y estimula la producción natural de GABA.

No existen recomendaciones diarias (RDA) de GABA (ácido gamma amino butírico), pero existen dosis para algunos tipos de enfermedades típicas con un máximo de 750 mg por día.

Optima suplementación diaria de GABA

GABA 750 mg una a dos veces al día. Esta es una dosis regular para prevención de convulsiones o dolor crónico. No se debe exceder los 750 mg en una sola dosis.

De acuerdo a los estudios científicos las siguientes cantidades de ácido gamma amino butírico, GABA son necesarias para las siguientes condiciones:

Condición	Cantidad sugerida
Epilepsia	250 – 500 mg 3 veces al día
Fibromialgia	250 – 500 mg 3 veces al día
Fumadores (dependencia)	250 mg 3 veces al día o 750 mg al acostarse
Insomnio	750 – 1,000 mg antes de acostarse

* Pero recuerde que si usted tiene una afección clínica o un trastorno psiquiátrico, debe consultar a su médico antes de tomar suplementos nutricionales.

Estas dosis son sugeridas para personas adultas, y pueden variar de acuerdo con el trastorno, por lo que se debe consultar a un doctor que tenga conocimiento sobre los aminoácidos. GABA, al igual que todos los aminoácidos. se debe tomar siempre con el estómago vacío, y preferiblemente en la noche, ya que puede causar sueño. El ácido gamma amino butírico, o GABA, puede ayudar a niños que sufren de déficit de atención e hiperactividad (ADHD). La dosis depende de la edad y el peso del niño. Usualmente media cápsula de 750 mg una hora antes del desayuno y al mediodía, y una hora antes de irse a dormir. Las cápsulas se pueden abrir y mezclar con agua o jugo. Es sinérgico con el complejo B, niacin, niacinamida o vitamina B3, vitamina B6, inositol, fosfatidil serina, calcio magnesio, y los aminoácidos L-Glutamina, L-Lisina y L-Taurina.

Toxicidad y efectos secundarios de GABA

El alcohol promueve la entrada de iones de cloruro en las células del cerebro, por lo que amplifica los efectos normales de GABA. La cafeína reduce la disposición de GABA en la sinapsis, potenciando efectos como el nerviosismo, la ansiedad y la dificultad para dormir.

La suplementación en dosis muy altas de GABA puede causar una sensación temporal de hormigueo en la piel, que desaparece en cuanto se reduce la dosis. Se recomienda no tomar este suplemento dietético durante más de 8 semanas seguidas. Se puede descontinuar y continuar después de una o dos semanas. Esto es importante sobre todo en personas que sufren de hipoglucemia o los diabéticos dependientes de insulina. No debe combinarse el GABA con el medicamento benzodiacepina sin consultar a un profesional de la medicina cualificado

L-Glutatión

El glutatión no es un nutriente esencial, ya que puede ser sintetizado a partir de los aminoácidos L-Cisteína, ácido L-Glutámico y glicina y producido naturalmente por el hígado. Se encuentra también en las frutas, vegetales y carnes. Este aminoácido y las enzimas que forma como la GHT peroxidasa, son esenciales para la vida y están presentes en todas las células de las plantas y animales. La mayor cantidad de glutatión se encuentra en los tejidos del hígado, los ojos, el páncreas, el bazo y los riñones. Protege al organismo de las toxinas y desperdicios metabólicos del organismo. Se considera antienvejeciente por su poder antioxidante que protege contra la peroxidación y la formación de radicales libres. El L-Glutatión desempeña tres funciones primarias: desintoxicar, reforzar el sistema inmune y servir como antioxidante para prevenir el deterioro causado por los radicales libres y el estrés oxidativo.

El L-Glutatión protege contra el daño que provoca el fumar y las radiaciones electromagnéticas, ayuda a reducir los efectos secundarios de la quimioterapia y los rayos X, contra la contaminación ambiental, solventes, nitratos y combate la toxicidad por abuso del alcohol. Ayuda a desintoxicar contra metales pesados y drogas, y asiste en el tratamiento de trastornos del hígado y la sangre y en la degeneración macular.

Funciones múltiples del L-Glutatión: es el antioxidante endógeno más potente producido por las células; participa directamente en la neutralización de radicales libres y compuestos de oxígeno reactivo; desintoxica muchos xenobióticos, o compuestos extraños, y agentes carcinógenos tanto orgánicos como inorgánicos en el cuerpo, aumenta la proliferación de linfocitos, es esencial en varias reacciones metabólicas y bioquímicas como la síntesis y reparación del ADN, la síntesis de proteínas y de las prostaglandinas y en el transporte de aminoácidos y la activación de las enzimas. Todos los sistemas del cuerpo son afectados por el glutatión, especialmente los sistemas inmunitario, nervioso, gastrointestinal y pulmonar.

Hay varios factores que pueden causar mayor demanda de glutatión. El estrés, la exposición a radiación y contaminación ambiental, algunas drogas médicas, las infecciones bacterianas y víricas, y el fumar o tomar alcohol en exceso.

La deficiencia de L-Glutatión y el exceso de estrés oxidativo pueden contribuir a afecciones neurológicas como las enfermedades de Alzheimer, Lou Gehrig y Parkinson, y a la esclerosis lateral amiotrófica. El estrés oxidativo puede acelerar el proceso de envejecimiento y las enfermedades asociadas a éste.

Para incrementar los niveles de glutatión en el organismo también pueden usarse otros nutrientes sinérgicos y antioxidantes como son: la vitamina E, el ácido alfa lipoico, la coenzima Q10, el selenio y el aminoácido NAC (N-Acetil Cisteína). El NAC se transforma en cisteína en el organismo y luego se convierte en glutatión. Junto a otros elementos el glutatión puede ayudar mucho mejor como protector y preventivo del deterioro de las células.

Las mejores fuentes de L-Glutatión son los vegetales: espárragos, espinacas, aguacate, papas, calabaza, brócoli, ajo, col, cebollas, berros y coles de Bruselas y las frutas: melones, toronja, fresas y melocotones.

La suplementación de L-Glutatión puede ayudar en las siguientes condiciones: cirrosis hepática, hepatitis o daño hepático, alcoholismo, toxicidad por drogas y medicamentos, neuropatía diabética, efectos de la quimioterapia y la radiación, trastornos de los riñones, quelación de metales tóxicos, diabetes, cataratas, úlceras, problemas de la piel, exposición a químicos, y a fortalecer la función inmunológica.

No existen recomendaciones diarias (RDA) de L-Glutatión, pero se sugiere suplementar 100 mg de glutatión al día como suplemento protector del organismo en general.

Los últimos estudios llevados a cabo por el Dr. John P. Richie, profesor de Ciencia de Salud Pública y Farmacología de la Universidad de Medicina del estado de Pennsylvania ha estado estudiando L-Glutatión por más de 25 años, y sus beneficios protectores contra el estrés oxidativo durante la vejez y el desarrollo del cáncer.

El estrés oxidativo está implicado en por lo menos 250 enfermedades, desde enfermedades del corazón, diabetes y enfermedad de Alzheimer. El Dr. Ritchie explica de después de haber trabajado por tantos años con el Glutatión, sabe que éste trabaja en diabetes, asma, VIH y la degeneración macular causada por la vejez. El Dr Ritchie recomienda Glutatión como mantenimiento para la salud, en dosis de 150 a 250 mg por día. La mayoría de los estadounidenses consumen solamente 50-60 mg de glutatión en su dieta, principalmente porque no consumen las cantidades adecuadas de frutas y vegetales.

Millones de estadounidenses tienen uno o más factores dietéticos y estilo de vida que puede disminuyen los niveles de glutatión en el organismo.

Las estadísticas son preocupantes: 77 millones consume menos de cinco frutas y vegetales al día; 91 millones están sobre los 55 años; 59 millones todavía fuman; 4 millones sufren de diabetes; 110 millones están sobrepeso u obesos; 15 millones consume crónicamente excesivas cantidades de alcohol.

Según el Dr Ritchie para lograr un aporte terapéutico de L-Glutatión se deben suplementar entre 60 y 70 mg por kilo de peso para corregir las deficiencias, sobre todo en diabéticos.

L-Ornitina

La L-Ornitina es un aminoácido no esencial que se forma de la arginina. L-Ornitina ayuda a liberar la hormona del crecimiento IGF y a metabolizar el exceso de grasas en el organismo cuando se combina con L-arginina y L-Carnitina. Es necesario para el sistema inmunológico, la glándula timo, y para estimular las células T.

Junto a la arginina, L-Ornitina ayuda en el metabolismo del nitrógeno, desintoxicando el amoniaco (hepatotóxico) convirtiéndolo en urea para proteger el hígado. También estimula la síntesis del colágeno, por lo que ayuda en la reparación de tejidos y la piel. Ayuda a la secreción de la insulina. Junto a la arginina es usado por los levantadores de pesas como un estimulante para la hormona de crecimiento y la función eréctil.

La deficiencia de L-Ornitina puede contribuir o causar: trastornos del crecimiento, debilidad muscular, debilidad en el sistema inmunológico, y exceso de grasa en el organismo. Las mejores fuentes de L-Ornitina son: carnes, pescado, huevos y productos lácteos.

Optima suplementación diaria de L-Ornitina

No existen recomendaciones diarias (RDA) de L-Ornitina. Pero regularmente se utiliza para aumentar la masa muscular, en dosis de entre 1,000 a 2,000 mg una o dos veces al día. Los suplementos de L-Ornitina combinados con L-Arginina, zinc, complejo B o biotina parecen ser más efectivos.

Toxicidad y efectos secundarios de L-Ornitina

Cuando se suplementa en altas dosis puede causar insomnio.

Aunque no se produce efectos secundarios, no se sugiere suplementar a personas con trastornos renales o hepáticos, ni mujeres embarazadas o lactando.

L-Taurina

L-Taurina no se considera como un aminoácido esencial puesto que se sintetiza en el hígado a partir de los aminoácidos cisteína y metionina y con la acción de las enzimas de la vitamina B-6. Actualmente existe una tendencia a considerar la L-Taurina como un aminoácido esencial después de analizar la evidencia de varios estudios que prueban sus beneficios. Su nombre se deriva de Bos Taurus (bilis de buey). Es diferente a otros aminoácidos, porque no se incorpora a las proteínas, sino que existe como un aminoácido libre en la mayoría de los tejidos animales y es uno de los aminoácidos más abundantes donde hay alta actividad eléctrica, principalmente en el cerebro, los ojos, el corazón, los músculos, el sistema nervioso y en las plaquetas.

Existen altas concentraciones de L-Taurina en el músculo cardíaco, en los glóbulos blancos, en los músculos del esqueleto y en el sistema nervioso central. Los niveles de L-Taurina declinan con la edad. Este aminoácido participa en varios procesos importantes. Sirve como neurotransmisor, regulador de la sal y del equilibrio del agua dentro de las células y como estabilizador de las membranas celulares. Participa en la desintoxicación de químicos extraños y también está involucrado en la producción y la función de la bilis. Es importante para las funciones normales de la retina, y el desarrollo cerebral así como el sistema nervioso central. Por esa razón se debe complementar la leche en los infantes con L-Taurina.

Hay muchas enfermedades que se asocian con deficiencias de este aminoácido. Otras funciones de este aminoácido: actúa como antioxidante, ayuda a la producción de bilis, inhibe la formación de cálculos biliares, actúa como un neurotransmisor, regulador de la sal y el equilibrio de líquidos en el cuerpo, estabilizador de las membranas celulares, desintoxicante de químicos, morfina y alcohol, ayuda a las funciones de la retina, modula los procesos de desarrollo y regeneración del sistema nervioso, ayuda a flexibilizar los vasos sanguíneos, es útil para los diabéticos, disminuye la frecuencia de las convulsiones en casos de epilepsia, ayuda al sistema músculo esquelético, estimula el desarrollo de fibras musculares, ayuda a la contracción y relajación de los músculos, mejora el rendimiento deportivo, normaliza la frecuencia cardíaca y las contracciones, incrementa la retención de potasio y magnesio en el musculo cardiaco y disminuye la proteína angiotensina, que provoca la elevación de la presión arterial.

Las deficiencias de L-Taurina están relacionadas con epilepsia, ansiedad, hiperactividad y pobre función mental, cardiomiopatías, cálculos biliares, degeneración macular y retinitis pigmentosa, trastornos del sistema nervioso, dificultad para digerir las grasas y trastornos neuromusculares.

Condiciones de salud en que puede ayudar el aminoácido L-Taurina: alcoholismo, adicción a la morfina, cálculos biliares, alto colesterol, degeneración macular, diabetes dependiente de insulina, agotamiento físico por ejercicio, epilepsia, hiperactividad cerebral, sistema nervioso, estrés, enfermedades del corazón, alta presión arterial, mala absorción de las grasas, trastornos de la retina.

Las mejores fuentes de L-Taurina son: carnes animales, pescado, lácteos, huevos, mariscos, leche materna, algas, almendras, avellanas, legumbres, lentejas y garbanzos, La principal fuente dietética de la taurina para el cerebro se obtiene a través de la leche materna en los primeros meses de vida, debido a que en la mayoría de los mamíferos tiene una alta concentración de la misma. Hoy en día se ha propuesto la necesidad de fortificar con taurina las fórmulas infantiles al comienzo de la lactancia, debido a que la leche de vaca contiene menores concentraciones de taurina que la leche humana.

Optima suplementación diaria de L-Taurina

No existen recomendaciones diarias (RDA) de L-Taurina porque no es un aminoácido esencial. Sin embargo se utilizan dosis de entre 500 a 1,000 mg una o dos veces al día.

Toxicidad y efectos secundarios de L-Taurina

Aunque no se conocen efectos adversos con el aminoácido L-Taurina no se recomienda suplementar a mujeres embarazadas o lactando. Ni en caso de padecer de úlceras estomacales.

Interacciones: Junto a anticonvulsivos puede disminuir la frecuencia de las convulsiones. El glutamato monosódico, y el aspartamo pueden reducir los niveles de L-Taurina. El exceso de consumo de alcohol puede causar grandes pérdidas de L-Taurina.

El aminoácido L-Taurina se asimila mejor si se combina con los aminoácidos cisteína, metionina y con la vitamina B-6.

Aminoácidos más usados en la Práctica Clínica.

Aminoácido	Uso
L-Arginina	Aumento de masa muscular, presión arterial alta, tumores
L-Carnitina	Sobrepeso, taquicardia, trastornos cardiovasculares
L-Cisteína	Antioxidante, desintoxicante
L-Fenilalanina	Dolores
L-Glutamina	Adicciones, compulsiones al uso de alcohol y azúcar
L-Lisina	Herpes simple, cicatrización
L-Taurina	Depresión, convulsiones, alta presión arterial
L-Tirosina	Depresión y trastornos de la tiroides
L-Triptófano	Ansiedad, dolores, insomnio

Existen otros nutrientes importantes, más allá de las vitaminas y los minerales, y por su papel igualment crítico a la salud óptima humana, merecen un repaso detallado, a continuación.

Melatonina

Aunque la melatonina se vende como un suplemento nutricional es en realidad una hormona. Esta hormona es secretada por la glándula pineal que se encuentra en el cerebro y que se ha asociado a través de los años con el chakra del tercer ojo, o espacio en medio de las dos cejas. La melatonina se produce solamente de noche cuando nuestros ojos registran total oscuridad y es lo que nos causa la somnolencia o sueño.

Se ha demostrado que las personas de todas las edades que sufren de insomnio y la mayoría de las personas mayores de edad tienen bajos niveles de melatonina en la sangre. Muchas investigaciones han demostrado que la suplementación de melatonina puede corregir trastornos del sueño y combatir el insomnio, sobre todo en personas de la tercera edad.

Entre las propiedades médicas que se le han encontrado a la melatonina sobresale su uso como retardador del envejecimiento. Según envejecemos producimos menos cantidad de esta hormona y la deficiencia de ella se asocia con enfermedades degenerativas y del sistema inmunológico. Pero, los beneficios que se reciben de la melatonina son más extensos de acuerdo con los investigadores como el Dr. Walter Pierpaoli que ha llevado a cabo varios estudios con la melatonina. Según sus investigaciones, además de ser un efectivo aliado para combatir el insomnio, fortalece el sistema inmunológico y previene la formación de tumoraciones cancerosas.

Como nuestro cuerpo sintetiza la melatonina a través del aminoácido triptófano y el químico del cerebro llamado serotonina, la suplementación de melatonina puede ser muy útil, especialmente para las personas que han tomado el triptófano y les ha ayudado. Contrario a las píldoras para dormir, la melatonina no produce la sensación de estar drogado a la mañana siguiente de haberlo tomado. Una de las virtudes de la melatonina es que mejora las interrupciones del sueño provocadas por algunas drogas médicas como son los beta bloqueadores y las benzodiacepinas, las que alteran la producción de melatonina en el organismo. Otro factor importante de la melatonina es que ayuda a corregir los trastornos del sueño en personas ciegas, las cuales no tienen percepción de la luz.

Otra de las virtudes de la melatonina es que ayuda a corregir las molestias causadas por el cambio de zonas de tiempo, o jetlag. Esto sucede cuando una persona viaja por ejemplo de California a Nueva York, donde hay una diferencia de tres horas hacia adelante. O cuando se viaja de California a Europa donde la diferencia es de 9 horas hacia adelante. Este cambio produce trastornos en el sueño que pueden durar días hasta ubicarse en el tiempo de nuevo. Las investigaciones han demostrado que las personas que toman melatonina se recuperan más rápidamente, tienen más energía, y se sienten más alerta que las que no lo hacen. El estudio mostró que la tripulación de un avión de pasajeros que tomó 5 miligramos de melatonina el día de llegada y por cinco días consecutivos después de regresar fueron los que mejor se sintieron.

En conclusión: que personas con problemas de sueño pueden regular sus horas de sueño y dormir mejor con 3 miligramos de melatonina al día, pero en un cambio de zona de tiempo es mejor tomar 5 miligramos diarios desde el día del vuelo y por 5 días consecutivos.

Poseer la eterna juventud es una meta que ha perseguido la humanidad desde tiempo inmemorial. Pócimas y brebajes han sido creados por los expertos en alquimia sin lograr hasta el momento el efecto esperado: conservar a una persona joven por más tiempo. Ahora algunos científicos han podido comprobar que efectivamente la melatonina tiene efectos benéficos en el organismo y que de cierta forma actúa como una hormona antienvejeciente. Tal vez esto se deba en parte a su poder antioxidante y neutralizador de los radicales libres. El daño oxidativo que producen los radicales libres se asocian a muchas enfermedades degenerativas que incluyen el cáncer, las enfermedades del corazón y las cataratas. La melatonina neutraliza los radicales libres más dañinos y lo hace cinco veces más eficientemente que antioxidantes como la enzima glutatión y dos veces mejor que la vitamina E. La melatonina se encuentra en cada célula del organismo y posiblemente esa es la razón por la que previene el envejecimiento y protege contra enfermedades degenerativas. El mantener altos niveles de melatonina en el organismo puede ser de gran beneficio para la salud.

En un experimento con ratones de laboratorio, los investigadores intercambiaron la glándula pineal de ratones viejos a ratones jóvenes, y viceversa. Los ratones jóvenes con glándulas pineales viejas envejecieron rápidamente y murieron, pero los ratones viejos con glándulas pineales jóvenes vivieron un 30% más tiempo que lo que se esperaba. En otro experimento también con ratones, se les suplementó melatonina. La textura de su piel y su pelo se hizo lustrosa y brillante, previnieron las cataratas, mejoraron la digestión, aumentó su fortaleza, su energía y el tono muscular, además de aumentar su interés sexual hasta el final de sus largas vidas.

Otros estudios han descubierto que las personas que sufren enfermedades del corazón, tienen muy bajos niveles de melatonina. Incluso se cree que la suplementación de melatonina puede ayudar en trastornos del cerebro tales como la enfermedad de Parkinson y la de Alzheimer.

El envejecimiento lleva al organismo por una especie de espiral descendente, en el cual cada año se van diezmando las habilidades, elasticidad y resistencia del cuerpo. Según el doctor Walter Pierpaoli, un inmunólogo italiano que ha realizado varios estudios en torno a la melatonina, la suplementación frecuente de melatonina ayuda a desacelerar el avance de esa espiral progresiva de envejecimiento y el crecimiento de los tumores cancerosos. De acuerdo con sus investigaciones, los bajos niveles de melatonina están asociados con el crecimiento del cáncer.

La melatonina posee la composición química necesaria para restablecer las defensas naturales del organismo humano. Los científicos sugieren consumir un suplemento de melatonina, administrado todas las noches, para estimular el funcionamiento del sistema inmunológico.

Aparentemente la melatonina bloquea al estrógeno e impide que se una a los receptores de estrógeno en las células, incluyendo las células cancerosas en el seno. En un estudio con mujeres que sufrían de cáncer de seno, y cuyos cánceres continuaban creciendo a pesar de estar tomando la droga anti-estrogénica tamoxifen se las dividió y a un 28.5 por ciento de las mujeres se les suplementó melatonina junto con el tamoxifen. Estas mujeres lograron regresión de los tumores en un periodo corto de tiempo. Se cree que estos resultados se obtuvieron porque la melatonina reduce un factor similar a la insulina que promueve el cáncer de seno. Otros tipos de cáncer como el cáncer del hígado mejoran al suplementar melatonina con interleuquina-2, una sustancia usada en inmunoterapia. Los tumores se redujeron en un 36 por ciento de los casos y las molestias de toxicidad bajaron notablemente.

Como la producción de melatonina se produce durante las horas de oscuridad y se inhibe a través de la exposición a la luz, el estrés de la vida moderna puede crear desbalances debido a los diferentes horarios de trabajo, cambios de zona de tiempo, y cambios en los patrones de sueño. La exposición a los campos electromagnéticos también puede crear desbalances en la producción de melatonina.

Los estimulantes de que abusamos a diario como la cafeína en sus diferentes manifestaciones, los beta-bloqueadores, las diazepinas, el alcohol, el cigarrillo, y los analgésicos químicos pueden causar deficiencia de melatonina.

La melatonina se encuentra en pequeñas cantidades en el arroz, el maíz, y algunos otros alimentos. No se ha establecido recomendación diaria RDA para la melatonina.

Optima suplementación diaria de melatonina

Esta es de entre 3 y 9 miligramos una hora antes de acostarse. Debido a que la melatonina es una hormona, se debe ser cauteloso al suplementarla. No todo el mundo se beneficia de la suplementación diaria y la respuesta puede variar de persona a persona dependiendo de la cantidad que suplemente. Algunas personas obtienen un sueño reparador y se sienten más energéticas y llenos de entusiasmo, mientras otras no sienten ningún cambio o experimentan dolor de cabeza u otras molestias. Las personas que no se sienten bien al tomar la melatonina, probablemente no la necesitan porque su organismo produce suficiente. O puede ser que necesiten menos cantidad o suplementarla de vez en cuando y no diariamente.

Mi sugerencia a personas que sufren de insomnio es que prueben la melatonina tomando al comenzar la mitad de una tableta de 3 mg media hora antes de acostarse y aumentarla de acuerdo a los resultados. La mayoría de las personas con trastornos de sueño se benefician al tomar 3 mg en la noche. Hay personas que tienen mucha deficiencia de melatonina y pueden necesitar 9 mg al día. No obstante cada persona debe usar su propio juicio de acuerdo con sus necesidades. Los niveles de melatonina se pueden medir con un examen médico.

Condición	Cantidad sugerida
Cambio de zona de tiempo	1 - 9 mg diarios
Insomnio	1 – 9 mg diarios
Prevención de cáncer	10 – 50 mg diarios bajo supervisión médica solamente
Trastornos relacionados a la vejez	1 – 3 mg diarios

* Pero recuerde que si usted tiene una afección clínica o un trastorno psiquiátrico, debe consultar a su médico antes de tomar suplementos nutricionales.

Toxicidad y efectos secundarios de melatonina

En algunos estudios con dosis hasta de 6,000 mg de melatonina no ha producido efectos secundarios. Pero como en el caso de cualquier hormona, el exceso de una puede descompensar la función de otras, no se debe tomar por períodos prolongados. Algunos estudios sugieren que el exceso de melatonina puede disminuir la fertilidad, y puede servir como anticonceptivo en algunos casos. Otros estudios sugieren que el exceso de melatonina puede incrementar la hormona prolactina y acelerar el crecimiento de cáncer de seno sensible a la prolactina. Como medida preventiva las mujeres que tienen secreción en los senos, - la que es producida por exceso de prolactina en la mayoría de los casos - deben evitar tomar suplementos de melatonina.

Algunas personas reportan pesadillas cuando toman la melatonina. Se debe evitar tomar suplementos de melatonina en los casos siguientes: leucemia, linfoma, embarazo, lactancia, mujeres que planean embarazarse, personas con alergias severas, o que toman esteroides o antidepresivos.

Progesterona natural (Proyam)

El Dr. John Lee, graduado en ginecología por la Universidad de Harvard, hizo varias investigaciones e informó sobre los efectos preocupantes de las hormonas que están fuera de equilibrio debido a la falta de progesterona natural en hombres y mujeres.

El Dr. Lee escribió varios libros sobre la progesterona natural o bioidéntica. Su segundo libro escrito para médicos llamado: The Multiple Roles of a Remarkable Hormone ha sido uno de los libros que más ha ayudado en la comprensión de los beneficios de la progesterona natural. (La marca Proyam fue una de las primeras cremas de progesterona natural en el mercado de productos naturales).

El Dr. Lee usó la progesterona transdérmica extensivamente en su práctica clínica por casi una década, haciendo investigaciones que demostraron que ésta puede revertir la osteoporosis. El Dr. Lee se hizo famoso por el término "dominancia de estrógeno", lo que significa una deficiencia relativa de progesterona comparada con el estrógeno, que causa una enorme lista de síntomas familiares a millones de mujeres. La fuerte asociación entre los niveles de estrógenos y la densidad ósea ha llevado a muchos doctores de medicina convencional a recetar la terapia de reemplazo de estrógenos para el tratamiento de la osteoporosis. Con tanta atención enfocada en el estrógeno, otra hormona tan importante como la progesterona, no ha recibido la publicidad que merece. Regular los niveles de progesterona es la clave para revertir la osteoporosis.

El Dr. Lee descubrió que añadir crema de progesterona natural a un programa contra la osteoporosis, puede incrementar los niveles de densidad ósea hasta en un 10% en los primeros seis meses, y luego incrementar en un promedio anual de 3-5%, hasta estabilizarse a niveles normales.

El Dr. Lee llevó a cabo un estudio de tres años que involucró a 100 mujeres postmenopáusicas entre las edades de 38 a 83 años. La mayoría ya habían perdido estatura debido a la osteoporosis, algunas hasta cinco pulgadas. Algunas pacientes usaron entre 0.3 a 0.625 mg de estrógenos conjugados diariamente por tres semanas al mes y se aplicaron la crema de progesterona natural al 3% a la hora de acostarse por 12 días del mes. (Las que usaron el estrógeno se aplicaron la crema de progesterona durante las últimas dos semanas del mes.)

Dos de los descubrimientos fueron que ni la edad ni el tiempo en la menopausia parecían influenciar la restauración de los huesos. De hecho, aquellas pacientes que comenzaron con la densidad ósea más baja tuvieron el incremento mayor. La estatura se estabilizó entre las participantes, experimentaron más energía, más movilidad articular, y menos dolores en el cuerpo. Muchas reportaron que su deseo sexual había retornado a lo normal. Pero mejor que todo, no se reportaron efectos secundarios.

Hoy en día se sabe que hasta un 75 por ciento de las mujeres experimenta algunos de los síntomas comunes asociados con el síndrome premenstrual o PMS (siglas en inglés). Además, alrededor de un 30 a un 40 por ciento de ellas experimentan síntomas tan agudos que llegan a afectar sus actividades diarias.

Se estima que al menos un 10 por ciento de las mujeres padecen síntomas tan extremos que se las considera incapacitadas por el trastorno. Si bien el PMS se presenta normalmente en mujeres de más edad, las adolescentes también pueden verse afectadas.

Toda mujer que experimente dolor durante la menstruación, necesita progesterona. Antes, durante y en el periodo de la menopausia, necesita progesterona.

La progesterona natural (Proyam) ayuda a mantener las secreciones en el endometrio; a proteger contra el riesgo de quistes fibrosos en los senos; ayudar en la utilización de la grasa como fuente de energía; a prevenir la depresión; a mejorar la función de la glándula tiroides; a aumentar el libido; normalizar el azúcar en la sangre; disminuir el riesgo de cáncer de endometrio; estimular la función reparadora de las células en los huesos y asegurar la sobrevivencia del embrión durante la gestación.

La progesterona natural es la hormona de la alegría, de la juventud, de la piel bella y lozana; de cabellos y uñas saludables. Es la hormona que llena los senos, que da energía y permite un buen descanso y un pleno disfrute de la energía sexual. La progesterona contrarresta los estrógenos químicos que son los causantes de quistes, endometriosis, cervicitis, cáncer y fibrosidad del seno.

Los estudios disponibles señalan que la progesterona ayuda a bajar los niveles de grasas; colesterol y triglicéridos, debido a que las hormonas sexuales se derivan a partir del colesterol.

Debido a que la progesterona acelera el metabolismo de la tiroides, fomenta la pérdida de peso, ayuda a eliminar la grasa acumulada en el abdomen y en otras áreas susceptibles, donde se almacena grasa.

La mayor parte de los problemas de tiroides ocurren cuando los ovarios dejan de enviar la señal de ovulación a la tiroides. Esta comienza a crecer para enviar una mayor cantidad de hormona estimuladora del folículo, (FSH) y al no recibir respuesta del ovario se hipertrofia. La progesterona aplicada en el área de la tiroides, en el cuello, ayuda a regular su función.

La progesterona es un componente altamente soluble en grasa, por lo que se absorbe muy bien cuando se aplica en forma transdérmica, sobre la piel. De acuerdo con el investigador David Zava, Ph.D., la progesterona es la hormona más lipofílica, o de mejor absorción por grasa de las hormonas esteroides.

La progesterona circula en la sangre, transportada por sustancias solubles en grasa tales como las membranas de las células de los glóbulos rojos. Entre un 70 y 80 por ciento de la progesterona producida por los ovarios es transportada por las células de los glóbulos rojos, por lo que no se puede medir de forma precisa en el suero o plasma en los análisis de sangre. Esta progesterona está disponible para ser usada por el organismo y se filtra a través de las glándulas a la saliva en donde puede medirse de forma precisa. El resto de la progesterona; entre un 20 a 30 por ciento se une a las proteínas y se encuentra en el plasma sanguíneo donde se puede medir a través del suero o plasma en los análisis de sangre. Sin embargo, solo entre uno y nueve por ciento de esta progesterona está disponible para ser utilizada por el cuerpo.

El descenso de los niveles de progesterona en la menopausia es proporcionalmente mucho mayor que el descenso de los niveles de estrógeno. Mientras que el estrógeno baja solamente en promedio entre 40 y 60 por ciento, la progesterona puede bajar a casi cero. Además, los ciclos anovulatorios en las mujeres en la pre-menopausia causan altos y bajos en los niveles de progesterona a través de los años pre-menopáusicos. Al comienzo o a los pocos días de comenzar el uso de la progesterona los senos comienzan a llenarse. Esta es la señal de que ya los estrógenos están siendo dominados por la progesterona y comienzan los cambios favorables. Durante esos días es posible que caiga un poco de cabello, es porque el cabello muerto se cae y se renueva para traer otro cabello brilloso y saludable. También al principio puede haber sangrado o puede que la menstruación se adelante. Esto sucede porque la progesterona estabiliza los procesos menstruales.

La progesterona natural se puede usar en muchas partes del cuerpo: si hay celulitis o arrugas, puede aplicarla en la cara, en el cuello o en cualquier lugar que se quiera mejorar, simultáneamente. Debido a que la progesterona acelera el metabolismo de la tiroides, fomenta la pérdida de peso, ayuda a eliminar la grasa acumulada en el abdomen y en otras áreas susceptibles, donde se almacena grasa.

La mayoría de las personas que sufren depresiones o esquizofrenia presentan bajos niveles de hormonas cerebrales. El uso de progesterona con porciones de testosterona ha demostrado que estimula la producción de hormonas cerebrales serotonina, dopamina, epinefrina y da un alivio inmediato a personas que sufren de estas condiciones y que han tenido que utilizar drogas químicas para mantener el equilibrio mental y físico.

La progesterona se usa entre 7 y 25 días al mes y la dosis diaria puede variar de acuerdo a las necesidades individuales. Se descansa por 4 o 5 días que puede ser el periodo de la menstruación y luego se reanuda su uso. Se puede medir la dosis del día de acuerdo a la cantidad de pasta dental que regularmente se utiliza en el cepillo de dientes. Esa cantidad se introduce en el ombligo o se reparte entre el ombligo y la tiroides, que queda en el área del cuello en la parte del frente. Si ha tenido problemas de tiroides o si se le ha hecho difícil bajar de peso, puede aplicarla en el área del cuello, donde se encuentra la glándula tiroidea.

DHEA

DHEA o dehidroepiandrosterona, fue descubierta en 1934. Esta hormona representa la mayor secreción de las glándulas adrenales, esas pequeñas glándulas situadas encima de los riñones. Cuando la DHEA se metaboliza en el hígado, se convierte en sulfato de dehidroepiandrosterona, para transformarse después en hormonas masculinas llamadas andrógenas y que representan: testosterona, dihidrotestosterona y androstenedione, y en las hormonas femeninas se conocen como estrógenos, constituidas por estrone y estradiol. Este proceso de conversión depende, aparentemente, de la edad, el sexo y las enfermedades relacionadas con la vejez.

El nivel de DHEA aumenta en el cuerpo hasta los 20 años, y luego disminuye dramáticamente a un 80 o 90% entre los 80 o 90 años. Se estima que a los 60 años, nuestros niveles de DHEA estén alrededor de un tercio, o menos, de los niveles óptimos en una persona adulta. Con esta declinación aparece una serie de síndromes y de enfermedades relacionadas con el envejecimiento.

Muchos investigadores relacionan los bajos niveles de DHEA con la disminución de otras hormonas y el deterioro gradual de los músculos, función inmunológica, pérdida de la memoria, disminución de la masa ósea, e incremento en el tejido adiposo. La DHEA puede ser un elemento que ejerce ciertos roles protectores en muchos aspectos de nuestra salud orgánica, como prevenir el deterioro que causa el envejecimiento. Algunos estudios han relacionado el suministro de DHEA con el incremento de masa muscular, pérdida de grasa en los tejidos, fortalecimiento del sistema inmunológico y mejor calidad de vida.

Hoy en día se sabe que la DHEA no solamente ayuda en la liberación de hormonas que preparan al cuerpo para "pelear o huir", causando en ese proceso un enorme deterioro al organismo. La DHEA tiene muchas funciones, que incluyen el apoyo al sistema inmunológico, la reparación y mantenimiento de los tejidos, la reducción de las reacciones alérgicas, la de neutralizar los efectos del estrés, y, posiblemente, la prevención de ciertas formas de enfermedades relacionadas con la edad y aminorar el mismo proceso natural de envejecimiento.

La evidencia de que los bajos niveles de DHEA predicen un desarrollo futuro de enfermedades relacionadas con el envejecimiento, sigue aumentando, por lo tanto las personas con bajos niveles de DHEA son los que más tienden a sufrir de ateroesclerosis, enfermedades del corazón, diabetes, embolias y de cáncer.

En un estudio llevado a cabo con 242 hombres entre los 50 y 79 años, aquellos con los más altos niveles de DHEA, redujeron en un 48% las muertes causadas por enfermedades del corazón y en un 36% las muertes por otras enfermedades como embolias y el cáncer. La arterosclerosis, las enfermedades cardíacas y la trombosis eran las más letales.

La arteriosclerosis se conoce por el endurecimiento de las arterias y una gradual y progresiva obstrucción en el suministro de oxígeno y nutrientes a todos los órganos en el cuerpo. Esta causa la mayoría de las siguientes enfermedades: ataques cardíacos, angina pectoral, trombosis o embolia, parálisis, senilidad, amputaciones, gangrena, fallas renales, impotencia y ceguera, además de ser la mayor causante de muerte en los Estados Unidos.

Si la arteriosclerosis en las arterias del corazón produce angina pectoral y ataques cardiacos, se le llama isquemia al corazón. Si la arteriosclerosis en las arterias que van al cerebro causan síntomas de trombosis, senilidad, parálisis y ceguera, se le llama enfermedad cerebrovascular. Si la arteriosclerosis en las arterias que van a las piernas causa síntomas como dolor en las piernas y gangrena, se le llama enfermedad oclusiva periférica.

Por tanto, la aterosclerosis afecta cada una de las arterias que irrigan cada uno de nuestros órganos. Los bajos niveles de DHEA están asociados con ataques cardiacos fatales en el hombre y las fotografías especializadas han mostrado que los hombres con bajos niveles de DHEA tienen un mayor bloqueo en las arterias que van al corazón.

Hay evidencia creciente de que la DHEA puede reducir la arteriosclerosis y los bloqueos de las arterias al corazón. A un grupo de ratones de laboratorio se les inoculó deliberadamente el virus de la encefalitis. Cuando fueron expuestos a baja temperatura, 67% de ellos murieron, mientras que a otro grupo de ratones infectados a los que se les administró DHEA antes de someterlos a la temperatura baja, sólo murieron un 22%. La DHEA redujo los efectos mortales del estrés producido por la baja temperatura. Este estudio demuestra la evidencia directa de los efectos protectores y sus beneficios en la reducción del estrés. La teoría se aplica también al proceso de envejecimiento al disminuir el daño causado por el estrés en general. Por tanto, el aumento en dichos niveles, podría ser de utilidad para evitar ciertas enenfermedades virales, incluyendo los resfriados y la influenza, los cuales pueden ser desbastadores en los ancianos

La DHEA mejora la resistencia del sistema inmunológico a los virus letales. Según envejecemos nos hacemos más susceptibles a enfermedades infecciosas. En realidad contraemos menos resfriados e influenza, porque durante la juventud nuestro sistema de inmunidad produjo anticuerpos específicos contra cada uno de los virus que padecimos. Estos anticuerpos se mantienen en la sangre y evitan la repetición de la misma enfermedad. Sin embargo, un sistema inmunológico deteriorado por la vejez es incapaz de combatir un virus nuevo. Al no poder producir anticuerpos tan fácilmente, las enfermedades se hacen más severas. Lógicamente, tampoco puede combatir las células cancerosas con eficacia, por lo tanto el cáncer se desarrolla más a menudo. Un sistema inmunológico envejecido y bajo una aparente confusión puede atacar a sus propios órganos. Esta es la causa de las enfermedades autoinmunes, que resultan en deterioro y un más rápido envejecimiento.

Una persona mayor, no tiene porqué ser devastada por un resfriado común o influenza. La DHEA puede protegerla contra las infecciones virales al aumentar su resistencia. En un grupo de ratones infectados con virus mortales el promedio de muerte se redujo de 100% a sólo 40%, cuando se le administró DHEA.

Estudios que datan del año 1950, han demostrado que las personas cuyos cuerpos producen bajos niveles de DHEA tienen un alto riesgo de desarrollar cáncer. Dichos niveles eran 38% más bajos en personas que desarrollaron cáncer gástrico que en personas cuyos niveles de DHEA eran más altos. Por lo tanto, el aumento de los niveles reduciría los riesgos notablemente. La DHEA ha producido efectos anticancerígenos significativos en la prevención del cáncer de senos, pulmones, colon, tiroides, piel e hígado en animales de laboratorio.

Algunos estudios han probado que la DHEA es muy beneficiosa en el tratamiento del SIDA pues los bajos niveles de la hormona se relacionan con la progresión de la infección del SIDA. El tratamiento con DHEA ha demostrado que inhibe la réplica del virus del SIDA en tubos de ensayo y bloquea la reactivación de las células con infecciones crónicas.

Como la DHEA puede inhibir la réplica del virus resistente al AZT, (azidothymidine; la droga más usada para el SIDA), puede ser que posea un espectro mucho más amplio de lo que se pensó originalmente. El AZT tiene efectos secundarios tóxicos significativos, y su eficacia declina después de 1 o 2 años. Los beneficios de la DHEA se han reportado en más de 2500 artículos médicos.

Resumiendo, podemos decir que el envejecimiento es un proceso gradual de deterioro de los órganos y sistemas. Las personas no mueren simplemente por causa de la edad. La muerte resulta como consecuencia del fallo de uno de nuestros órganos o sistemas causado o acelerado por deficiencias nutricionales u hormonales. De acuerdo con los expertos, la suplementación de DHEA puede darle más años de calidad a nuestra vida, y permitirnos disfrutar más de ella.

Optima suplementación diaria de DHEA

No existe suplementación óptima de DHEA, y como se trata de una hormona que puede influenciar la producción de andrógenos y estrógenos, debe ser usada solamente bajo supervisión profesional.

El profesional de la salud debe medir los niveles en sangre de DHEA, estradiol, estriol y estrone, los tres tipos de estrógenos, y los niveles de testosterona. Los hombres que tienen trastornos de la próstata deben pedir a su médico que mida los niveles de dihidrotestosterona y PSA, (antígeno específico prostático) para verificar que no haya cáncer de la próstata antes de decidirse a suministrar la DHEA. La misma precaución deben tomar las mujeres que sufran de trastornos asociados a altos niveles de estrógeno.

Después de suministrar la DHEA durante 3 a 5 semanas se debe repetir la prueba para evaluar los efectos de la hormona y ajustar sus niveles si fuera necesario.

Como estimulante se sugieren 25 miligramos de DHEA para las mujeres, y 50 miligramos para los hombres, a no ser que un especialista recomiende una dosis diferente, ya que existen trastornos médicos específicos en que el doctor puede sugerir altas dosis de DHEA, como en casos de lupus.

Toxicidad y efectos secundarios de DHE

De acuerdo a la evidencia científica no se han reportado graves efectos secundarios en estudios con humanos hasta la fecha. Pero, recuerde que si usted tiene una afección clínica o un trastorno psiquiátrico, debe consultar a su médico antes de tomar suplementos nutricionales.

Coenzima Q 10

La coenzima Q10, también llamada ubiquinona es una sustancia parecida a la vitamina E, pero es un antioxidante mucho más poderoso. Existen diez coenzimas Q comunes, pero la coenzima Q10 es la única que se encuentra en los tejidos humanos. La coenzima Q10 actúa como una vitamina porque sirve de catalítico en ciertas reacciones del cuerpo, sin llegar a ser una verdadera vitamina porque se sintetiza en las células. La coenzima Q10 actúa como catalítico en la cadena de reacciones que crean el trifosfato de adenosina (TFA), un compuesto que genera la energía necesaria para la función de las células. Sobre todo la CoQ10 es abundante en los órganos que requieren una gran cantidad de energía, como el corazón, el hígado, y el sistema inmunológico.

A medida que envejecemos, la coenzima Q10 se reduce y debemos suplirla en la dieta porque juega un papel crucial en la salud en general, en la efectividad del sistema inmunológico y en el proceso de envejecimiento ya que uno de los roles más importantes que posee, es el de combatir los peligrosos radicales libres mientras protege la destrucción de las células. Por esa razón ha sido usada en casos de cáncer junto a tratamientos de quimioterapia para reducir los efectos de ésta en las células sanas pues su uso es muy eficaz en la prevención y control del cáncer.

En el Japón se utiliza el CoQ10 en el tratamiento de problemas cardíacos tales como angina de pecho y para bajar la presión arterial. La mayor parte de los estudios que se han llevado a cabo con ella involucran el corazón, ya que es el órgano donde se encuentra en mayor concentración. Varios estudios han demostrado que pacientes de angina pectoral, pueden practicar actividades físicas por períodos de tiempo más largos, y sin molestia alguna, cuando han administrado CoQ10 a su régimen diario.

Otras investigaciones han mostrado que la CoQ10 también ayuda en casos de alergias, asma y otras enfermedades respiratorias. Tiene la habilidad de atacar la histamina que causa las alergias y por eso es beneficiosa para personas que sufren de alergias y asma.

La CoQ10 se utiliza en tratamientos para el cerebro en anomalías del funcionamiento mental tales como la esquizofrenia y la enfermedad de Alzheimer. Otros estudios demostraron que es también benéfica para condiciones tales como la obesidad, candidiasis, esclerosis múltiple, trastornos periodontales, diabetes y envejecimiento en general.

El SIDA es uno de los primeros blancos de investigación debido al amplio beneficio que demuestra la CoQ10 en el sistema inmunológico. Estudios conducidos en el Japón, muestran que además de ayudar en todos los trastornos del corazón, en especial sobre la angina pectoral y la presión arterial alta, también extiende su protección a la mucosa estomacal y el duodeno. Debido al resultado de estos estudios se utiliza para ayudar a sanar úlceras duodenales.

Debemos ser cautelosos al comprar CoQ10 porque no todos los productos que se venden como CoQ10, ofrecen el mismo grado de pureza. Su color natural es amarillo brillante y tiene muy poco sabor. La vitamina B-2 tiene el mismo color que la CoQ10, pero su precio es irrisorio en comparación a ella. Algunas personas inescrupulosas aprovechan esta similitud en el color de los dos productos para vender vitamina B-2 en lugar de CoQ10.

La CoQ10 se deteriora a temperaturas mayores de 115° F. Las mejores fuentes de CoQ10 están en el corazón de vacunos, de pollo, y de otros animales y también en los pescados macarela, salmón y sardinas. Existen muchas plantas que contienen CoQ10 como son la espinaca y el maní, pero su potencia es más baja que en las fuentes de alimentos animales.

Optima suplementación diaria de CoQ10

Entre 100 a 300 mg al día. De acuerdo a los estudios científicos las siguientes cantidades de Coenzima Q10 son necesarias para las siguientes condiciones:

Condición	Cantidad sugerida
Distrofia Muscular	100 mg al día
Dolor de cabeza, migrañas	100 mg 3 veces/día
Presión arterial alta	120 – 200 mg en dos dosis al día
Pre-eclamsia después de 20 semanas de embarazo	100 mg 2 veces/día
Tomar estatinas para bajar el colesterol	100 – 200 mg al día
SIDA y otras enfermedades degenerativas	200 – 300 mg al día

* Pero recuerde que si usted tiene una afección clínica o un trastorno psiquiátrico, debe consultar a su médico antes de tomar suplementos nutricionales.

No existe suplementación óptima de CoQ10. En estudios clínicos se han usado cantidades desde 30 a 600 mg diarios, y todas parecen ser efectivas. Algunos estudios han llegado a usar hasta 600 mg, pero dosis tan altas deben usarse solamente bajo supervisión. Los últimos estudios demuestran que la suplementación óptima para adultos es de 100 mg diarios. Si existe afección al corazón se sugiere aumentar la dosis suplementarse entre 300 mg y 500 mg al igual que para enfermedades degenerativas y bajo funcionamiento del sistema inmunitario.

Toxicidad y efectos secundarios de CoQ10

De acuerdo a la evidencia científica no se han documentado efectos secundarios hasta la fecha. Pero, recuerde que si usted tiene una afección clínica o un trastorno psiquiátrico, debe consultar a su médico antes de tomar suplementos nutricionales.

Calostro

El calostro es tan antiguo como la maternidad misma, y sigue siendo un alimento tan extraordinario y tan perfectamente equilibrado que hasta el día de hoy no existe alimento tan perfecto y rico en factores inmunológicos y de crecimiento.

A fines del siglo XVIII el Dr. Christopher Hufeland comparó el efecto único del calostro con la leche normal. Su inquietud se generó al cotejar el crecimiento y desarrollo tan rápidos de los terneros recién nacidos, con los de los primeros días después del nacimiento que es mucho más lento. El Dr Hufeland pudo comprobar los beneficios que desde tiempos muy remotos los campesinos ya sabían. Que el calostro es necesario en esas primeras horas en la vida del ternero para fortalecer su organismo, evitar las enfermedades y comenzar en su crecimiento. En esa etapa, antes de tener "la sulfadiazina y la penicilina" cómo agente antibiótico, se utilizó el calostro.

A mediados de la década de los cincuenta se le llamó al calostro "la leche inmunizante" en apoyo a aquellas personas con padecimientos de artritis reumatoide. Aquella "leche inmunizante" recobró tanta importancia hasta lograr que el calostro fuera estudiado mucho más a fondo y en mayores proporciones. Se llegó a comprobar que los bebés lactados por sus madres tenían un mejor desarrollo psicomotor, menos enfermedades de tipo alérgico e infeccioso y comían mejor que los bebés que no habían sido alimentados por leche materna. Más tarde, los adultos lo empezaron a utilizar logrando estupendos resultados, sobre todo en trastornos asociados con el sistema inmunológico.

El Calostro es la primera sustancia que segregan las glándulas mamarias de cualquier mamífero, incluyendo a los humanos, después del parto y es un proceso que dura solamente entre 48 y 72 horas. Es el encargado del inicio de por lo menos 50 procesos en el recién nacido.

Las investigaciones han demostrado que el calostro bovino es hasta 40 veces más rico en factores inmunitarios que el humano y que es perfectamente bien asimilado por éstos, porque los factores de crecimiento encontrados en éste son muy similares al humano. Por ejemplo el calostro materno humano contiene 2% de IgG, mientras que el bovino contiene 86%, siendo esta la inmunoglobulina más importante encontrada en el cuerpo humano. Estas inmunoglobulinas esenciales también pueden fomentar el desarrollo del cerebro, el crecimiento saludable de los huesos y la división celular, que son esenciales para el desarrollo del recién nacido.

Algunos laboratorios en diferentes partes del mundo han fallado al tratar de replicar a través de ingeniería genética muchos de los componentes del calostro como son la interferón, la gammaglobulina y el factor de crecimiento IgF-1 entre otros.

Las inmunoglobulinas componen más del 40 % de las proteínas que se encuentran en el suero sanguíneo.

Existen cinco clases de inmunoglobulinas en todos los mamíferos, incluyendo los humanos. Todas se escriben comenzando con el prefijo abreviatura Ig, y se distinguen una de las otras por las letras A, D, E, G y M mayúsculas. Cada una tiene una estructura propia de aminoácidos y una función específica que realizar.

Ocurren en el cuerpo por separado así como en múltiples combinaciones. Cada tipo de inmunoglobulina se puede fijar a un antígeno, penetrarlo, destruirlo e inmovilizarlo. El calostro posee esas cinco inmunoglobulinas.

La IgA se encuentra en el suero sanguíneo y en la saliva, lágrimas y membranas mucosas.

La IgG, se encuentra más abundantemente en el calostro bovino, va al sistema circulatorio y linfático, donde ayuda a neutralizar las toxinas y demás invasores indeseables.

Las IgD y la IgE son altamente antivirales. La IgM es un poderoso agente antibiótico antibacteriano.

El calostro también contiene PRP, péptidos ricos en poliprolina, los cuales ayudan a reforzar el sistema inmunológico hipo-activo. Los PRP que contiene el calostro también ayudan a equilibrar el sistema inmunológico hiperactivo que se encuentra en las enfermedades auto-inmunes; enfermedades en las que el cuerpo se ataca a sí mismo. Por eso el calostro es extremadamente eficaz contra las enfermedades tales como el síndrome de fatiga crónica, la fibromialgia, la esclerosis múltiple, la artritis reumatoide, el lupus y la esclerodermia.

Finalmente, pero no menos importante: el calostro contiene lactoferrina; una proteína multifuncional que ha sido estudiada en forma muy extensa en las últimas décadas. Se conoce por su habilidad de añadirse al hierro, lo que eventualmente trajo el descubrimiento de su gran actividad antibacteriana, antiviral, anti-fungicida y antiparasitaria. Es considerada actualmente como un importante mecanismo de defensa natural del organismo. No debemos olvidar que los antibióticos farmacéuticos no son eficaces contra los virus.

Los estudios han demostrado que solamente el calostro bovino contiene glicoproteínas e inhibidores de proteasa especiales sumamente eficaces para proteger los componentes activos del calostro contra el efecto destructivo de las enzimas digestivas y los ácidos estomacales del ser humano.

Además, este superalimento no le crea problemas a los que padecen de intolerancia a la lactosa. No ha habido contraindicaciones, efectos secundarios ni alergias a lo largo de años del uso humano del calostro bovino.

La eficacia del calostro varía según el origen y como se procesa. El calostro se debe recolectar, tratar y procesar de una manera adecuada para conservar su eficacia. Los resultados pueden variar grandemente dependiendo de la calidad del calostro que se consuma.

En primer lugar, el calostro procesado a una temperatura elevada puede perder bastante, sino la mayor parte, de su actividad biológica. Vale la pena investigar un poco y encontrar un calostro que se haya procesado a una temperatura baja.

Otro aspecto importantísimo es que el calostro debe provenir de vacas que estén limpias de pesticidas, antibióticos y hormonas; vacas esencialmente orgánicas. Como las vacas son la "fábrica" donde se produce el calostro, esta debe estar libre de contaminantes, drogas o sustancias químicas indeseables.

Para que el calostro sea soluble, debe ser micronizado y homogeneizado especialmente, y muy pocas marcas en la actualidad tienen esa propiedad, puesto que es casi imposible que el calostro sea soluble si ha sido congelado en algún momento de su proceso.

Cuando una vaca es alimentada con pasto verde y saludable, en lugar de pienso seco y procesado, obtiene las enzimas vivas que necesita para mantenerse saludable, y entonces su calostro contiene más de esas enzimas beneficiosas que a su vez ayudan a los humanos a asimilarlo. Además, el alimento vivo de los pastos contiene tantos organismos benéficos que viven en la tierra. Ambos proveen una contribución positiva a los atributos del calostro. La vaca desarrolla una inmunidad natural contra las bacterias patógenas o dañinas y otros patógenos que viven en la tierra, lo cual se traspasa en el calostro por medio del factor de transferencia y crea entonces la misma inmunidad en los seres humanos.

Desafortunadamente, la mayor parte de las marcas que existen en los EU, no satisfacen estos requisitos. La industria e infraestructura de este país para recolectar y comercializar el calostro fue establecida con fines principalmente veterinarios. Incluso, muchas de las marcas de calostro comercializadas para el consumo humano contienen este tipo de calostro de grado veterinario re-envasado para el uso humano. Sin ser necesariamente dañino, este tipo de calostro no es tan eficaz como el tratado con fines de consumo humano. La mayor parte de este tipo de calostro se congela antes de transportarlo, y una vez congelado es casi imposible garantizar su asimilación.

En los últimos diez años, las investigaciones con respecto a los beneficios que brinda el calostro han aumentado dramáticamente.

Causas de Desnutricion, Deficiencia o de Mayores Requerimientos de Nutrientes

Hay diversas causas de desnutrición y deficiencias nutricionales que son provocadas voluntaria o involuntariamente. Las causas de este fenómeno se encuentran en la base del nuevo estilo de vida del siglo XXI. Nuestra salud, exige una vigilancia extra cada vez más celosa de nuestra dieta cotidiana. Se ha incrementado la necesidad de requerimientos de suplementos alimenticios, principalmente de vitaminas, aminoácidos y minerales para no caer en alteraciones graves o permanentes de nuestra salud.

Las causas, que algunos grupos preocupados tanto por la salud de nuestro cuerpo, como la de la ecología han denunciado principalmente son:

• Caso de alteraciones de la salud específica o general. La propensión en estos casos es sólo consumir fármacos supresores de síntomas sin otorgarle importancia a los verdaderos suplementos naturales: vitaminas, minerales, aminoácidos y otros nutrientes esenciales.

• El riesgo de deficiencia de nutrientes es mayor en ciertos períodos: de estrés físico y mental, como asimismo en las etapas de crecimiento acelerado y en los períodos de gestación y lactancia. Estos períodos a menudo son descuidados.

• Malos hábitos de alimentación: Faltas de algunos alimentos básicos, en especial vegetales. Inadecuada masticación y salivación. Consumo de bebidas junto de las comidas. Horarios de comidas inadecuados. Comidas apresuradas sin el adecuado reposo y aprecio. Políticas de alimentación (someter la mayoría de los alimentos a calentamiento o cocimiento en microondas, verduras cocidas, etcétera).

• Consumo de alcohol y drogas (incluyendo las drogas adictivas, el tabaco y el consumo prolongado de fármacos). Estas drogas destruyen muchas vitaminas y aminoácidos esenciales, por lo que las personas con droga-adicciones requieren aportes de suplementos dietéticos para revertir sus carencias.

• Entornos no adecuados: Altos decibeles ambientales. Ambiente agresivo. Higiene. Aspectos generalmente descuidados y que siempre afectan a la adecuada metabolización de los alimentos.

• Contaminación ambiental urbana. La atmósfera de las ciudades están cargadas de contaminantes de diversa índole y radicales libres que exigen un mayor consumo de antioxidantes que normalmente no son suministrados por la dieta. Particularmente, es necesario incorporar a nuestra dieta suplementos con dosis adecuadamente altas de beta-carotenos y vitaminas C y E, como asimismo son necesarios también algunos aminoácidos.

• Daños en la capa de ozono que no filtra adecuadamente los rayos UV y otros tipos de radiaciones. La nueva situación requiere de un consumo más elevado de nutrientes protectores solares que la práctica dietética normalmente no suministra.

Calidad de los Alimentos

Alimentos transgénicos

Durante la década pasada, el período en el que tuvo lugar la mayor proliferación de semillas GMO en la agricultura, Monsanto, Pioneer (DuPont) y Sygenta exigen a todo el que compre sus semillas GMO que firme un acuerdo que prohíbe explícitamente que las semillas se utilicen para realizar cualquier investigación independiente. Se prohíbe a los científicos que hagan pruebas con las semillas GMO para explorar bajo qué condiciones fructifican o se malogran y no puede compararse ninguna característica de las semillas GMO con cualquier otra semilla de cualquier otra compañía. Lo más alarmante es que tienen prohibido examinar si las cosechas genéticamente modificadas provocan efectos colaterales no previstos en el medio ambiente o en los animales o en los seres humanos.

Monsanto es el mayor productor de pesticidas del mundo. Según su declaración, estaban buscando la solución para matar plagas y hacer cambios ambientales. Con esa idea, decidieron crear una semilla alterada genéticamente que produce su propio pesticida y a la vez es resistente a las inclemencias del tiempo. Estos cultivos se riegan con Round Up, un herbicida producido por el mismo Monsanto para dejar viva solo a la planta que contiene el código genético. El pesticida normal que se utiliza en el riego es BT, el cual se dice que si es ingerido por seres humanos y animales, es destruido en el sistema digestivo. Pero las plantas genéticamente alteradas (GMO), resisten el sistema digestivo y a la vez dejan su código genético mutante, al unirse con nuestras células desestabilizan el ADN de nuestras células en el sistema digestivo y pueden crear enfermedades y trastornos nutricionales. Estas toxinas pueden crear enfermedades y muchas reacciones alérgicas, las que a su vez pasamos a nuestros hijos. Esa es la razón por la que nuestros niños están naciendo con tantas alergias; a la leche, el cacahuete, el gluten y muchos otros alimentos. La gente protesta, sobre todo, porque quieren que se ponga en la etiqueta los alimentos que son transgénicos, o GMO de manera que el consumidor sea el que decide si desea consumirlos o no.

Los ingredientes genéticamente alterados más conocidos son: **maíz, algodón, soja**, y **canola**. De esto ingredientes se hacen muchos productos en el mercado, por eso es tan importante leer los ingredientes en las etiquetas. Lo que se está pidiendo a las compañías, que incluyan en las etiquetas el aviso.

La ley para poner este aviso en las etiquetas existe en más de 40 países, incluyendo la unión europea. En los Estados Unidos por los grandes intereses económicamente, la FDA no los ha obligado a hacerlo. California es el primer estado en promover una requisito legal (PROP 37) que la etiqueta de todo producto consumible tenga el aviso, si tiene o no tiene ingredientes GMO.

Alimentos producidos o cultivados en suelos pobres, con uso de aditivos químicos. Fertilizantes sintéticos, fungicidas, herbicidas, plaguicidas o pesticidas.

Carnes procesadas. Interviene una gran variedad de drogas en la etapa viva de los animales y conservantes químicos muy poderosos en su estado cadavérico.

Alimentos pro-tóxicos derivados de los diferentes aditivos químicos agregados: Conservantes, colorantes, espesantes y leudantes o gasificantes químicos, aromatizadores sintéticos, espumantes, edulcorantes, excipientes, anti-humectantes, reguladores de la acidez, saborizantes, emulsionantes y presencia de metales pesados en los alimentos.

Alimentos desnaturalizados. Productos con excesiva refinación de los alimentos son despojados de sus nutrientes esenciales contenidos en la piel, en sus cutículas y a veces en su interior: arroz blanco, harinas y pastas blancas (pan blanco, fideos y variedad de pastas blancas culinarias), azúcar blanca, frutas (manzanas, peras, damascos, papayas, etcétera) y vegetales (papas, zanahorias, legumbres, etcétera) sin su piel cuando no es necesario hacerlo.

9. Desintoxicación

La principal causa de todo tipo de enfermedades hoy por hoy, es la cantidad de toxinas que enfrentamos diariamente, tanto en el aire como en el agua, la tierra y en los alimentos. El aire está contaminado por el humo de las fábricas, los escapes de los carros, los incineradores, los aparatos de aire acondicionado, los aparatos electrónicos, en fin, un incontable número de elementos que están destruyendo nuestro sistema inmunológico. El agua está igualmente contaminada por basura, desechos de las fábricas, barcos petroleros y radiación.

La tierra está cada vez más agotada de minerales y nutrientes, debido principalmente a los pesticidas y herbicidas que además de eliminar los insectos destruyen, también, el equilibrio ecológico de la tierra. Los alimentos procesados o refinados son usualmente tratados con preservantes y aditivos químicos y con colorantes. La última técnica que están comenzando a poner en práctica es la irradiación de los alimentos y la técnica de alimentos transgénicos. Cuando esto suceda, aunque ya está sucediendo, pero cuando lo hagan consistentemente, ya no tendrá sentido el comer las verduras porque les habrán destruido todas las enzimas, es decir; lo más importante para ayudar a nuestro cuerpo a reconstruirse.

La perfecta máquina que es nuestro cuerpo, debería ser capaz de eliminar todos esos contaminantes y toxinas, pero solo si ese cuerpo está en perfecta salud y equilibrio. La dieta moderna limita la capacidad de nuestro hígado y otros órganos de eliminación debido a la gran cantidad de grasas, proteínas, sal, azúcar refinada, colorantes y otros químicos. Como el cuerpo no puede eliminar esa gran cantidad de toxinas, éstas se acumulan y crean sofocación bioquímica: El trastorno sistémico que interfiere con los procesos normales de metabolismo y regeneración de las células. Las enfermedades y el envejecimiento prematuro comienzan cuando el proceso normal de regeneración y reconstrucción de la célula disminuye. Esta disminución se debe a que la acumulación de productos de desecho en los tejidos interfiere con la alimentación y oxigenación de las células. El estrés oxidativo.

Cada célula en el cuerpo es una entidad viva completa, con su propio metabolismo. Necesita un constante suministro de oxígeno y los nutrientes adecuados tales como proteínas, minerales, vitaminas, ácidos grasos esenciales, oligoelementos y otros elementos necesarios para su subsistencia. Cuando las deficiencias nutricionales, la falta de oxigenación, aire y agua puros, la vida sedentaria, el exceso de alimento con su consecuente mala digestión y mala asimilación, privan a las células de sus nutrientes necesarios, éstas empiezan a degenerarse y a morir. El proceso normal de reconstrucción y reemplazo de la célula disminuye y su cuerpo comienza a envejecer. Su resistencia disminuye y varias enfermedades comienzan a aparecer. Este proceso no se limita a personas mayores; puede suceder a cualquier edad.

Las células en el cuerpo tienen alrededor de 90 días de vida. Solo la mitad de nuestras células está en la cúspide de su desarrollo y función en el organismo. Una cuarta parte de ellas se halla usualmente en el proceso de crecimiento y la otra cuarta parte en el proceso de morirse y ser reemplazadas. Mientras más rápidamente se eliminen del cuerpo esas células enfermas y moribundas, más rápidamente serán sustituidas por células nuevas y saludables.

El estrés oxidativo es la acumulación excesiva toxinas o radicales libres que afecta a las células, tejidos y órganos. Se asocia con más de

200 enfermedades y es responsable del envejecimiento prematuro. Todo lo señalado anteriormente sobre las consecuencias de la vida moderna es el causante del aumento de estrés oxidativo. En resumen; alimentación inadecuada, exposición a contaminantes y radiación solar, sedentarismo, estrés psicológico y hábitos como fumar y beber alcohol, entre otros.

Como éste proceso está sucediendo continuamente en el cuerpo, es importante no solo desintoxicarse a menudo, sino procurar intoxicarse lo menos posible. Aquí entran en juego las diferentes técnicas de desintoxicación desde los enemas o irrigación colónica, hasta los ayunos de jugos.

Limpieza del colon

Los enemas, colemas o irrigación colónica, limpian el colon de los desperdicios acumulados en sus paredes, a veces incrustados por años de mala alimentación. El enema llega solamente a la última parte del colon, o sigmoide. Se requieren unos cuantos enemas seguidos para limpiar el colon, aunque nunca llegará tan profundo como una irrigación colónica administrada profesionalmente. Los colemas ayudan más que el enema, debido a que pueden irrigar más cantidad de agua al colon, pero son difíciles de encontrar hoy en día, Los colemas se pueden hacer en casa con la ayuda de una tabla de colema. Aunque son efectivos en su propósito, son un poco engorrosos e inconvenientes, por lo que la mayoría de las personas prefieren usar una irrigación colónica

Usualmente se sugiere una irrigación colónica en cada cambio de temporada, o sea cuatro veces al año, dependiendo, por supuesto, de la alimentación de cada persona. Otra recomendación más cautelosa sería hacerlo cada seis meses.

El ayuno

La forma más efectiva de eliminar las toxinas es por medio del ayuno a base de jugos. Este restaura la salud y rejuvenece el organismo. Durante un ayuno de jugos se acelera el proceso de eliminación de las células enfermas o muertas, a la vez que se estimula la formación de nuevas células. Al mismo tiempo, los productos de desecho que interfieren con el proceso de nutrición de la célula son eliminados más eficientemente, restaurándose así el proceso metabólico y la oxigenación de la célula, eliminando o disminuyendo notablemente el estrés oxidativo.

Los beneficios del ayuno

Después del tercer día de ayuno el cuerpo empieza a vivir de sus propios tejidos. Este proceso se llama autolisis, o auto-digestión. Sin embargo, cuando esto sucede el cuerpo descompone y quema primero aquellas células que están enfermas, dañadas, viejas o muertas. O sea, se alimenta de las materias más impuras e inferiores tales como tumores, abscesos, depósitos de grasa y toxinas. Es precisamente esta discriminación lo que hace efectivo al ayuno en la cura de enfermedades y en la regresión del envejecimiento prematuro. El cuerpo desecha las materias que lo destruyen y lo enferman, nunca los tejidos esenciales como los órganos vitales, glándulas, cerebro o sistema nervioso.

Las proteínas en el cuerpo están en un estado dinámico, y son constantemente descompuestas, recicladas y reutilizadas para sus varias necesidades. Cuando las células viejas y enfermas se descomponen, los aminoácidos no se desperdician, sino que son liberados y reciclados en el proceso de formación de células nuevas y saludables.

Durante un ayuno de jugos, la capacidad de eliminación y de limpieza que poseen los órganos eliminativos: pulmones, hígado, riñones y la piel, aumenta considerablemente. El cuerpo expulsa grandes cantidades de desperdicios metabólicos y toxinas. Esto se debe a que mientras el canal alimentario, los riñones y el hígado han tomado finalmente unas bien merecidas vacaciones, no tienen que procesar, digerir y eliminar los residuos de los alimentos. Al no tener que hacer todo ese trabajo constante y seguido, éstos órganos se dedican a limpiar la casa, o sea, a eliminar de los tejidos las acumulaciones de toxinas y desperdicios como las purinas, el ácido úrico y otros ácidos inorgánicos.

Es fácil notar cuando el cuerpo está en ese proceso de limpieza por los olores que despiden todas sus eliminaciones, por ejemplo; la orina tiene un olor fuerte e intenso y de color amarillo oscuro; si lo analizamos, encontramos que la acumulación de toxinas puede ser hasta diez veces más alta que lo normal.

El aliento es ofensivo y fuerte, la sudoración es más excesiva y mal oliente, las evacuaciones son abundantes y también pestilentes ayudadas con enemas. Puede haber eliminación de mucosidad nasal y distintos tipos de erupciones en la piel.

Durante este proceso de limpieza del cuerpo, es importante ayudar a acelerar la desintoxicación y limpieza por medio de enemas. Las materias mórbidas y desperdicios tóxicos que se han acumulado en los tejidos por años, producen envejecimiento prematuro y enfermedades de todo tipo. Estas materias son usualmente eliminadas a través de los riñones, los intestinos, los pulmones y la piel. Sin embargo, los intestinos son el principal medio para expulsar estos venenos del cuerpo. Pero durante el ayuno, los intestinos dejan de funcionar debido a que no tienen que procesar los alimentos. Si no ayudamos al cuerpo a sacar éstos venenos por medio de enemas, todo ese desperdicio se quedaría en el colon y se reabsorbería en el sistema, envenenando todo el organismo. El cuerpo trataría de eliminarlos a través de otros órganos, especialmente de los riñones, los que debido a la enorme carga de desperdicios y toxinas podrían dañarse. Esta es la razón por la cual es tan importante aplicar enemas durante un ayuno. Los enemas ayudan al cuerpo a limpiarse y desintoxicarse más rápida y eficientemente, sin provocar una sobrecarga en los sistemas de eliminación.

Los enemas deben aplicarse preferiblemente dos veces al día: el primero al levantarse, y el otro al acostarse. Una pinta de agua es suficiente para estos enemas.

Después del ayuno, la digestión mejora asombrosamente y la utilización de los nutrientes se hace más eficiente pues se aceleran las funciones de los órganos de eliminación. El sistema nervioso y el sistema glandular se rejuvenecen, estimulando así la segregación hormonal para normalizar el equilibrio bioquímico del organismo.

Está comprobado que las personas que ayunan periódicamente tienen una vida más larga y saludable. Un estudio hecho por la Universidad de Cornell, con ratas, demostró que el ayuno periódico en las ratas aumentó su vida dos veces y media.

¿Cómo ayunar?

La mejor manera de ayunar sin peligro es por medio de jugos alcalinos, o sea los jugos de frutas y vegetales. Los jugos alcalinos aumentan, al parecer, el poder curativo del ayuno a través de una mejor eliminación y recuperación. Los nutrientes en los jugos fortalecen el corazón y otros órganos, dado su alto contenido de vitaminas, minerales, enzimas, clorofila y azúcares naturales.

Los jugos no requieren digestión y son asimilados directamente por el torrente sanguíneo, por lo tanto no interrumpen el proceso de autolisis del organismo.

Uno de los principales motivos del envejecimiento prematuro y las enfermedades es el desequilibrio en los minerales, el cual produce una disminución en la oxigenación de las células. La cantidad de minerales que se encuentra en los jugos de los vegetales y frutas ayuda a restaurar este balance mineral y bioquímico en las células y tejidos.

Es recomendable empezar un ayuno con el intestino limpio. Esto puede lograrse por medio de una dieta limpia a base de frutas por un día, y de vegetales crudos un día inmediatamente antes del ayuno; un laxante natural y una irrigación colónica, en éste orden y secuencia. Existen muchos tipos de preparaciones para un ayuno, pero siempre es recomendable buscar la orientación de un profesional de la salud antes de comenzar cualquier tipo de limpieza o ayuno. Deben tenerse en cuenta muchos factores determinantes antes de embarcarse en un ayuno, ya que pueden aparecer síntomas o crisis provocados por el ayuno si no se está saludable. Como información educativa solamente, he aquí un modelo de ayuno recomendado por el Dr. Paavo Airola en su libro <u>How to Keep Slim, Healthy and Young with Juice Fasting,</u> que no ha pasado de moda a pesar de los muchos años en que fue escrito.

Después de haber hecho la dieta de limpieza por dos o tres días y tomado un laxante que puede consistir de 2 cucharadas de aceite de ricino con un vaso de agua, el jugo de medio limón y un colónico o enema, se puede comenzar el ayuno:

Al levantarse: Un enema

Después del enema: Cepillado en seco de la piel, seguido por una ducha alterna de agua caliente y fría.

9:00 AM. Una taza de té de hierbas tibio.

11:00 AM. Un vaso de jugo de frutas diluido al 50% en agua.

1:00 PM. Un vaso de jugo de vegetales frescos o una taza de caldo de vegetales. Caminar o realizar algún otro ejercicio suave, o baño de sol, si el tiempo lo permite. Tratamientos terapéuticos, o masajes o baños durante esta hora.

1:30 PM. A 4:00 PM. Descanso en cama.

4:00 PM. Una taza de té de hierbas.

4:15 PM. A 7:00 PM. Caminar, yoga, baños terapéuticos, ejercicios u otras terapias biológicas.

7:00 PM. Un vaso de jugo de frutas o vegetales diluido.

9:00 PM. Una taza de caldo de vegetales.

El volumen total de jugos y caldo de vegetales durante el día debe ser entre una pinta y media y un litro y medio. Nunca diluya los jugos frescos con el caldo de vegetales, sino con agua. La cantidad total de líquido a tomar debe ser entre 6 y 8 vasos, pero no vacile en tomar más si tiene sed. Bajo supervisión facultativa este ayuno puede hacerse en la casa hasta por treinta días en casos especiales. Pero nunca trate de hacerlo por sí mismo si padece de alguna afección o está bajo supervisión facultativa. Nadie debe ayunar por más de siete días, especialmente si lo hace sin supervisión. Pero en caso de que quiera ayunar sin supervisión no lo haga sin haber consultado un profesional de la salud. Al hacer un ayuno, se debe estar informado al detalle, de todas las fases del ayuno.

Romper un ayuno es más complicado que comenzarlo. El beneficio del ayuno puede perderse si el ayuno se rompe inadecuadamente. Las reglas del juego son:

1. No comer en exceso.

2. Comer despacio y masticar los alimentos al menos 24 veces.

3. Tomarse varios días de transición gradual antes de volver a la dieta regular.

Primer día: Comer solo media manzana en la mañana y un plato pequeño de sopa de vegetales en el almuerzo, además del jugo y caldo de vegetales usuales.

Segundo día: Comer unas pocas ciruelas o higos -que haya puesto en remojo- en el desayuno. Un plato pequeño de ensalada de vegetales para el almuerzo. Una sopa de vegetales sin sal para la cena. Dos manzanas entre las comidas. Todo esto además del jugo y caldo usuales.

Tercer día: Igual al segundo día, pero añada un vaso de yogur regular y 5 o 6 nueces crudas finamente molidas, para el desayuno. Aumente la porción de ensalada en el almuerzo y añada una papa asada o cocida. Una rebanada de pan integral con mantequilla y una lasca de queso con la sopa en la cena.

Cuarto día: Ya puede empezar a comer normalmente, conservando siempre una dieta limpia. Si ayunó por más de 10 días, el período de ajuste debe extenderse un día por cada cuatro de ayuno.

Es importante continuar con una dieta de alimentos naturales después de un ayuno. Esta dieta suplirá los elementos curativos y regenerativos para que el proceso de purificación, regeneración, rejuvenecimiento y sanación, iniciados por el cuerpo durante el ayuno, puedan continuar.

Indice

abdomen   37, 67, 149, 231, 233
abscesos   252
absorción   3, 15, 19, 23-25, 34, 37, 40, 46-47, 50-51, 58-59, 63, 65, 74-75,
    78, 80, 84, 86, 91, 93, 96-97, 104-105, 108-110, 114, 116-119, 124-128, 131,
    139, 145, 147-148, 150, 154-155, 164, 169, 171-172, 178, 181, 187-188, 190,
    192, 194, 198, 213, 222, 232
abstinencia   57, 208
aceite   11, 14, 27, 29, 31-34, 42, 52-53, 80, 96, 104-105, 108, 131, 178, 255
aceite de oliva   31, 33-34, 80, 105
aceite linoléico   16, 34
aceites omega   29-31, 33
aceitunas   25
acelga   79, 126, 169, 208
acenocumarol   212
acetaldehído   189
acetaminofén   190
acetato   103
acético   189
acetil   67, 82, 155
acidez   20, 32, 92, 124, 146, 189, 248
ácido lipoico   218
ácido   4, 12, 19-20, 25-33, 36, 40, 45, 47, 50-51, 61-63, 66-70, 73-74, 76-80, 83,
    85, 88, 97, 116, 123, 126, 129, 131, 134-135, 140, 145, 148, 152-153, 164, 168-
    169, 173, 181, 186-189, 195-197, 199, 201-203, 205, 207, 210, 212-218, 243,
    250, 252
acidófilus   116

Indice

acné   12, 49, 52, 54, 61-62, 68, 138, 147, 149, 192
acrodermatitis   147
acuíferos   4
adaptación   13
adenosil   167, 238
ADH   29-31, 68, 216
adicciones   173, 214, 222-223, 246
adiposo   97, 162, 234
aditivos   11, 34, 249
ADN (DNA)   70, 77, 116, 125, 145, 187, 205, 218, 247
adolescentes   72, 230
adormecimiento   86, 116
adrenales   61, 100, 122, 207, 233
adrenalina   144, 207
aduki   16
AEP (EPA)   31
aeróbica   211
aerosoles   148
aftas   62
aglutina   16, 43, 100
agua   1, 3-6, 14, 17, 19, 22-23, 25, 40-41, 50, 55-56, 59, 63, 65, 68, 71,
  86, 88, 96, 104, 109, 120, 122, 127, 131, 133, 136, 141, 148, 151, 169, 175, 191,
  193-194, 208, 216, 218, 221, 249-251, 253, 256
Airola, Dr. Paavo 255
ajíes   91
ajo   16, 18, 117, 120, 125, 131, 136, 138, 140, 144, 148, 186, 188,
  190, 193, 218
albaricoque   17, 110, 127, 131, 136
albinismo   208
albúmina   59
alcalino   116, 135, 196, 254
álcalis   104
alcaptonuria   156
alcohol   47, 51, 57-58, 60-61, 63, 65, 68, 72, 74, 78-79, 83, 123, 131, 136,
  138, 186-187, 189, 194, 196-197, 201, 216-219, 221-223, 227, 246, 251
alergia   15-16, 21, 43, 46, 54, 68, 89, 92, 110, 112, 141, 146-147, 167,
  180-181, 192, 194, 206-207, 229, 234, 239, 241, 244, 247
alfa   104, 218
alfalfa   16, 20, 108
algarroba   117, 131
algas   30, 110, 142, 145, 222
aliento   6, 90, 140, 211, 253
alimentación   1, 7-10, 14-16, 18-19, 21-22, 24-30, 33, 35-37, 39-42, 46-47, 49-
  53, 56-58, 60, 68, 70-71, 76, 79, 91, 93, 95-96, 104-105, 108, 111, 117, 123, 125,

Indice

131, 133-136, 139-141, 144-145, 153, 155, 158-159, 161, 164, 167, 172, 174, 178, 193, 227, 240-241, 244-253, 257

alkilgliceroles 52
almejas 75
almendras 16, 83, 120, 131, 188, 208, 222
almidones 9-11, 14-20, 35, 46, 192
almuerzo 23, 256
alopecia 53, 192
alquimia 225
alquitrán 47
alubias 16
aluminato 4
aluminio 32
alveolitis 194
Alzheimer 30, 61-62, 73, 75, 82, 86, 178, 184, 186, 189, 192, 202, 206, 208, 211, 213-214, 218-219, 226, 239
amamantar 50, 71, 91, 95, 117, 126, 149
amaranto 158
amilasas 35
amino 7-8, 10, 24, 37, 46, 49, 77, 83, 85, 116, 118-119, 144, 151-155, 157-158, 160-170, 173-174, 176-182, 184-187, 189-193, 195, 197, 199-208, 210-213, 215-218, 220-224, 234, 242, 245-246, 252
aminados 203
amiotrófica 192, 218
amnesia 57
amoniaco 176, 187-188, 195-196, 199, 213, 220
amoratamiento 111
amputaciones 177, 235
anabólica 44-45, 162
anacardos 16
análisis 117, 147, 232
ancianos 72, 74-75, 102, 157, 162, 190, 236
andrógenos 233, 237
androstenedione 233
anemia 61, 73-74, 76-79, 90, 99, 105, 109, 126-128, 134, 139, 148, 165, 168, 173-174, 182
anémicas 133
anfetaminas 159
angina 101, 129, 132, 139, 177, 179, 192, 211, 235, 239
angiotensina 222
angustia 121, 167, 171, 186, 208, 214
animal 1, 4, 7-8, 12, 19, 26-27, 32, 35, 39-40, 44, 52, 67, 74-76, 80, 91, 100-101, 104, 120, 127, 136, 138, 140, 149, 151, 153-154, 158, 182, 198, 210, 217, 221-222, 236, 240, 248
ano 58, 104, 156, 173, 177, 185, 221, 227, 253

Indice

anomalía	44, 52, 138, 211, 239
anorexia	57, 93, 148, 171
anormal	41, 51, 74-75, 77, 82, 93-94, 100, 105, 134, 148
anosmia	53
anovulatorios	232
anquilosante	120, 192
ansias	197
ansiedad	60, 65, 68-69, 72, 76, 79, 84, 95, 121-122, 156, 167, 171, 184, 186, 188, 196, 205-208, 211, 214-216, 223
antagónicos	44, 117, 121
antecedentes	186
antepasados	22, 50
anterior	16, 21, 53, 70, 117, 155, 251
antiácido	20, 74-75, 124, 199
antibacteriana	243
antibiótico	60, 63, 86, 109, 127, 150, 166, 241, 244
anticáncer	78, 93, 109, 236, 177
anticoagulante	102, 107, 120, 206, 212
anticonceptivos	49-50, 63-64, 71-72, 77-80, 91, 102, 130, 132, 167, 208, 228
anticonvulsivo	78, 215, 223
anticuerpos	8, 67, 137, 147, 205, 236
antidepresivas	157, 159, 173, 208, 229
antídoto	194
antienvejeciente	217, 225
antiepiléptico	192
antiespasmódico	215
antígeno	237, 242
antiinflamatorio	31, 109, 124, 157
antioxidante	1, 30, 33, 88, 97-98, 109-110, 137, 147, 167, 177, 181, 189-190, 207, 211, 217-218, 221, 223, 225, 238, 246
antiparasitaria	243
antipsicóticos	159, 200
antisocial	13
antitumorales	107
antitusígeno	173
anti-VIH	34, 109, 111, 164, 243
aorta	28
apatía	57, 146, 159
apetito	53, 58, 86, 93, 97, 146, 156-157, 171, 207
apio	17, 125, 144, 169, 186, 188
aplasia	61
apoplejía	168, 201
arándanos	133
arce	174
ardor	61, 68

Indice

areca 59

arenque 30, 71, 75, 96

ARN (RNA) 70, 187, 205

aromatizadores 248

arritmias 211

arroz 11, 16, 23, 31, 57, 71, 86, 123, 127, 131, 138, 154, 169, 193, 200, 227, 248

arrugas 52, 141, 233

arterias 5-6, 12, 26, 30, 32, 57, 82, 90, 93-94, 96, 107, 110, 115-116, 118, 123, 129, 132, 135-136, 138, 140-141, 143, 156-157, 159, 167, 177, 180-181, 201-202, 204, 215, 222-223, 235, 240

arterioesclerosis 82, 90, 101

articulaciones 67, 69, 90, 181, 192, 230

artritis 6, 32, 67-69, 78, 94, 112, 116, 120-122, 134, 139-140, 150, 156-158, 167, 181-182, 190, 207, 215, 241, 243

ascórbico 88, 203

asma 6, 54, 68, 72, 89, 92, 110, 112, 130, 178, 192, 211, 219, 239

asparagina 152, 186

aspartame 159, 188, 223

aspártico 152, 187-189, 213

aspirina 66, 78, 198

ataques 90, 110, 132, 138, 169, 201, 215, 235-236, 239, 243

atenolol 124

ateroesclerosis 83, 85, 90, 234

atletas 58, 68, 88, 110, 117, 123, 128, 165, 198, 211

atmósfera 246

atrofia 160, 162, 211

atún 64, 96

autismo 68, 70, 129

autoinmune 67, 143, 236, 243

autolisis 252, 254

autopsias 26

autosómica 174

avellanas 86, 222

avena 11, 16, 23-24, 108, 117, 120, 169, 186, 188

aves 31, 56, 62, 148, 186

ayuno 6, 161-162, 184, 257

azidothymidine AZT 237

azúcar 9-15, 17-20, 22, 43-44, 46, 60, 63, 68, 116-117, 122-123, 132-133, 139, 141-142, 160-161, 188, 192, 195-197, 223, 231, 248, 250, 254

azufre 7, 113, 167, 189, 192

bacalao 96, 131

bacon 101

bacteria 4, 6, 84-85, 88, 98, 107-108, 110, 116, 122, 126, 128, 184, 218, 244

bananas 17

barbitúricos 214

Indice

batata	23
BCAA	160-163, 173
bebes	34, 77, 97, 99, 109, 143, 190, 241
benzina	101
benzodiacepina	214, 217, 224
benzoico	80
benzopirene	90
berenjena	23, 169, 188, 200
beriberi	57
berros	185, 208, 212, 218
berzas	52, 79, 108, 117, 145
betabel, remolacha	17, 52, 79, 120, 127, 200
betacaroteno	55, 89
betel	59
bicarbonato	196
espina bífida	77
bilis	34, 67, 110, 130, 147, 151, 155, 162, 174, 192, 222
biodegradable	104
biodisponible	71, 79, 104
bioflanoides	41, 92, 109-112, 194
bioidéntica	229
biológica	8, 66, 109, 113, 244, 255
bioquímica	30, 48, 142, 152-153, 160, 180, 191, 193, 218, 250, 254
biosíntesis	184, 205
biotina	45, 85-87, 213, 220
bipolar	158, 199, 214
bizcochos	16
boca	6, 18, 20-21, 51, 58, 134, 144-145, 147-148, 164, 166, 198
bocio	142-143, 145, 208
bolo	24
bollería	27
bordes	61
boro	114-115, 119
bovina	86, 104, 244
brebajes	225
brécol	117, 138
bromelaína	37
bronquial	6, 58, 130, 181
bronquitis	54, 192, 194
buey	221
bulgur	23
bulimia	171
Bycol	26
cabello	8, 29-30, 32, 34, 36, 51-52, 53, 55, 61-62, 66-68, 71, 75, 80-81, 84-87, 93, 97, 102, 105-106, 109, 112, 116-117, 119, 122, 127, 130, 135, 140,

Indice

144, 147-148, 151, 165, 167, 178, 180, 186, 190-193, 194-196, 205, 207-209, 213, 228, 231-232, 240

cacahuate, maní   16, 31-32, 68, 168, 171, 208, 240, 247

cacao   131, 172

cacerolas   18

cadera   95

cadmio   190, 194

cafeína   12, 17, 59-60, 172, 201, 209, 216, 227

calabacines   18

calabaza   16, 52, 126-127, 136, 144, 148-149, 169, 188, 218

calado   163

calambres   61-62, 67-68, 105, 110, 115-116, 136, 148, 200, 215

calcificación   130

calcio   3-4, 33-34, 41, 45, 50, 93-97, 110, 113-119, 125-126, 129, 131, 140, 142, 164, 187-188, 216

cálculos   6, 34, 72, 116, 118-119, 129-131, 156, 166, 191, 193, 202, 222

calma   185-186, 215

calostro   245

calvicie   68, 86, 156, 192

callosidades   204

camote (boniato)   17, 52, 91, 136

canas   68, 81, 156

cáncer   21-22, 27, 33, 47-48, 51, 53-55, 58, 61, 64, 74, 78, 80, 88-92, 98, 100-101, 103, 105-107, 111-112, 116, 120, 122, 134, 139-140, 142-144, 147, 159, 174, 177, 194, 198, 201, 203-204, 219, 225-229, 231, 234-237, 239

candidiasis   28, 32, 86-87, 127, 239

cangrejo   75, 142

canola   29, 248

cansancio   12, 57, 157-158, 188

cantaloupe   71

cápsula   47, 103-104, 154, 165, 168, 170, 179, 216

caquexia   174

carbohidratos   9-10, 15-16, 18-19, 21, 60, 63, 85, 129, 133, 142, 152, 180, 215

carbonatados   1, 5, 7-22, 24-25, 56, 60, 67, 117, 125, 151, 161, 194

cardiac   29, 58, 68, 71, 75, 90, 93-94, 102, 105, 138, 168, 171, 179, 201, 210, 221-222, 235, 239

cardiovascular   4, 6, 12, 24, 26, 28, 30, 32-33, 88, 102, 106, 127, 129, 176, 188, 190, 192, 201-204, 211

caries   116, 129

carne   8, 18-21, 25, 31, 36, 56, 62, 64, 68, 71, 75-76, 79, 83-84, 86, 101, 104, 117, 123, 125, 127, 131, 148, 158, 161, 165, 168-169, 178, 185-186, 188, 190, 193, 198, 200, 203, 206, 208, 210-213, 217, 220, 222, 248

carnitina   153, 210

caroteno   53-55, 198

cártamo   31, 108

Indice

cartilage   119, 132, 164, 203
caspa   53, 60, 68
castañas   188
catabolismo   162, 203
cataratas   58, 61, 63, 98, 100, 110, 138, 146, 156, 190, 192, 205, 219, 226
catarros   53
catecolaminas   155
cebolla   18, 110, 138, 144, 169, 186, 188, 190, 193, 218
cefalorraquídeo 174
ceguera   52, 99, 130, 177, 235
cejas   224
celíaca   68, 108, 120, 139, 204
célula   9, 12, 15, 18, 21, 32, 35, 39, 44, 47, 51, 56, 60-61, 63, 66, 73-74, 77-78, 80, 88, 90, 97-98, 100-101, 110-111, 113-115, 122, 125, 129-130, 132, 134-135, 137, 140, 144, 146, 148, 153, 161, 164, 167, 170-171, 177, 181-182, 189, 195-196, 202, 205, 210, 214, 216-218, 220-221, 225, 227, 231-232, 236-239, 247, 250-252, 254
celular   8, 25, 27-28, 30, 32, 35-36, 70, 82, 98, 125, 137, 142, 146, 182, 184-185, 187, 195-196, 204-205, 207, 221, 242
celulitis   233
celulosa   9, 17, 21, 24, 35
cena   20, 23, 256
cerdo   56, 64, 68, 75, 79, 86, 198
cereal   8-11, 14, 16, 18, 21-22, 24, 69, 123, 127, 134, 154, 169, 172, 182, 190, 193, 200, 203, 206, 208
cerebro   3, 8, 12-13, 30, 32, 56-58, 70, 77, 99, 103, 115-116, 119-120, 122, 125, 132, 135, 137, 143, 152, 154-155, 159, 167, 170-172, 184-189, 192, 195-196, 199, 204-208, 210, 214, 216, 221-222, 224, 226, 233, 235, 239, 242, 252
cerebrovascular 30, 190, 201-202, 235
cerezas   110, 127
cerivastatina   26
ceruplasmina   120
cerveza   16, 64, 71, 81, 84, 86, 117, 123, 127, 131, 138
cervical   58, 61, 79, 231
cérvix   77-78, 89-90, 101, 139
cetoácidos   174
cetogénico   161
cianocobalamina 73, 76
ciática   120, 157
cicatrización   67, 87, 94, 103-104, 106, 147-149, 163, 166, 177-178, 203-204, 213, 223
ciegas   225
ciencia   26, 47, 219

Indice

científica	33, 39, 43, 47-48, 51, 54, 60, 65, 69, 72-73, 76, 79, 81, 83-84, 87-88, 90, 92, 96-98, 101, 106, 109, 112, 118, 124, 128, 131, 133, 139, 149, 152, 156, 158, 176, 182, 208, 215, 225-226, 238, 240-241, 247
ciento	8, 14, 31, 43, 68, 74-75, 79, 89, 109, 115, 152, 191, 227, 230, 232
cigarrillo	47, 51, 71, 90, 92, 101, 189, 227
cilindros	94
cilios	142
cimetidina	124
cinco	15, 20, 33, 181, 219, 225, 230, 243
cine	55
circuitos	12
circula	3, 12, 15, 20, 26, 46, 57, 63-66, 82-83, 101, 106, 108, 110, 113, 115-116, 120, 125, 146, 176-177, 179, 187, 202, 213, 232, 243
circunstancia	49, 118
cirrosis	82, 84, 121, 127, 138, 148, 177, 211, 218
ciruelas	17, 64, 110, 127, 136, 188, 256
cirugía	47, 78-79, 89, 92, 99, 108, 164, 178, 180, 192, 197
cis	27, 68, 152, 167, 189-195, 198, 218, 221, 223
citrato	119, 132
cítricos	17, 24, 46, 91, 110, 213
citrulina	153, 210, 213
citrullus	212
ciudades	4, 246
clara	86
claro	46, 48, 55
clase	10, 61-62, 242
clásica	74
clasificado	204, 207
claudicación	64, 101, 177
clave	35, 133, 171, 230
clavo	133
climaterio	99, 103
clínica	43, 54, 56, 60, 62-63, 65-66, 69, 72, 76, 79, 81, 83, 85, 87, 92, 96, 103, 106, 108, 112, 118, 124, 128, 132, 134, 140, 149, 159, 166, 176, 179, 182, 188, 197, 209, 216, 223, 228-229, 238, 241
clorhídrico	74, 126, 140
cloro	4, 20, 113, 194, 254
cloruro	3, 199, 214, 216
club	5
coagulación	30, 107-108, 130, 138, 160
coágulos	32, 103, 116, 130
cobalamina	73
cobalto	113
cobrar	44, 138

Indice

cobre	4, 27, 33, 46, 113-114, 119-121, 126, 135, 147, 149, 155, 181, 190, 192, 207
cocción	11, 14, 18-19, 23, 33, 36-37, 42, 56, 59, 63-64, 68, 76, 79, 86,
cocida	246, 256
coco	25
codifica	7, 173
coenzima Q-10	26, 241
coenzima	39, 47, 66, 70, 73, 77, 80, 85, 129, 146, 212, 218, 238, 240
col	8, 21-24, 26-28, 30, 32-34, 42-43, 45, 48, 53, 55, 57-59, 61, 64-66, 68-69, 71, 82-88, 90, 95-96, 99, 101-102, 105, 108-110, 116-119, 121-125, 139, 142, 145-146, 155-156, 164, 167-169, 177, 189-194, 197-198, 200, 202-204, 206, 210-212, 218, 220, 222, 231, 236, 239-240, 247-251, 255
cólicos	149, 215
coma	50, 57
combate	1, 48, 51, 53, 67, 74, 88-89, 115, 122, 137, 147, 164, 167, 178, 182, 192, 215, 217, 224, 236, 238
combina	7-8, 18, 24, 39, 42, 44, 67, 70, 74, 93, 114, 119, 125, 129, 131, 151, 154, 157, 169-170, 173-174, 178, 187-188, 200, 204, 211, 213, 217, 220, 223, 242
combustible	1, 9, 15, 122, 195, 210
come	1-2, 8, 11, 16-20, 22-23, 34-35, 37, 59, 64, 73, 86, 94, 104-105, 107, 111, 125, 138, 146, 172, 190, 228, 230, 232, 241-242, 245, 249, 257
comida	1, 12-13, 17-22, 24, 50, 58, 66, 88, 114, 122, 126, 152, 246, 256
comino	18
compotas	23
compulsiones	196, 223
condiciones crónicas	20, 26, 38, 47, 51, 58, 67-68, 108, 121, 127-129, 157, 187-188, 194, 208, 215, 219, 237, 243
congestión	156, 167, 190
conjuntivitis	68
conservantes	42, 91, 225, 244, 248
contaminación	4, 42, 52, 71, 91-92, 98, 101, 111, 172, 194, 217-218, 246, 249, 251
convulsiones	68, 70, 120, 129, 132, 174, 187, 205, 214-215, 221, 223
COPD	194
corazón	8, 26-27, 30, 47, 56-57, 92, 94, 97, 99-100, 102-103, 115, 119, 122, 130, 138, 140-141, 143-144, 167, 169, 171, 210-211, 213, 219, 221-222, 225-226, 234-235, 238-240, 254
corrosión	4
corticosteroides	124
cortisol	197, 206
cosquilleo	95
creatina	176
creatinina	176, 199
cretinismo	143

Indice

cristal	5, 94, 109, 191, 193
cristalización	34, 154
Crohn	96, 197
cromo	45, 113, 124
cromosomas	142
cuello	51, 62, 89, 142, 144, 194, 231, 233
curry	18
cutánea	143, 147, 155, 180, 192, 196
cutículas	248
chabacanos	17
chakra	224
champiñones	17
chatarra	58, 122
CHD	28
chile	18
China	138
chinos	16
chips	42
chiviría	23
chocolate	17, 172, 178
D-Alanina	184
dátiles	17, 127, 136, 186
década	229, 241, 243, 247
deficiencia	4, 13, 32, 36-37, 39, 41, 50, 52, 57-59, 61, 64-65, 67, 70-71, 73-75, 77-87, 90, 93-95, 97, 100, 105, 108, 111, 115-116, 120, 122-123, 126-130, 132-136, 138-139, 141-144, 146-148, 153-154, 156, 160, 163, 165, 170-171, 173-174, 178, 180-182, 184, 186, 188, 191, 193, 195-197, 200-201, 203, 205-208, 211, 213, 215, 218-222, 224, 227-229, 237, 245-246, 250
deformidades	78, 94
degeneración	1, 31, 57, 100, 121, 139, 149, 168, 174, 190, 199, 211, 217, 219, 222, 224-226, 240-241, 250
degradación	37, 44, 98, 156, 163, 174, 203, 213
dehidroepiandrosterona	233
depresión	26, 49, 57, 60-61, 65, 67-72, 75-77, 79, 86-87, 95, 98, 116, 121, 123, 130, 147, 149, 155-156, 158-159, 167, 171-172, 184, 186-188, 199, 205-209, 211, 223, 231, 233
dermatitis	64, 71, 86, 94
desayuno	11, 23-24, 216, 256
desgaste	20, 147
deshidratación	42, 141, 144, 175
desinflama	67
desintoxicación	1-2, 34, 167, 181, 188-190, 192, 194-195, 207, 213, 217-218, 220-221, 223, 249, 251, 253
desmayo	195
desmineralización	114

Indice

desnaturalizados 36, 248
desnutrición 33, 245
desodorización 32
desorientación 86
desoxirribonucleico 70
despigmentación 80
destilación 4-5, 16
dextrometorfano 173
dextrorotatorio 153
D-Fenilalanina 157
DHA 50
DHEA 238
diabetes 11-13, 17, 28, 58-59, 64, 66, 68, 86-87, 98, 105-107, 110, 120, 122-124, 127, 130, 132, 143-144, 148, 157, 173, 177, 180, 184, 211, 217-219, 221-222, 234, 239
diálisis 194, 212
diarrea 53, 58, 64, 93-94, 97, 106, 112, 131-132, 136-137, 141, 145, 148-149, 180, 198
diazepinas 227
dientes 23, 52-53, 93-94, 113, 115-116, 120, 125, 129, 132, 140, 144, 147, 169, 233
dieta 9, 11-16, 18, 20-22, 24, 26, 29-31, 36, 39-40, 47-48, 50, 59-60, 62, 65, 72, 75, 91, 97, 110, 115-117, 120, 122, 131, 134, 139, 141, 144-145, 148, 152-153, 159, 161-163, 165, 171, 174, 178, 180, 185, 207, 210-212, 217, 219, 222, 238, 245-246, 250, 257
digestión 3, 10-11, 17-22, 24, 35-37, 46, 52, 58, 60-61, 63, 71, 74, 78, 81, 84, 90, 114, 116, 125, 130, 135, 140-141, 153, 167, 169, 189, 192-193, 197, 201-202, 213, 226, 243, 247, 250, 254
dihidrotestosterona 233, 237
dihidroxifenilalanina 144
dioscorea 95
dióxido 5, 8, 60
dipéptidos 203
discoide 67
dislocaciones 204
displasia 77-79, 99, 103
disquinesia 82
distenciones 167, 182
distrofia 68, 138-139, 167, 240
diurético 4, 71, 131, 137
diverticulosis 22
DL-alfa 104
DL-Fenilalanina 153, 158
docosahexaenoico 29

Indice

dolor   6, 22, 38, 55, 57-58, 61, 67-68, 70-71, 75, 87, 90, 93-95, 97, 101, 104, 106, 110, 116, 127, 129-130, 144, 147, 155-158, 171-172, 177, 181, 186, 192, 195, 207-209, 215, 223, 228, 230-231, 235, 240

DOPA   144, 155, 207, 233

Down   139

DRIs   48

droga   28, 47, 73-74, 78, 90, 101-102, 105, 107, 120, 155, 172-173, 187, 194, 207-208, 214, 217-218, 224, 227, 233, 237, 244, 246, 248

dulce   9, 12-14, 19-21, 27, 59, 131, 144

duodenales   66, 239

eccema   192

edema   141, 172

edulcorante   11, 159, 188, 248

eicosapentaenoico   29

elastina   119, 146, 156, 169

electricidad   135, 214, 221

electromagnetismo   217, 227

electrónicos   249

electroquímicos   135

embarazo   49-50, 53, 56-57, 61, 66, 68, 71-72, 77, 79, 91, 95-96, 109, 116-118, 126-127, 130, 143, 146, 148-149, 157, 159, 166-168, 170, 173, 176-177, 180-181, 183, 185, 189, 195, 200, 209, 211-213, 220, 223, 229, 240

embolia   90, 135, 192, 235

embrión   231

embutidos   101

emocional   15, 60, 63, 65, 67, 69-70, 72, 76, 78-79, 81, 156

emoliente   34

EMS   172

emulsionantes   248

encefalinas   156

encefalitis   235

encías   21, 53, 90, 92, 111, 134, 148

endógena   156, 205, 217

endometrio   111, 143, 231

endorfinas   157

endotelio   202

enema   251, 253, 255

enfisema   54, 192, 211

ensalada   19-20, 23, 256

enzimas   1, 8, 17-20, 22, 26, 35-40, 44, 70, 100, 116, 120, 122, 126, 129-130, 133-134, 137, 144, 151-153, 155-156, 162, 164, 169, 202-203, 205, 207, 217-218, 221, 225, 243-244, 249, 254

epidémica   57

epilepsia   70, 132, 169, 174, 184, 187, 189, 194, 197, 199, 202, 205-206, 211, 214-216, 222

Indice

epinefrina	155, 233
epitelial	51
eréctil	178-180, 211, 213, 220
ergocalciferol	95
eriodictiol	109
eritematoso	120
erupciones	180, 253
escaramujos	110
esclerodermia	243
esclerosis	28, 68, 93, 192, 199, 218, 239, 243
esfínter	177
esguinces	133
esmalte	129, 140, 147, 169
esófago	61, 90, 101, 139
espalda	71, 95, 110, 156
espárrago	79, 117, 125, 138, 144, 185-186, 188, 208, 212, 218
espasmos	95, 129-130, 135, 200
espástica	205
espelta	16
esperma	138, 142, 178-179, 211
espesantes	16, 248
espina	52, 62, 71, 77, 79, 81, 108, 131, 144-145, 185, 188, 195, 198-199, 204, 208, 212, 214, 218, 240
espondilitis	120, 192
esporotricosis	143
esprue	108
esqueleto	10, 118, 162, 169, 182, 210, 221
esquinces	182, 204
esquizofrenia	64, 70, 75, 77, 121, 129, 157, 167-168, 171, 180, 197, 214, 233, 239
estatinas	26, 47, 66, 240
estómago	12, 19, 59, 70, 74, 90, 114, 124, 126, 154, 172, 188, 216
estradiol	111, 233, 237
estragos	26
estreñimiento	3, 6, 22-23, 57, 93-94, 135, 178
estreptococo	184
estreptomicina	68
estrés	42, 50, 60-61, 63, 65, 67-69, 71-72, 76, 78-79, 88-89, 91-92, 115, 122, 137, 141, 167, 170-171, 176, 184-186, 188-189, 195, 197, 202, 206-208, 211, 213-215, 217-219, 222, 227, 234-236, 246, 252
estrías	146
estriol	111, 237
estrógeno	47, 107, 111, 114, 118, 121, 167, 227, 229-233, 237
estrone	233, 237

Indice

estructura   21, 25, 27-28, 30, 40, 70, 77, 113, 116, 132, 151-152, 162, 171, 195, 210, 242

etanal   189

excreción   3, 124, 167, 213

expectorante   143

faecium   184

fagocitos   88

falciforme   61, 148, 173

famotidina   124

farmacéutica   142, 157, 201, 219, 243

fatiga   13, 26, 53, 55, 61, 66-68, 71, 75, 87, 90, 97, 122, 127-129, 140-141, 171, 182, 187-188, 194, 197, 200, 208, 211, 213, 243

FDA   28-29, 44, 124, 140, 144, 172, 248

fecal   4, 17, 38

fécula   9, 16, 18

fenilalanina   152-153, 160

fenilcetonuria   159

fenitoína   192

fermentación   16, 19-20, 30, 108, 116-117, 169

fertilidad   40, 88, 104, 111, 138, 179, 228, 248

férula   127

feto   61

fiambres   193, 206

fibra   10-11, 17-19, 21-24, 31, 35, 57, 77, 82, 114, 146, 148, 221

fibrina   107

fibromialgia   129, 215-216, 243

fibroplasia   99

fibroquística   99, 103, 111, 143

fibrosa   9, 21, 38, 97, 106, 120, 194, 231

fideos   248

fiebre   60, 107, 120, 147, 168

física   19, 56, 60, 63, 65, 67-69, 72, 76, 78-79, 89, 143-144, 161, 176, 180, 195, 197-198, 222, 233, 239, 246

fisicoculturistas   86, 176

fisiológica   142, 156, 180

fisuras   104

fitatos   148

fitoestrógenos   111

flatulencia   19, 106, 141

flavonoide   112

flebitis   112, 121

flemas   192, 194

flora   40, 84

flúor   4

folato   77

Indice

fólico   40, 45, 47, 50-51, 62, 74, 76-80, 83, 148, 168, 201-202, 205, 207
folículo   196, 231
folínico   78
fomenta   196, 231, 233, 242
fosfatidil   4, 129, 169, 205-206, 216
fosfato-D-Calcio 119
fosfolípido   33, 83, 205
fósforo   7, 46, 93, 113-114, 117, 126
fracturas   91, 94-95, 118, 127, 147
fresas   91, 186, 218
frijol   16, 18-20, 23, 25, 62, 64, 68, 71, 120, 127, 131, 133-134, 136, 144, 149, 165, 169
fructosa   13
fruta   9-10, 13-15, 17-18, 20, 23-24, 37, 41-42, 73, 84, 91, 110, 117, 124, 126, 131, 136, 200, 203, 206, 217-219, 248, 255
fungicidas   248
GABA   153, 186, 197, 210, 217
galénica   157
gama   109
gammaglobulina 242
gandules   16
gangrena   235
garbanzos   16, 23, 64, 222
garganta   6, 51, 147
gas   5-6, 13, 19-20, 27, 37, 54, 60, 74, 78-79, 93, 174, 178, 197, 218, 248
gástricas   3, 12, 52, 66, 181, 236
gelatina   14, 24, 47, 202
genes   33, 151
genética   7, 46, 70, 86, 111, 125, 161, 173, 242, 248
genisteína   112
genital   147, 164, 166
gentamicin   166
gérmen   11, 16, 19-20, 23-24, 43, 56, 64, 71, 79, 81, 84, 91, 104, 138, 161, 168-169, 182, 190
gestación   231, 246
ginecología   229
gingivitis   148
girasol 16, 31-33, 71, 125, 148, 188
glándula   26, 61, 68, 89, 100, 122, 142-145, 151, 162, 176-177, 187-188, 207, 215, 220, 224, 226, 231-233, 242, 252, 254
glaucoma   58, 61, 66
gliadina   16
glicina   152-153, 169, 199-200, 205, 217
glicoproteínas   243

Indice

glóbulos	70, 73, 78, 80, 99-100, 105, 109, 119, 122, 126, 171, 173, 181, 192, 221, 232
glucógeno	15, 66, 85, 107, 116, 161, 184, 199
glucosa	12-13, 15, 20, 56, 66, 107, 116, 122-124, 134, 140, 142, 156, 161-163, 174, 184, 190, 192, 195-196, 199-200, 205
glutamato	199, 223
glutámico	152, 162, 164, 173, 188, 195-199, 203, 214-215
glutatión	137, 153, 210, 217-219, 225
gluten	16, 199, 203, 247
GMO	46, 248
golosinas	12
golpes	110
gonadotropinas	214
gota	34, 66, 135
gránulos	18
graso/a	1, 3, 9, 14-17, 19, 21-22, 24-35, 40, 42, 47, 50-51, 55-56, 61, 63, 67-68, 73, 82-85, 95-98, 100-101, 104-105, 107, 117, 119, 122-123, 125, 131-133, 144, 152, 156, 165, 167, 169, 176-177, 190, 195-196, 201, 204-205, 207, 210-211, 220, 222, 231-234, 250, 252
gripe	6, 54
grosellas	110
guaraná	209
guayabas	169
guindilla	18
guisados	18
guisantes	16, 23, 68, 71, 133-134, 149
habas	16, 19
habichuelas	19
halibut	96
hambre	13
harina	11-12, 14-16, 21, 64, 86, 122-123, 127, 169, 248
HDL (LAD)	28, 34, 90, 102, 124, 211
heces	3-4, 38
hematoencefálica	172
hemocromatosis	127
hemodiálisis	86, 177
Hemofilia	69
hemoglobina	8, 67, 70, 119, 126, 160, 173-174, 181
hemolítica	109
hemorragias	90, 100, 102, 108, 110
hemorroides	6, 22, 83, 85, 104, 177
hepática	61, 82, 84, 106, 121, 138, 148, 160-163, 166-168, 170, 173, 177, 185-193, 200-201, 204, 206, 211, 213, 218, 220
hepatitis	111, 121, 147, 184, 211, 218
hepatotóxico	220

Indice

herbicida 91, 194, 249
herbívoros 7
hereditaria 121, 147, 156, 191, 193
herencia 125
herida 41, 67-68, 91-92, 103, 135, 148, 162-163, 177-179, 182, 192, 197, 200, 204, 213
herpes 68, 110-111, 127, 147, 164, 166, 178, 180, 223
hesperidina 110
hexano 32
HGH 162, 171, 177, 199, 207, 215
hidratación 3, 6, 205
hidratos 1, 9-22, 24, 56, 67
hidroclórico 63
hidrógeno 7, 25-28, 114, 137, 151, 173
hidrolizados 169
hidrosolubles 40, 56
hidroxicobalamina 76
hidróxido 4, 132
hidroxilación 203
hidroxilasa 155
hidroxilisina 152, 164, 202
hidroxiprolina 152, 203
hierba 18, 44, 99, 127, 173, 190, 255
hierro 7, 33, 45, 50, 61, 91, 107, 113, 117, 119, 126-128, 133-134, 145, 148, 155, 164, 210, 243
hígado 4, 12, 15, 26, 28, 30, 34, 38, 47, 52, 55-56, 65-66, 73, 75, 79, 81-83, 86, 91, 96, 100, 107-108, 119-122, 125, 127, 131, 134, 137, 139, 141, 146-147, 152, 162, 164, 167, 169, 174, 177-178, 180, 183-185, 187-190, 192, 194, 198, 205, 209-211, 213, 217, 220-221, 227, 233, 236, 238, 250, 252
higos 16-17, 64, 117, 127, 131, 169, 188, 256
hiperactividad 13, 44, 68, 129, 147, 171-172, 216, 222, 243
hipercalcemia 41, 93, 97
hiperhomocisteinemia 202
hipersensibilidad 57, 61
hipertensión 5, 12, 26, 116, 137, 141, 143, 172
hipertiroidismo 107, 208
hipertonía 177, 206
hipertrofia 231
hipocalcemia 95
hipogeusia 148
hipoglucemia 11-13, 17, 122-124, 160, 163, 184, 211, 217
hipogonadismo 148
hipotálamo 156
hipotensor 181
hipotiroideo 4, 68, 145, 201, 209

Indice

histamina	146, 180, 239
histerectomía	103
histidina	152, 182
homeostasis	161, 204
homocisteína	152, 168, 202
homogeneizantes 16, 244
hongo	81, 86-87, 143, 182
hormigueo	64, 185, 217
hormona25, 27, 31, 52, 67, 89-90, 93, 95, 102-103, 107, 111, 114, 121-122, 127, 130, 132, 137, 142, 144-145, 151, 155-156, 162, 170-171, 176-177, 187-188, 197, 199, 206-207, 209, 214-215, 220, 224-225, 227-229, 231-234, 237-238, 244, 254
horneadas	12, 16
hortalizas	18
hospitales	90
HSV	164
HTLV1	111
hueso	3, 40, 52, 73, 93-95, 107, 113-120, 125, 129-130, 134, 146, 151, 160, 163-164, 202, 230-231, 242
huevo	8, 31, 52, 62, 64, 68, 71, 74-75, 81, 83, 86, 96, 104, 108, 125, 127, 131, 133, 139, 148-149, 154, 158, 165, 168-169, 172, 185-186, 188, 190, 193, 200, 203, 206, 208, 212-213, 220, 222
Hufeland	241
humectante	206
humedad	134
humo	47, 51, 71, 77, 90, 92, 98, 101, 155, 189, 205, 207, 249
husk	23
ibuprofeno	178
ictericia	75
Ifosfamida	194
IMAO	159
impotencia	134, 181, 197, 235
impulsividad	147
indigestión	19-20, 37, 57
industria	10, 16, 22, 27-28, 32-33, 40, 124, 245
infancia	159
infantes	31, 50, 56, 70, 86, 95, 108, 171-172, 222
infarto	28, 103, 120
infección	6, 8, 12, 47-48, 51-53, 62, 67-68, 70, 88-89, 91, 97, 112, 120, 127-128, 141, 147-148, 168-169, 178, 190, 194, 197, 204, 206, 218, 235-237, 241
infertilidad	53, 143, 211
inflados	11
inflamación	6, 31-32, 38, 52, 57, 61, 69, 71, 75, 78, 90, 98, 100, 105, 110, 112, 114, 120, 135, 140, 142, 145-146, 156, 172, 181, 197-198, 203

Indice

influenza   6, 111, 194, 236

inmunidad e inmunoprotección   48, 51, 54, 58, 61-62, 88-90, 92-93, 97-98, 116, 119, 126, 130, 133, 144, 146-147, 149, 165, 171, 177, 181, 188, 190, 192, 197, 199-200, 205-206, 213, 215, 218-220, 224, 226-227, 234, 236, 238-239, 241-244, 249

inmunoglobulinas   205, 243

inorgánicos   218, 252

inositol   45, 83-85, 167, 216

insectos   249

insomnio   53, 57, 61, 67-68, 71, 84, 94, 116, 122, 135, 171-172, 186, 188, 196, 206, 215-216, 220, 223-224, 228

insulina   122-124, 130, 132, 142, 145, 161-162, 177, 192, 196, 217, 220, 222, 227

Interacciones   59, 83, 124, 150, 161, 166-167, 173, 195, 212, 223

interferón   242

intestine   11, 19-24, 34, 40, 64, 67, 73, 75, 78, 83-85, 97, 108, 128, 132, 135, 144, 164, 169, 184, 190, 192, 197, 203-204, 254

intolerancia   21, 123, 244

intoxicaciones   55, 113, 167, 188, 251

intracelular   142, 190

intranquilidad   97

intrauterino   99, 103, 106

invasiones   21, 78, 88, 110, 243

invertebrados   142

irradiación   249

irrigación   177, 201, 235, 251, 254

irritabilidad   57, 68, 70-71, 78, 130, 141, 156, 165, 185-186

isoleucina   152, 160-163, 174

isómeros   187

isoniazida   64

isquemia   235

isquémica   94, 189

jamón   101

jarabe   174

jengibre   133

jetlag   225

judías   16, 126

kamut   16

kefir   116

kelp   127, 144

lactación   53, 56, 79, 96, 166, 168, 170, 173, 180, 183, 185, 189, 195, 209, 211-213, 220, 222-223, 229, 241, 246

lactantes   50

lácteo, leche   8, 11, 13, 23, 25, 28, 31, 43, 52, 61-62, 64, 68, 70, 74-75, 83-84, 86, 96, 104, 108, 116-117, 124-125, 131-133, 139, 154, 158, 165, 168-169, 172,

Indice

178, 182, 185-186, 188, 190, 193, 198, 200, 203, 206, 208, 212-213, 220, 222, 241, 247

lactina	8
lactobacilus	116
lactoferrina	243
lactose	13, 43, 46, 117, 244
lágrimas	3, 243
L-Alanina	152, 162, 184-185
lana	190
lansoprazole	124
L-Arginina	152, 164, 166, 176-180, 220, 223
L-Asparagina	187
L-Aspártico	169, 187
lastimaduras	92, 164
latidos	75, 93-94, 105, 115, 130
L-Carnitina	210-212, 220, 223
L-Cisteína	167, 189-191, 193, 217, 223
L-Cistina	191-193, 202
L-Citrulina	213
LDL (LBD)	28, 34, 124, 190, 192, 211
lecitina	33, 83, 149
lechuga	40, 188, 208
legumbres	8, 10, 14, 16, 18, 21, 56, 83, 124-125, 133-134, 136, 148, 158, 165, 168, 185-186, 188, 190, 193, 200, 203, 206, 208, 212-213, 222, 248
lengua	61, 68
leucemia	90, 111, 120, 139, 229
leucina	152, 160-163, 173-174, 184
levadura	46, 56, 64, 71, 81, 84, 86, 117, 123, 127, 131, 138, 154, 168, 182, 190
levodopa	73, 99
levorrotatorio	153
L-Fenilalanina	152-153, 155, 157-158, 160, 188, 207, 223
L-Glicina	200
L-Glutámico	195, 217
L-Glutamina	195, 197-199, 216, 223
L-Glutatión	219
L-Histidina	183
libido	231
ligamentos	151, 156, 203
limón	110, 255
linfático	3, 143, 192, 243
linfocitos	88, 184, 218
linfoma	229
linfotrópico	111
lipasa	35, 116
lípidos	142, 167, 210

Indice

lipofílica	232
lipoproteínas	34, 102, 123
liposolubles	25, 40-41, 97, 107
lipotrópicas	169
líquido	3, 24, 27, 32, 71-72, 110, 113, 115, 125, 127, 132, 135, 140, 174, 188, 195, 221, 256
L-Isoleucina	160-161, 174
lisosomas	191, 193
L-Leucina	161-163, 174
L-Lisina	116, 152, 164-166, 178, 204, 210, 216, 223
L-Metionina	83, 152, 167-169, 210, 221, 223
L-Ornitina	153, 210, 212, 220
Lou Gehrig (ALS)	218
L-Prolina	152, 203, 204
L-Serina	199, 206
L-Taurina	216, 223
L-Teanina	215
L-Tirosina	119, 144, 152, 155-157, 159, 207-209, 223
L-Treonina	152, 170, 205
L-Triptófano	170-173, 223
lupus	67, 69, 120, 238, 243
luteinizante	187
luxaciones	133, 182, 204
L-Valina	175
macarela	75, 240
macromoléculas	7
macular	149, 217, 219, 222
magnesio	3-4, 33, 45, 70, 95-96, 113-114, 119, 125, 129-132, 170, 172, 187-188, 213, 216, 222
maíz	11, 13-14, 16, 23, 31-32, 43, 46, 64-65, 104-105, 124, 185, 188, 212, 227, 248
málico	129
manchas	62, 80-81, 95, 147
mandíbula	23
manganeso	45, 113, 120, 126, 134
maniacodepresivos	158, 172
manipulaciones	41
mantequilla	96, 105, 208, 256
manzana	17, 110, 115, 188, 208, 248, 256
mareos	58, 68, 122, 127, 130, 211
margarina	27, 105
mariscos	59, 116, 120, 131, 144, 148, 222
masticación	17, 19, 246, 256
maternidad	242
matriz	119
médula	73, 91, 120, 132, 184, 195, 199, 204, 214

Indice

megadosis   42, 48-49, 54-55, 73, 91, 95, 100, 109
megavitaminas   47
mejillones   142
melanina   94, 119
melanocitos   80
melanogénesis   155
melanoma   159, 209
melanotropina   155
melatonina   170, 229
melaza   81, 84, 108, 117, 120, 127, 131, 138
melocotones   127, 131, 145, 218
melón   52, 71, 110, 136, 213, 218
membrana   21, 25, 27, 30, 34, 41, 51, 61, 82, 114, 137, 142, 197, 205, 221, 232, 243
memoria   32, 57, 61-62, 75, 83, 85-86, 155-157, 178, 186, 196, 205, 207-208, 211, 213, 215, 234
menopausia   95, 103, 106, 111, 167, 232
menstruación   233
mental   6, 19, 53, 57, 61, 64, 67-68, 71, 75, 77, 88-89, 143-144, 157, 160, 162-163, 174, 195, 197, 199, 202, 205, 207-208, 213, 222, 233, 239, 246
mercurio   101, 139-140, 190, 194
merengue   86
merienda   86
merman   56
Mertz   123
metabolismo   8, 31, 35-37, 39-40, 56, 61, 63, 67-68, 70, 77, 80, 82, 84-85, 98, 113-114, 122-123, 125, 129-130, 132-135, 142, 144, 153, 155-156, 160-162, 164, 169-170, 172-174, 180-181, 184-186, 188-192, 195, 199-201, 203, 205, 207, 210, 212-213, 217-218, 220, 231, 233, 246, 250, 252
metales   4, 41, 101, 137, 139, 145-146, 181-182, 190, 192, 194, 217, 219, 248
metástasis   107, 204
methotrexate   78
miastenia   133
micosis   143
microbio   78, 151
microcefalia   206
micronizado   244
microondas   27, 246
microorganismos 73, 107-108, 169
miel   13, 46, 57, 119, 131, 181, 205
migraña   61, 63, 156, 158, 173, 178, 207-209, 240
mijo   16, 18, 127, 131
mineral   1, 3-5, 10-11, 13, 17, 22, 24, 33, 40-42, 44-47, 50, 93, 95, 113-117, 119, 122, 125-126, 129, 133-136, 140, 146, 153-154, 178, 181, 187-188, 201, 223, 245, 249-250, 254

Indice

miocardio 120
mioglobina 126
miosina 8
mitocondrias 210
molécula 25, 27, 35-36, 114, 187
molestia 37, 66, 92, 99, 103, 106, 111, 225, 227-228, 239
molibdeno 45, 113, 126, 135
molidos 11, 104, 256
monoaminaoxidasa 209
monoinsaturados 28, 33
monosódico 199, 223
monóxido 194
moretones 110, 112
morfina 156, 222
mortadela 101
mortalidad 26, 28, 37, 48, 57, 105, 109, 138-139, 159, 171, 197, 226, 232, 235-237, 253
mosquitos 59
motilidad 138
mucolítico 192
mucosidad 6, 29, 34, 51, 61, 190, 194, 197-198, 239, 243, 253
mucositis 144
muestra 23, 38, 58, 74, 101, 110, 123, 136, 146, 197, 239
mujer 47, 49-50, 53, 56, 58-60, 62, 64-66, 69, 71-72, 76-81, 84, 87, 91-92, 95-96, 99, 103, 106, 108, 111-112, 114-118, 123-124, 126-128, 130-131, 133, 136, 139, 141, 143, 146, 148-149, 157, 159, 166-168, 170, 173, 177, 179, 185, 189, 208, 213, 220, 223, 227, 229-232, 238
multienzimático 174
multifuncional 243
multivitaminas 43, 45, 51, 119, 154
mungo 16, 20, 23
muñeca 70
muscular 8, 26, 55-56, 61-62, 67-68, 82, 87, 93, 95, 98, 105, 113, 115-116, 123, 127, 129-130, 135-136, 138-139, 141, 148, 160, 162-167, 169, 171, 173, 176, 182, 184, 186, 188, 190, 192, 196-200, 206, 210-211, 213-215, 220-223, 226, 234, 240
músculo 3, 8, 12, 15, 21, 26, 57, 66, 90, 93, 97-98, 100, 107, 113, 115-116, 119, 125-126, 129, 133, 135, 138, 140, 146, 151, 162-163, 169, 173-174, 177, 184, 195-197, 205, 210, 215, 221-222, 234
mutaciones 247
mutagénicas 33
nabo 23, 52, 131, 145
NAC (N-Acetil Cisteína) 194-195, 218
naranja 24, 41, 84, 91, 110, 120, 186, 188
nariz 6, 51, 111

Indice

nasal   90, 148, 253

National Institutes of Health (NIH) 30

nausea   55, 86, 93, 97, 106, 136, 140-141, 180

necrosis   139

nefrotoxicidad 166

neoglucogenésis 184

neomycin   166

neonatales   205

nervio   13, 29, 32, 50, 56-57, 60, 63, 67-68, 70-71, 73, 77, 81-82, 93-94, 98, 113, 115-116, 119, 121, 125, 130, 132, 134-135, 140, 143, 146, 148, 152, 154-157, 159-160, 169-172, 174, 176, 178, 181, 184-188, 195-197, 199, 202, 204, 206, 208, 211, 214-216, 218, 221-222, 253

neural   68, 77, 157

neuritis   57, 68, 75, 146, 206

neurolépticos 82

neurológica 4, 61, 70, 82, 121, 174, 202, 205, 218

neuromodulador 181

neuromuscular 99-100, 222

neurona   155, 170, 178, 181, 195, 197, 214, 218

neurótico   57

neurotoxicidad 68

neurotransmisor 70, 77, 82, 152, 155, 157, 170-171, 180, 184, 186-187, 197, 199, 207-208, 214, 221

niacina   45, 61, 63-66, 155, 163, 170-171, 207, 216

nicotínico 63

niñez   13, 38, 44, 50, 53, 70, 82, 94, 96, 99-100, 121, 126, 138, 143, 146-147, 164, 176, 180, 188, 198, 200, 205, 213, 216, 247

níquel   27

nistagmus 205

nitratos   101, 217

nítrico   101, 176-178, 213

nitrógeno 7, 114, 134, 151-152, 162, 164, 173, 203, 212-213, 220

nitroglicerina 195

nitrosaminas 101

nizatidina 124

nocturne   52, 103, 146, 149

noradrenalina 144

norepinefrina 155, 207

nucleicos 70

nucleído   145

núcleo   11

nucleósidos 62

nudos   129

nueces 8, 10, 14, 16, 25, 29, 59, 71, 83-84, 86, 104, 115, 117, 120, 123, 125, 131, 133, 136, 149, 161, 168-169, 178, 188, 200, 256

Indice

nutricionista   1, 7, 20-21, 25, 36-37, 42-43, 53, 91, 104, 136, 139-140, 161, 197, 252

nutriente   1, 3, 9-11, 23, 26, 36-37, 40-41, 44, 48-50, 52, 56, 58, 64, 67, 77, 82, 119, 135, 140, 158, 169, 198, 207, 210, 213, 217-218, 223, 235, 245-246, 248-250, 254

nutritive   7, 16, 22, 40, 42

ñame   17, 23, 95

obesidad   9, 11, 13, 26, 68, 156, 167, 211, 219, 239

obleas   16

ocultos   43

ocurre   39, 65, 82, 103, 122, 141, 174, 178, 211, 231, 242

ofensivo   253

oficial   72, 81, 139

ofrecen   161, 239

oído   194

ojo   8, 30, 52, 57, 61, 100, 121, 125, 130, 138, 141, 143, 146, 156, 165, 191, 193, 205, 217, 221, 224

oleico   33

olfato   53, 146, 149

oligoelemento   22, 35, 113-114, 132, 137, 145, 250

olor   3, 34, 59, 140, 147, 174, 185, 253

ombligo   233

omeprazole   124

opacaría   49

OPC   112

óptico   146

optima   46, 53, 60, 62, 65, 69, 72, 76, 79, 81-84, 87, 92, 96, 106, 108, 112, 115, 118, 121, 124, 126, 128, 131, 133, 135-136, 139, 141-142, 145, 149, 158, 165, 179, 189, 191, 194, 198, 204, 223, 237, 240

oral   50, 63, 68, 71, 76, 78, 91, 110, 123, 130, 132, 144, 167

orégano   18

orgánicos   16, 24, 36, 39-40, 43, 98, 101, 127, 131, 133, 155, 167, 192, 218, 234, 244

organismo   1-4, 7-9, 15, 21, 25-37, 40-41, 47-49, 51-53, 56, 58, 61, 82-84, 86, 88-89, 93, 98, 100-101, 111, 114, 116, 119-120, 125, 127-129, 131-134, 136, 140, 145, 151-152, 160, 163-164, 167-168, 170-171, 174, 180-181, 186-187, 189-190, 192-193, 195-199, 201, 203, 205-207, 210, 212, 214, 217-220, 224-226, 228, 232, 234, 241, 243-244, 250-251, 254

orinar   3-4, 58-59, 71, 94, 117, 136, 140, 151, 155-156, 164, 174, 185, 203, 253

ortomoleculares   54

orujo   34

OSD   158, 189

oseos   121

osteoartritis   67-69, 114, 120, 134, 158, 181, 204

osteomalacia   95

Indice

osteoporosis	95-97, 103, 107, 114-115, 118, 120-121, 126, 129, 132, 134, 149, 164, 167, 230
ostras	75, 79
ovario	89, 139, 143, 232
ovate	23
ovejas	190
ovidina	86
ovino	86
ovulación	143, 231
oxalate, oxálico	72, 131
oxidación	15, 35, 76, 88, 100-101, 133, 159, 189, 192, 202, 211, 217-219, 225, 252
oxigenación	5, 52, 250, 252, 254
oxígeno	7-8, 25, 35, 41, 60, 98-99, 114, 126, 151, 156, 181, 189, 201, 218, 235, 250
ozono	101, 246
PABA	45, 81
pacanas	120, 149
paladar	15, 18, 53, 119, 146, 149
palidez	74, 78, 94, 127, 144
palpitaciones	106, 116, 141, 215
pan	9, 11-12, 14-16, 28, 248, 256
pancreas	37-38, 97, 122, 137, 139, 141, 177, 192, 217
pancreática	38, 138
pancreatitis	38, 167, 187
pánico	123, 215
paniculo	97
pantoténico	45, 66-69, 212
papa	11, 14, 17, 20, 42, 64, 68, 124, 133, 136, 165, 186, 188, 218, 248, 256
papaína	37
papaya	37, 110, 169, 188, 248
papel	22, 35, 48, 51, 74, 84, 89, 98, 119, 125, 129-130, 132, 143, 145, 180, 195, 199, 205, 223, 238
papiloma	78
papitas	11
paracetamol	194
parálisis	57, 235
parásitos	4, 34, 190, 192, 204
parestesia	185
Parkinson	68, 73, 82, 99, 157, 160, 167, 173, 184, 202, 206-209, 211, 214, 218, 226
pasta	9, 14, 16, 233, 248
pastelería	16, 27
pastilla	43, 46, 49-50, 77, 123, 208
pasto	244
patógenos	182, 244

Indice

patologías 36, 174
patrones 227
Pauling Dr. Linus 48, 89
pavo 172
peces 59, 142
pectina 24
pectoral 235, 239
pecho 129, 132, 139, 177, 179, 192, 211, 239
pelo 60, 80, 119, 226
pénfigo 64
penicilamina 150
penicilina 241
pentazocina 173
pepino 126, 208
pépticas 66, 181, 197
péptidos 243
perejil 110, 117, 127, 198, 208
perimenopáusica 99
periodontales 239
periodos 26, 162-163, 168, 170, 173, 176, 180, 185, 197
peristalsis 132
peróxido 137, 217
pesa 15, 80, 89, 123, 137, 139, 165, 168, 170, 190, 192, 217, 220, 227, 229, 248, 255
pescado 19, 30-31, 52-53, 56, 59, 62, 68, 71, 86, 96, 125, 144, 158, 161, 165, 168-169, 172, 186, 200, 203, 206, 208, 213, 220, 222, 240
pesticida 16, 91, 111, 127, 244, 249
pestilentes 253
petidina 173
petróleo 32
petroleros 249
pez 96
picazón 61, 66, 180
pie 57, 61, 68, 71, 95, 177-178, 185
piedras 94
piel 3, 6, 12, 29, 32, 34, 36, 40, 51, 53-55, 60-64, 66, 68, 71, 74, 78, 80-81, 85, 87, 93-97, 101, 103, 105, 111, 119, 127, 135, 138-140, 143-144, 146-148, 156, 159-160, 163-164, 167-168, 176, 182, 184-185, 191-192, 196, 202, 205-206, 208, 217, 219-220, 226, 231-232, 236, 248, 252-253, 255
piernas 57, 67-68, 71, 75, 86, 95, 101, 105, 110, 116, 148, 177, 235
pigmentación 80, 127, 156, 208
pigmentos 55, 80, 119, 155, 159, 222
píldoras 224
pilosos 196
pimienta 18, 91, 110, 123, 186, 188, 190

Indice

pineal	224, 226
pino	110
piña	37, 133
piñones	16, 188
piridoxina	70, 72, 171
piruvato	184
pistachos	16, 188
pituitaria	100, 155, 176, 187, 207, 215
plagas, plaguicidas	247
plantago ovata	23
plasma	3, 119, 142, 195, 201-202, 207, 232
plásticos	5, 27
plátano	71, 131, 136, 186, 188
plomo	4, 101, 190, 194
PMS	49, 68, 71-72, 230
pócimas	225
poliinsaturados	27, 29, 101, 105
polímero	27
polinicotinato	123
pólipos	22
poliprolina	203, 243
polvo	104, 124, 154
pollo	19, 71, 76, 79, 86, 125, 172, 185, 198, 212, 240
porosidad	95
posmenopáusica	114-115, 146, 230
post-quirúrgica	163, 177
postre	21
post-traumáticos	163
potasio	3, 45, 70, 113, 129, 135-137, 140-141, 143-144, 187-188, 214, 222
precancerosidad	62, 74, 78
precocidad	156
precocinados	27
precursores	30, 144, 152, 155, 157, 172, 180, 186, 189, 199, 203, 207, 215
predisposición	163, 169, 190, 201, 203
pre-eclamsia	240
premenopausia	49, 68, 71-72, 99, 103, 106, 111, 207, 230
Prempro (anticonceptivo)	103
prenatales	50
preservantes	22, 41, 249
proantocianidinas	110, 112
probióticos	108
progesterona	71, 95, 233
prolactina	229
propanolol	124
prostaciclinas	30

Indice

prostaglandinas	30-32, 138, 218
próstata	68, 111-112, 139, 143, 145, 178, 184, 199-200, 211, 237
prostatitis	149
proteasa	35, 37, 243
proteína	1, 7-8, 10, 13-16, 18-20, 22, 35-37, 52, 56, 63-64, 67, 72, 77, 80, 85, 94, 114, 116-117, 120, 122, 125, 129, 131-133, 138, 144, 146, 151-154, 158, 160, 162-165, 167, 169, 171, 174, 178, 181-182, 184, 189, 196, 198, 202-204, 211, 213, 218, 221-222, 232, 242-243, 250, 252
proteólisis	163
proteolíticas	37-38, 203
protopectina	24
protrombina	107
Proyam	95, 229, 231
psicológico	156, 251
psicomotor	159, 205-206, 241
psicosis	202
psiquiátricos	54, 60-61, 63, 65, 69, 72, 76, 79, 81, 83, 85, 87, 92, 96, 106, 108, 112, 118, 124, 128-129, 132, 134, 140, 149, 159, 166, 179, 182, 209, 216, 228, 238, 241
psoriasis	32, 148
psyllium	23
puerros	18
pulmones	3, 6, 51, 90, 100-101, 122, 139, 178, 194, 197, 218, 236, 253
pulpa	17, 24, 110
pulsaciones	155
puré	23, 42
purgante	2
purificación	4, 257
purinas	133-134, 252
púrpura	61
quelación	46, 114, 118, 181, 190, 219
quemaduras	61, 80, 97, 122, 177, 192, 197, 204, 210
quemotripsina	202
queratoconjuntivitis	192
quercetina	109-110, 112
queso	21, 62, 76, 86, 108, 116, 123, 161, 165, 190, 256
quimioélectrica	155
quimioterapia	78, 89-90, 101, 144, 198, 217, 219, 239
quimotripsina	38
quinua	158
quirúrgica	47, 51, 163
quistes	231
rábanos	120, 144
radiación	71, 89, 101, 107, 143-144, 181, 187, 189, 194, 207, 217-219, 246, 249, 251

Indice

radicales	33, 42, 88, 97-99, 101, 128, 147, 167, 181, 211, 217-218, 225, 238, 246, 250
radioterapia	198
ranitidina	124
raquídeo	199
raquitismo	94, 116
Raynaud	64
reabsorción	191, 193, 202, 253
recaptación	199
receptores	214, 227
receta	18, 23, 75, 80, 95, 108, 229
recto	104, 139
refinación	9-17, 21, 33-34, 80, 104, 117, 122, 125, 134, 141, 250
reflejo	74, 100, 153
refresco	9, 19, 117, 125, 159
regenerativos	70, 163, 192, 199, 221, 250, 257
rejuvenecimiento	195, 251, 254, 257
relacionadas	11-12, 14, 28, 67-69, 75, 77, 87, 110-111, 119, 126, 133, 138, 170, 172, 174, 178, 195, 201, 214, 222, 228, 234, 237
relajación	118, 129-130, 170, 177, 197, 213, 215, 221
rellenos	43, 47
remolacha	17, 52, 79, 120, 127, 200
renal	6, 58-59, 72, 94, 118-119, 130-132, 137, 156, 161, 163, 166-168, 170, 184-187, 189, 191, 193, 200-202, 204, 206, 211-213, 220, 235
repollo	108, 110, 117, 125, 145, 198
resequedad	29, 53
resfriado	48, 68, 88-89, 147, 236
respiración	1, 3, 51, 53-54, 68, 97, 100, 105, 114, 141, 171, 178, 190, 192-193, 211, 239
retardo	19, 48, 53, 99, 130, 165, 197, 199, 202, 224
retención	71-72, 110, 188, 222
retina	31, 99, 130, 184, 192, 222
retinitis	222
Retinol	51
retinopatía	110
retrolenticular	99
reuma	67-69, 78, 107, 116, 120, 134, 150, 157, 167-168, 181, 190, 192, 215, 241, 243
riboflavina	50, 60, 63
ribonucleico	70
ricino	255
riñones	15, 38, 52, 75, 93-94, 97, 119, 121-122, 125, 134, 136-137, 141, 146, 148, 166-167, 176-177, 180, 183, 191, 193-194, 196, 198, 209-210, 217, 219, 233, 253
RNA	77, 116, 125, 145

Indice

rosehips	110
rubor	64
ruibarbo	133
ruptura	184
safflower	104
sal	12, 18, 27, 42, 46, 68, 86, 96, 140-141, 143-144, 221, 250, 256
salchichas	206
saliva	145, 232, 243, 246
salmón	30, 64, 71, 75, 79, 96, 116, 120, 125, 131, 240
salsas	23, 27
sandías	208, 213
sangramiento	69, 90, 92, 99, 103-104, 106, 111, 147, 232
sangre	3, 8, 11-13, 15, 20, 26, 29-30, 32, 41, 46-47, 52, 60-61, 66-68, 70, 73, 77, 86, 89-90, 93-95, 97, 99-100, 102-103, 107, 114-116, 119-123, 125-126, 130, 132-133, 138-142, 144, 146-148, 156, 160-163, 165, 167-168, 171, 177-178, 181, 184, 188-190, 192, 195, 197, 201-202, 207, 210-212, 217, 221, 224, 231-232, 236-237, 242-243, 254
sardina	30, 75, 116, 149, 240
sarpullidos	172
sarraceno	16, 110, 158
sazonados	18
seborrea	86, 138, 192
secreciones	36-37, 52, 74, 93, 137, 162, 176, 187-188, 214, 220, 224, 229, 231, 233
sed	94, 256
selenio	45, 89, 91, 113, 137-140, 189, 198, 218
selenometionina	139
semen	138, 145
sémolas	16
senilidad	52, 58, 178, 197, 213-214, 235
seno	58, 71, 103, 106, 111-112, 227, 229, 231-232, 236
serina	152, 204-206, 216
serotonina	70, 170-173, 205, 224, 233
sésamo	125, 127, 131, 144, 188
sexo	25, 98, 101, 130, 132-133, 145, 162, 178-179, 188, 202, 204, 207-208, 215, 226, 231- 234
sicológicos	74
sicosis	75
SIDA/VIH	54, 58, 61-62, 197, 237, 240
sigmoide	251
silymarin	47
simplicifolia	172
sinapsis	155, 216
síndrome carpiano	61-63, 68, 70, 72, 130
sinovitis	192

Indice

sintetiza   29-30, 40, 43, 83, 88-89, 91, 119, 153, 160, 167, 176, 180, 184, 195, 199, 207, 210, 217, 221, 224, 238

sinusitis   54

siquiátricos   75

sistema endocrino   135

sistólica   116

situaciones congénitas   61, 68, 74, 77, 97, 159, 205

Sjogren   194

sobrepeso   144, 172, 201, 209, 219, 223

sofocación   90, 103, 106, 250

soja   8, 16, 25, 27, 29, 31, 83, 108, 111, 117, 120, 127, 136, 149, 154, 158, 165, 168-169, 185-186, 190, 212, 248

somnolencia   60, 93, 135, 141, 173, 224

soriasis   53-54, 93, 147, 192

squalene   80

streptomycin   166

sublingual   76

succinate   104

sucrosa   46

sudor   3, 60, 103, 109, 136, 140, 253

sueño   118, 170-171, 197, 213-216, 224-225, 228

suero   174, 232, 243

sulfadiazina   86, 241

sulfasalazina   78

sulfato   233

sulfuro, sulfúrico 32, 113, 135, 139, 191

suprarrenales   25, 68

tabaco   98, 178, 192, 208, 246

tabuli   23

tamoxifen   227

taquicardia   129, 136, 211, 223

taurina   153, 157, 167, 210, 222

temblores   86, 129

tempeh   16, 117

tendones, tendinitis   132, 151, 156, 192, 203-204

tensión   81, 214

testículos   51, 100, 122, 137, 187

testosterona   187-188, 233, 237

tetraparesia   205

Thorazine   82

tiamina   50, 56-60, 62, 133

tiburón   52, 178

tics   82, 160

timo   177, 188, 220

tiramina   155

Indice

tiroides   4, 68, 121, 133, 142-145, 207, 209, 223, 231, 233, 236
titricale   16
tocoferol   97-98, 104
tofu   16, 131
toronja   24, 218
tortícolis   204
tos   172, 194
toxemia   167
toxicidad   1-4, 8, 20, 22, 27, 32-33, 47, 49, 51, 53, 55-56, 60, 63, 65-66, 69, 73, 76, 80-81, 84-85, 87, 92, 94, 97, 101, 106, 109, 112-3, 115, 118, 121-122, 124, 126, 128, 132, 134-135, 137, 140-141, 145-147, 149, 159, 161, 163, 166-170, 173, 175, 176, 178, 180-183, 185, 187, 188-191, 193-196, 198, 200, 201, 204, 206, 209, 212, 216-219, 220, 223, 227-228, 237, 238, 241, 243, 247, 253
tramadol   173
tranquilizante   82, 84, 199, 215
transaminación   164, 184
transcriptasa   62
transgénica   111, 247, 249
transplante   198
trauma   25, 53, 67, 89, 162-164, 178, 197
tricloro   101
trifosfato   238
triglicéridos   26, 30, 32, 64-65, 69, 83, 85, 177, 206, 210-212, 231
trigo   11, 15-16, 23, 43, 64, 68, 71, 79, 81, 84, 104, 108, 110, 123, 131, 136, 138, 158, 161, 168-169, 182, 186, 190
tripéptido   189
tripsina   20, 37-38, 202
triptófano   49, 61, 152, 170-172, 205, 224
triticale   16
triyodotironina   207
trombina   107
tromboflebitis   101, 177
trombosis   130, 201, 235
tromboxano   30
tubérculos   9-10, 15, 23, 124
tuberculosis   64
tumores   58, 101, 139, 192, 223-224, 226-227, 252
Tylenol   190
ubiquinona   238
úlceras   54, 58, 61, 66, 74, 108, 120, 144, 148, 177, 181, 189, 197, 204, 219, 223, 239
ultravioleta   80, 98
uñas   8, 29, 53, 60, 116, 127, 130, 140, 144, 147, 151, 167-168, 191-192, 231
urea   15, 176, 187, 203, 212, 220
uremia   171

Indice

uréteres	191, 193
urinaria	94, 202
urticaria	180
útero, uterina	51, 62, 89-90
uva	17, 32, 64, 105, 110, 115, 169, 188
vaca	222, 244, 252
vacunas	137, 240
vaginal	103
vanadio	142
várices	83, 85, 110, 112, 121
vascular	97, 177, 201-202, 223
vasoconstricción	177
vasodilatación	176-177, 202
vasopresina	155
veganos	74, 165
vejez	51, 100, 219, 228, 234, 236
vejiga	90, 139, 191, 193
vellos	55
venas	82, 110, 112, 130
venenos	107, 253
verduras	246, 249
vértigo	55
vesícula	52, 147, 155, 166, 174
vientre	71
virtudes	34, 101, 225
virus	6, 78, 88, 98, 110-112, 120, 122, 126, 147, 164, 178, 197, 235-237, 243
vista	26, 50, 52, 55, 58, 60-61, 130, 146, 149, 157, 202
vitaminas	1, 10-11, 13, 17, 20, 22, 25, 29, 35-36, 39-57, 59-77, 79-80, 83-85, 87-110, 112, 114, 119-121, 125-129, 131, 133, 138, 146-147, 153-155, 157-158, 163-164, 168, 170-172, 178, 186, 189, 194, 198, 201-207, 210-211, 213, 216, 218, 221, 223, 225, 238-240, 245-246, 250, 254
vitiligo	80-81, 121, 156, 158, 208
xenobióticos	218
yodo	4, 45, 113, 142-145, 207
yoduro	144
yoga	255
yogur	13, 23, 62, 108, 116, 256
zanahoria	17, 23, 52-53, 64, 71, 115, 125, 133, 144, 188, 200, 208, 248
zarzamoras	110
zeína	43
zinc	7, 45, 80, 113-114, 117, 119-121, 128, 131, 145-150, 181, 188, 213, 220
zóster	68